# HANDBUCH DER MIKROSKOPISCHEN ANATOMIE DES MENSCHEN

BEGRÜNDET VON

## WILHELM v. MÖLLENDORFF

FORTGEFÜHRT VON

## WOLFGANG BARGMANN

KIEL

SIEBENTER BAND

# HARN- UND GESCHLECHTSAPPARAT

DRITTER TEIL

## WEIBLICHE GENITALORGANE
## DAS OVARIUM

ERGÄNZUNG ZU BAND VII/1

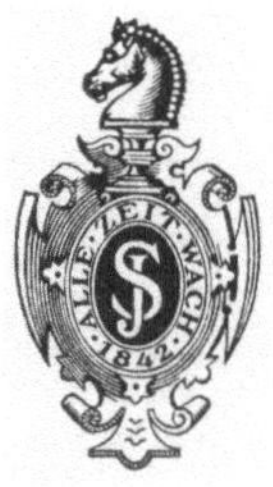

## SPRINGER-VERLAG

BERLIN · GÖTTINGEN · HEIDELBERG

1957

# HARN- UND GESCHLECHTSAPPARAT

## DRITTER TEIL

## WEIBLICHE GENITALORGANE
## DAS OVARIUM

ERGÄNZUNG ZU BAND VII/1

BEARBEITET VON

# DR. MAX WATZKA

PROFESSOR AN DER UNIVERSITÄT MAINZ/RHEIN

MIT 120 ZUM TEIL FARBIGEN ABBILDUNGEN

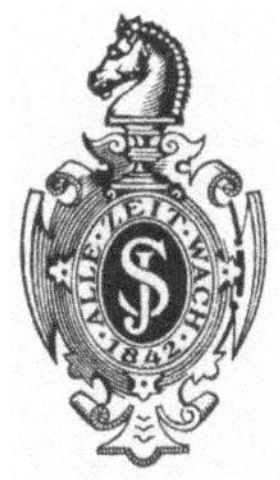

# SPRINGER-VERLAG
BERLIN · GÖTTINGEN · HEIDELBERG
1957

ISBN 978-3-642-47982-3          ISBN 978-3-642-47981-6  (eBook)
DOI  10.1007/ 978-3-642-47981-6

# Inhaltsverzeichnis.


|  |  | Seite |
|---|---|---|
| I. | Einleitung | 1 |
| II. | Der Bauplan der weiblichen Keimdrüse | 1 |
| III. | Die Anlage und Differenzierung der weiblichen Keimdrüse | 7 |
| IV. | Die postnatale Ovogenese | 14 |
| V. | Die mikroskopische Anatomie des Ovariums | 18 |
|  | 1. Das Oberflächenepithel (Keimepithel) | 18 |
|  | 2. Die Bursa ovarica | 19 |
|  | 3. Das Ovarialbindegewebe | 19 |
|  | a) Die Tunica albuginea | 19 |
|  | b) Das Stroma ovarii | 20 |
|  | c) Das Bindegewebe und die Muskelfasern der Marksubstanz (Zona vasculosa) | 22 |
|  | 4. Die Eizelle | 23 |
|  | 5. Die Follikel | 29 |
|  | a) Die Primärfollikel | 30 |
|  | b) Die Sekundärfollikel | 33 |
|  | c) Die Tertiärfollikel; Membrana granulosa, Liquor folliculi, Corona radiata, Theca folliculi | 34 |
|  | d) Der reifende Follikel | 44 |
|  | e) Der reife (GRAAFsche) Follikel | 45 |
|  | f) Der sprungreife Follikel | 49 |
|  | g) Der geplatzte Follikel | 52 |
| VI. | Die Ovulation | 55 |
| VII. | Das Corpus luteum (der Gelbkörper) | 63 |
|  | a) Corpus luteum menstruationis [sive periodicum, sive spurium, sive progestativum (DUBREUIL)] | 63 |
|  | b) Corpus luteum graviditatis [sive verum, sive gestativum (DUBREUIL)] | 82 |
| VIII. | Die Follikelatresie | 90 |
| IX. | Die interstitiellen Zellen (weiblichen Zwischenzellen) | 107 |
| X. | Die heterosexuellen und heterogenen Bestandteile in der Marksubstanz des Ovariums | 116 |
|  | 1. Hiluszwischenzellen | 116 |
|  | 2. Das Rete ovarii | 120 |
|  | 3. Die Markstränge, Markschläuche und Markzellen des Ovariums | 121 |
|  | 4. Im Ovarium eingelagertes Nebennierenrindengewebe | 122 |
| XI. | Die Blut- und Lymphgefäße des Ovariums | 123 |
| XII. | Die Nervenversorgung des Ovariums | 128 |
| XIII. | Die innersekretorischen Bestandteile des Ovariums | 129 |
| XIV. | Die Beziehungen des Ovariums zu den innersekretorischen Drüsen, zum Zwischenhirn, zur Psyche, den Umweltfaktoren und dem vegetativen Nervensystem | 132 |
| | Literatur | 139 |
| | Namenverzeichnis | 161 |
| | Sachverzeichnis | 169 |

# I. Einleitung.

Der vorliegende Abschnitt stellt eine Ergänzung zum Kapitel „Die mikroskopische Anatomie der weiblichen Keimdrüse" im gleichen Handbuch, das von SCHRÖDER (1930) bearbeitet wurde, dar. In den verflossenen 25 Jahren hat die Forschung auf diesem Gebiet vielerlei neue Erkenntnisse gebracht. Manche Fragen erscheinen heute in einem anderen Lichte als damals oder haben zu einer Klärung geführt. Andererseits wieder hat sich eine Neubearbeitung gewisser Gebiete erübrigt, da nichts wesentlich Neues darüber zu berichten ist. Das gilt vor allem von den makroskopischen Verhältnissen, den Maßen, Gewichtszahlen und dem Erscheinungsbild des Ovariums in den verschiedenen Lebensaltern, über welche das SCHRÖDERsche Kapitel erschöpfend Auskunft gibt. Ebenso wurde nach Möglichkeit davon abgesehen, alle älteren Autoren, die bereits im früheren Handbuchartikel aufgeführt sind, neuerdings zu zitieren, falls nicht ausdrücklich darauf Bezug genommen werden mußte.

Aus der Fülle der Literatur der letzten 25 Jahre, die sehr verstreut und in ihrer Reichhaltigkeit, wie auf vielen anderen Gebieten auch, kaum mehr zu übersehen ist, fällt auf, daß sich verhältnismäßig nur wenige Arbeiten anatomischen Inhaltes auf das menschliche Ovarium beziehen, sondern hauptsächlich auf tierischem Untersuchungsmaterial basieren. So ist es verständlich, wenn hier die Darstellung des mikroskopischen Baues der Follikel und des Corpus luteum im wesentlichen auf den Untersuchungen von STIEVE beruht, die heute als verbindlich angesehen werden müssen. Diesem Forscher stand eine so große Menge Untersuchungsmaterial gesunder Frauen zur Verfügung, wie es in diesem Umfang keinem anderen bisher möglich war.

## II. Der Bauplan der weiblichen Keimdrüse.

Die grundlegende Forderung der experimentellen Vererbungslehre, daß das Geschlecht im Augenblick der Befruchtung festgelegt ist, besagt nicht, daß diese Entscheidung immer auch für die Ausbildung nur einer Keimdrüse, eines Hodens oder Ovariums bindend ist. Die Geschlechtsbestimmung der Wirbeltiere stellt durch die einerseits genotypische Bestimmung bei Säugetieren und Vögeln, andererseits aber durch die vielen noch ungeklärten Fälle bei Fischen und Amphibien, die teilweise nur durch die Annahme einer phänotypischen Bestimmung des Geschlechtes erklärt werden können, einen Problemkreis dar, der insbesondere durch den bei allen Wirbeltieren eingeschalteten komplizierten Hormonmechanismus nicht ohne Schwierigkeiten zu überschauen ist.

Auch im Bauplan des Eierstockes der Säugetiere und des Menschen läßt sich deutlich eine Doppelgeschlechtigkeit der Anlage erkennen. Die befruchtete Eizelle besitzt die Anlagen für die Organe beider Geschlechter. Nach dem Gesetz der allgemeinen bisexuellen Potenz kann sich daher jeder Organismus entweder in männlicher oder in weiblicher Richtung entwickeln. Die tatsächliche Ausbildung des einen oder anderen Geschlechtes wird durch ein besonderes Gen, den Realisationsfaktor, welcher im X-Chromosom lokalisiert erscheint, bestimmt (HARTMANN 1953, PONSE 1949). Ist der Realisationsfaktor nur einmal vorhanden, d. h. ist nur ein X-Chromosom anwesend, so überwiegt die Wirkung der in den Autochromosomen lokalisierten männlichen Anlagegruppen über die weiblichen, die im X-Chromosom gelagert sind. Erst bei dem Vorhandensein von zwei X-Chromosomen wird offenbar die sonst vorherrschende männliche Anlagenpotenz überstimmt und es entsteht eine weibliche Keimdrüse.

Die Entwicklung zum normalen männlichen oder weiblichen Individuum beruht daher auf einem abgestimmten Verhältnis zwischen den männlich und weiblich bestimmenden Faktoren, wobei die Quantität des geschlechtsrealisierenden Faktors das Geschlecht entscheidet. Wird das harmonische Verhältnis zwischen männlich und weiblich bestimmenden Faktoren gestört, weil z. B. das Übergewicht des einen Realisationsfaktors nicht ausreicht, so können die gegengeschlechtlichen Faktoren die Oberhand gewinnen und es kann im Laufe der Entwicklung ein Geschlechtsumschlag eintreten. Auf diese Weise können *Intersexe* als Zwischenstufen auftreten. Die durch die Chromosomen bedingte Bestimmung des Geschlechts scheint aber zur Erhaltung desselben nicht ausreichend zu sein, sondern muß durch die Hormone der Keimdrüse und Nebenniere unterstützt werden. Im Anschluß an die Versuche von V. Dantschakoff (1941) und vieler anderer Untersucher haben Ludwig und Ries (1938) befruchteten *Hühner*eiern am 4. Tag der Bebrütung Progynon in die Allantois gespritzt und es schlüpften nachher nur weibliche Kücken und ein Intersex. Bei geringeren Progynondosen verwandelten sich alle männlich determinierten Embryonen in Intersexe und es schlüpften 50% weibliche Tiere und 50% Intersexe. Sie sind daher der Meinung, daß die befruchtete Eizelle sich je nach dem Übergewicht des männlichen oder weiblichen Sexualhormons entweder in ein männliches oder weibliches Individuum entwickeln könne. So einfach liegen nach Moore (1951) die Verhältnisse allerdings nicht und er glaubt, daß die Geschlechtsdifferenzierung nicht nur durch geschlechtsspezifische Hormone kontrolliert wird, sondern auch durch *nichthormonale* Induktoren bedingt ist.

Für den Bauplan des Ovariums von wesentlicher Bedeutung ist, daß beim *Menschen* und bei *Säugetieren* die männlich realisierenden Faktoren zuerst die Oberhand haben, so daß auch bei genetisch weiblichen Individuen die Ausbildung einer Hodenanlage einsetzt. Erst nach einer gewissen Zeit erlangen die weiblich bestimmenden Kräfte der X-Chromosomen das Übergewicht und es kommt dann erst zur Bildung der eigentlichen weiblichen Keimdrüse. Dadurch wäre zu verstehen, daß die Anlage des Hodens immer früher beginnt als die des Ovariums. Die erste Entwicklungsstufe zeigt bei beiden Geschlechtern somit ein vollkommen übereinstimmendes Bild, so daß man von einer indifferenten Anlage der Keimdrüsen zu sprechen pflegt (Kohn 1920, Ramsay und McCahey 1938, Patzelt 1939, 1955).

Bei beiden Geschlechtern kommt in voller Übereinstimmung in beiden Keimdrüsen eine oberflächliche *corticale Keimplatte*, tiefer gelegene *medulläre Sexualstränge*, *Rete* und *Urogenitalverbindung* mehr oder minder gut zur Ausbildung. Von diesem Stadium an trennen sich die Wege ihrer weiteren Entwicklung. In der weiblichen Keimdrüse fällt die Hauptrolle der oberflächlichen Schichte zu, ja das ganze Organ läßt sich im wesentlichen auf eine Wucherung derselben zurückführen, durch welche die Eistränge und weiterhin die Follikelbildung hervorgebracht werden. Die früher so mächtige Marksubstanz aber mit ihren Sexualsträngen samt Rete und Urogenitalverbindung ist zur Bedeutungslosigkeit verurteilt und verfällt fortschreitender Rückbildung. Als dauerhaft erweisen sich nur Reste der Urogenitalverbindung, die als *Epoophoron* regelmäßig bestehen bleiben. Wechselnd ist das Schicksal des Rete sowie das der Sexualstränge, deren Überbleibsel als *Markstränge des Ovariums* bekannt sind und gleich den ihnen homologen Hodenkanälchen von Zwischenzellen begleitet werden.

Es drängt sich die Frage auf, wie dieser sonderbare und umständliche Entwicklungsgang bei der weiblichen Keimdrüse zu erklären ist. Hierfür ist nur eine Antwort möglich: Bei unbefangener Betrachtung läßt die vollkommene Übereinstimmung mit dem Bauplan der männlichen Keimdrüse keinen Zweifel darüber aufkommen, daß die Marksubstanz des embryonalen Ovars alle Kennzeichen einer Hodenanlage trägt. Den Samenkanälchen entsprechen die Markstränge, dem Rete testis das Rete ovarii und auch die Verbindung mit Urnierengang findet sich hier wie dort. Kohn (1920) vertritt die Meinung, daß im Bauplan des Eierstockes eine bisexuelle Vergangenheit, also eine Ahnenzwittrigkeit zum Ausdruck kommt, deren unvergängliche Spuren auch jetzt noch in der Ontogenese regelmäßig zum Vorschein gelangt. Aber nur der äußerliche Bautypus, die Organform eines Hodens wird nachgeahmt ohne jegliche geschlechtsspezifische Funktionsmöglichkeit. Die Geschlechtszellen sind von Anbeginn der Ontogenese genetisch eindeutig als Eizellen bestimmt. Es kann daher nur *eine*

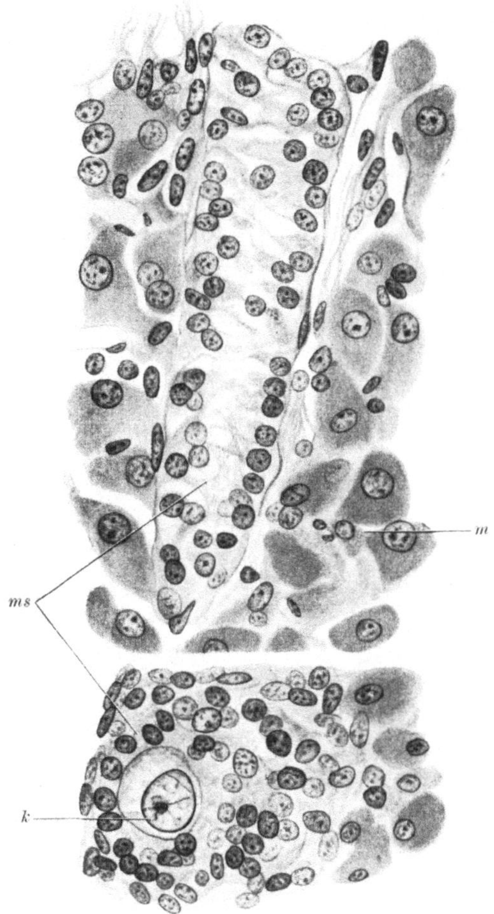


Abb. 1. Ausschnitt aus der Marksubstanz des Ovariums eines 8.5 cm langen *Pferde*embryos *(Equus caballus)*. Längs und quer getroffene Markstränge *ms*, letzterer eine Keimzelle *k* enthaltend; *m* Markzellen. Vergr. 1:520.

Art von Geschlechtszellen zur Entwicklung gelangen und wenn im Testoid Keimzellen überhaupt auftreten, so können es auf diesem fremdartigen Boden nur weibliche sein. Tatsächlich entwickeln sich auch in fetaler Zeit die Geschlechtszellen der Markstränge zu ansehnlichen Eizellen, wodurch follikelähnliche Bildungen, die sog. *Markstrangfollikel* zustande kommen. wie sie in besonderer Schönheit beim embryonalen *Pferde-*, *Schweine-* und *Hermelin*ovarium festgestellt werden können (Abb. 1). Während ihnen sonst eine lange Lebensdauer nicht beschieden ist, bleiben sie bei einigen Säugern z. B. beim *Dachs* (PATZELT 1939, 1955), *Hermelin*, *Hund* und *Schwein* bis spät in das generative Alter hinein bzw. dauernd bestehen (Abb. 2). KREDIET (1933) konnte in einem Ovotestis beim *Schwein* im

Übergangsgebiet zwischen Hoden und Eierstockanteil sowohl Follikel sehen, die große Ähnlichkeit mit Hodenkanälchen aufweisen, als auch Follikelsamenkanälchen, welche einen Follikelteil und einen Samenkanälchenabschnitt besitzen. J. R. REINBERGER und CL. S. SIMKINS (1938) beschreiben einen *menschlichen Ovotestis*, in dem der männliche Anteil gut ausgebildete Tubuli enthielt, während der weibliche Teil nur aus degenerierenden Follikeln bestand. Intakte Eizellen

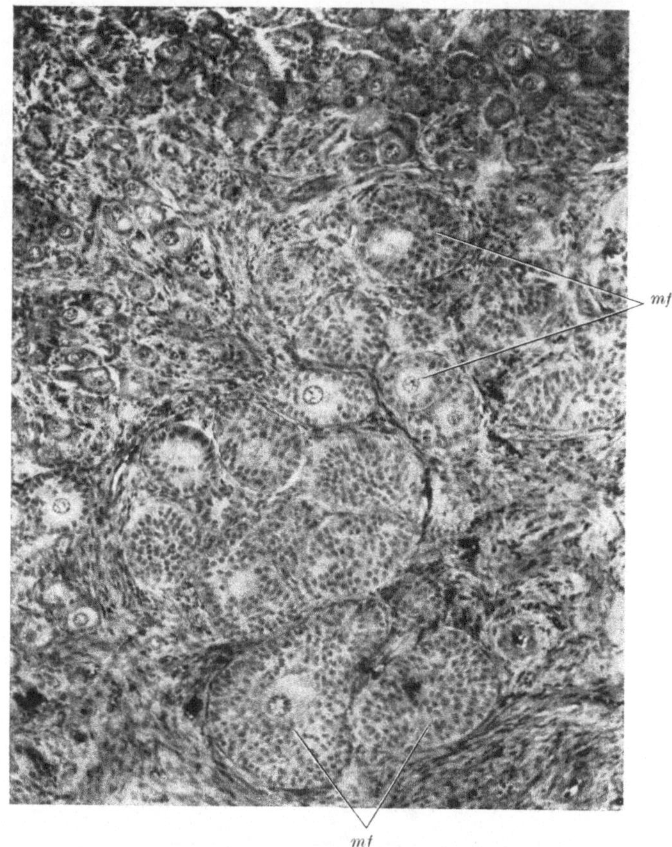


Abb. 2. Markstrangfollikel *mf* mit Eizellen aus dem Ovarium eines neugeborenen *Schweines (Sus scrofa)*. Vergr. 1:92.

fanden sich nur in kleinen Follikeln. In ungewöhnlicher Deutlichkeit bewahrt z. B. das Ovarium des *Maulwurfes* zeitlebens den embryonalen Bautypus (KOHN 1920). Nur eine oberflächliche kappenartige Rindenzone wird von echtem Ovarialgewebe eingenommen, während die Hauptmasse des Organs, die sog. Marksubstanz aus wenig differenzierten zylindrischen Epithelsträngen und reichlich Zwischenzellen besteht (Abb. 3 und 4). Hier liegt ein mächtiges *Testoid* vor, wodurch ein Hermaphrodismus vorgetäuscht werden kann. Es handelt sich aber hier um eine rein weibliche Gonade, in welcher die fetalen Sexualstränge dauernd erhalten bleiben. Anders liegen die Verhältnisse allerdings dann, wenn solche bisexuellen Bildungen auch dort gefunden werden, wo sie in der Regel verschwinden, wie dies beim Menschen der Fall ist. Wenn aber die ontogenetische unisexuelle Gestaltungskraft aus irgendwelchen Ursachen — etwa Insuffizienz der geschlechtsbestimmenden Faktoren und der Geschlechtshormone —

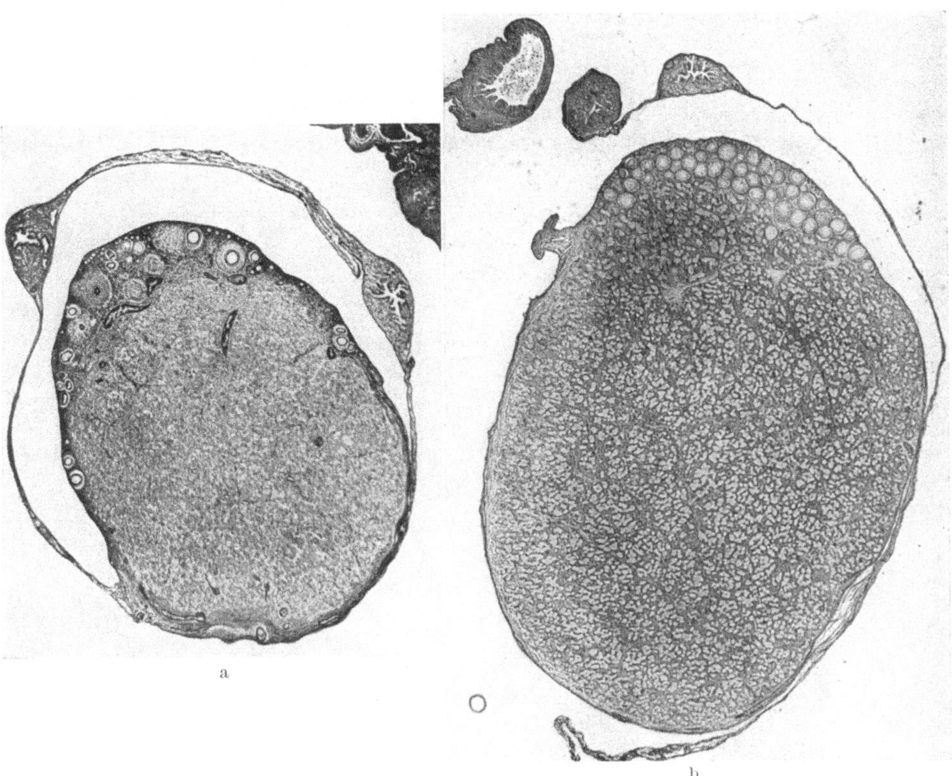

Abb. 3a u. b. Ovarien vom *Maulwurf (Talpa europ)*. a Aus dem Monat Mai, b aus dem Monat Dezember. Deutliche Zweiteilung des Organs in Testoid und kappenförmig daraufsitzende Follikelschichte zu erkennen. Die Tube ist in die Wand der Ovarialtasche eingeschlossen. Im Testoid sind die Markstränge gut zu erkennen. Vergr. 1:10.

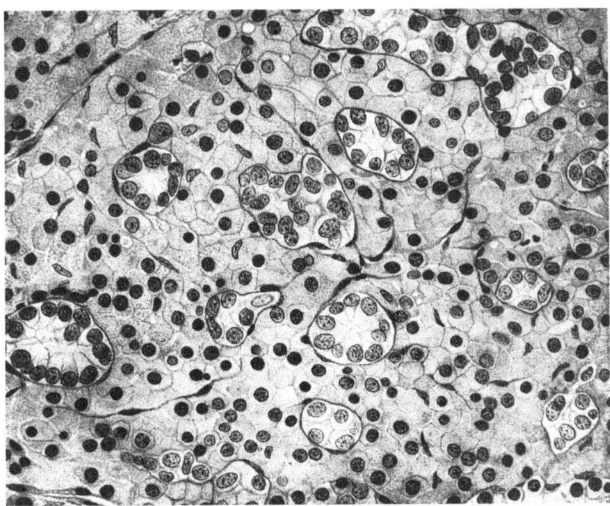

Abb. 4. Ausschnitt aus dem Testoid von Abb. 3b bei stärkerer Vergrößerung. Die weiten Zwischenräume zwischen den Marksträngen sind von reichlichen Zwischenzellen ausgefullt. Vergr. 1:320.

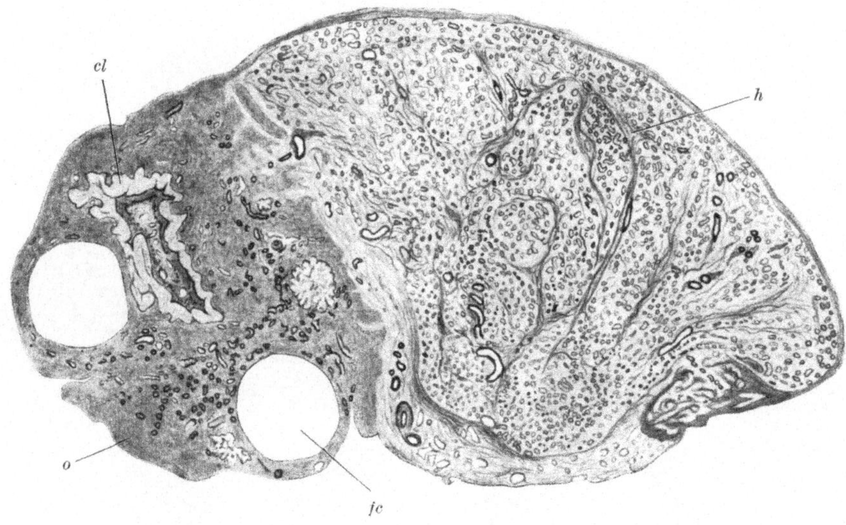

Abb. 5. Ovetestis einer 43jährigen *Frau. o* Ovarialteil mit degeneriertem Corpus luteum *c l* und Follikelcysten *f c*; *h* Hodenteil. (Nach L. PICK 1914.)

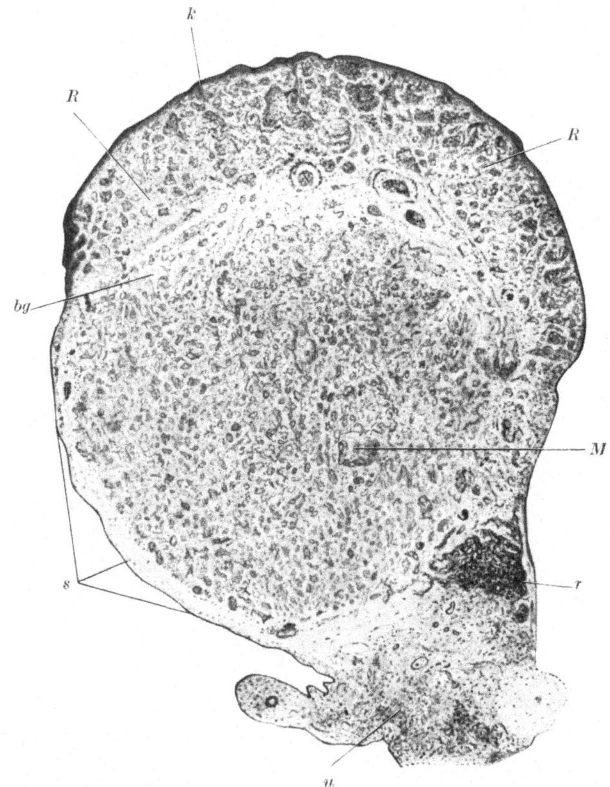

Abb. 6. Querschnitt durch den Eierstock eines 8,5 cm langen *Pferde*embryo. Deutliche Zweiteilung des Gesamtorgans in Marksubstanz *M* und schmale Rindensubstanz *R*. An der Rinden-Markgrenze reichliches Bindegewebe *bg*. *k* Keimepithel; *r* Anlage des Rete ovarii; *s* Serosa; *u* Urnierenrest. Vergr. 1:24. (Nach A. KOHN 1926.)

unzureichend ist, dann kommt der eindeutige Geschlechtscharakter nicht mit voller Klarheit und Bestimmtheit zum Ausdruck und die heterosexuelle Komponente und Zwitteranlage drängt sich — ungenügend gehemmt — hervor. Es kommt dann zu jenen abnormen Erscheinungen, die man als *herma-phroditische* bezeichnet. Heterologe Bildungen treten auf, die aber keine Neuerwerbung darstellen. Wenn in einer weiblichen Keimdrüse hodenähnliche Bildungen angetroffen werden, so sind diese eben abnormal beständige und weiter entwickelte Markstränge (SCHAPIRO 1927, GIANELLI 1930, POPOFF 1930, BREWER, JONES, CULVER 1952, OVERZIER 1955). So wird man das Bild der Ovotestes aufzufassen haben, in denen ganz ähnlich wie im Ovarium des *Maulwurfs* ein zum Rete hin orientiertes Netzwerk von Zellsträngen, das ganz und gar einem unfertigen Hoden ähnelt, von einer unverkennbaren Ovarialzone kappenartig überdeckt wird (Abb. 5).

Wie Abb. 6 zeigt, läßt eine deutliche Zweiteilung des Ovariums in eine mächtige, einem Hoden entsprechende Marksubstanz und in eine dünne, den halben Umfang der ersteren bedeckenden Rindensubstanz auch der embryonale *Pferdeeierstock* erkennen (KOHN 1926). Im Ovar des geschlechtsreifen *Pferdes* ist diese ansehnliche Marksubstanz mit Marksträngen und den reichlichen Markzellen jedoch verschwunden und die follikelhaltige Rindenschicht hat sich wie bei den meisten anderen Säugetieren über das ganze Organ ausgedehnt.

## III. Die Anlage und Differenzierung der weiblichen Keimdrüse.

Morphologisch wahrnehmbar wird die Anlage der *indifferenten* Keimdrüse bei *menschlichen Embryonen* von etwa 7 mm Länge (FISCHEL 1930, HIGUCHI 1932), nach GILLMAN (1948) erst bei 8 mm langen Embryonen. Die Zellen des Leibeshöhlenepithels werden an der betreffenden Stelle höher. Ihr Zelleib erscheint dunkler und färbt sich mit Eosin stärker als in den benachbarten Abschnitten. Die Zellkerne sind nicht rundlich, sondern oval. In der Gesamtheit bilden diese Zellen das Keimdrüsenepithel, bzw. das *Keimepithel*, das bald darauf in einen mehrschichtigen Belag von unregelmäßig geformten Epithelzellen übergeht. Eingestreut liegen an einzelnen Stellen die durch ihre Größe und Kugelgestalt sowie ihren Kern gut gekennzeichneten *Urgeschlechtszellen*. Die unmittelbar unter dem Keimepithel gelegene blastemartige Gewebsverdichtung wird von DE WINIWARTER und SAIMONT (1909), KOHN (1920), GRÜNWALD (1936), GROSSER (1944) u. a. auf eine Wucherung des Keimepithels zurückgeführt. Diese Verdichtung reicht unmittelbar an das Epithel heran, wobei die basale Epithelgrenze vorübergehend verlorengeht und der Eindruck entsteht, daß, ähnlich wie beim Primitivstreifen, Epithelzellen in die Tiefe auswandern und sich mit den Mesenchymzellen vermischen. FISCHEL (1930) dagegen bestreitet diesen Zusammenhang der Mesenchymverdichtung mit dem Keimepithel, so daß nach ihm auch die Bezeichnung „Epithelkern" nicht zu Recht besteht, sondern richtiger als „Mesenchymkern" bezeichnet werden müßte. So spricht er auch nicht mehr vom Keimepithel, sondern vom Keimdrüsenepithel, weil dasselbe angeblich keine rege Zellvermehrung zeigt und keine anderen Elemente der Keimdrüse aus demselben hervorgehen sollen. POLITZER (1933), WALLART (1942), BEJDL (1952) und NOVAK (1953) schließen sich bezüglich der Keimdrüsenentwicklung im wesentlichen FISCHEL an. HIGUCHI (1932) glaubt, daß Keimepithel *und* Mesenchym an der Bildung dieser Verdichtung beteiligt sind, was zuletzt auch GROSSER (1953) annimmt.

Mit der Ausbildung des Bindegewebskernes verlieren, wie FISCHEL berichtet, die meisten Zellen ihre Fortsätze und nehmen das Aussehen von polygonalen

Epithelzellen an. Im indifferenten Entwicklungsstadium, das bis zu einer Embryonallänge von 14 mm währt, besteht die Anlage der Keimdrüse aus einem Oberflächenepithel (Keimepithel) und aus den unter diesen gelegenen Epithelsträngen, zwischen denen sich embryonales Bindegewebe befindet. In den Epithelsträngen und im Keimepithel verstreut liegen zahlreiche Urgeschlechtszellen eingelagert.

Bei 18—20 mm langen Keimlingen beginnt die Umwandlung der indifferenten Anlage zur weiblichen Keimdrüse, indem die Keimstränge in eine große Anzahl von annähernd kugeligen Zellgruppen zerfallen, von denen jede eine oder mehrere

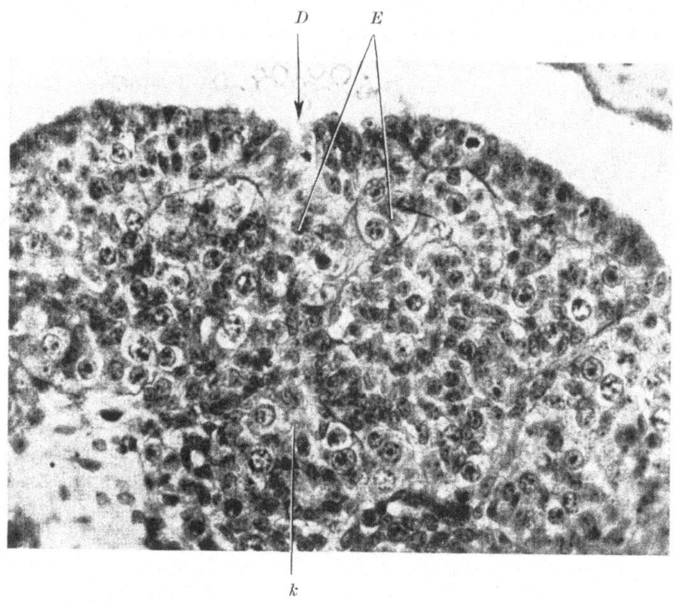


Abb. 7. Schnitt durch einen Eierstock eines 70 mm langen *menschlichen* Embryo. *E* einwachsendes Epithel; *k* Keimstränge; *D* Delle an der Oberfläche. Vergr. 1:316. (Nach GRUNWALD 1934.)

Oogonien enthält, und daher auch die Bezeichnung „*Eiballen*" führen. Zwischen ihnen befindet sich nur wenig Mesenchym und sie bilden in diesem frühen Stadium die Hauptmasse des Ovariums. Die sekundären Keimstränge, die dünner als die primären sind, treten bei einer Embryonallänge von etwa 30 mm von der basalen Schicht des Oberflächenepithels und der äußeren Rindenschicht auf (GROSSER 1953). Die primären Keimstränge entsprechen den Samenkanälchen des Hodens. Aus ihnen entstehen bei manchen Tieren, wie bereits erwähnt, die Markstränge und Markstrangfollikel und beteiligen sich wahrscheinlich auch an der Entwicklung der Zwischenzellen (KOHN 1926, GRÜNWALD 1948, PATZELT 1955). Die Markstrangfollikel gehen meist noch vor der Geschlechtsreife zugrunde, jedoch sind bei zahlreichen verschiedenen Tieren „Markstränge" auch noch im späteren Alter anzutreffen, worauf PATZELT (1955) neuerdings wieder in eingehenden Untersuchungen aufmerksam gemacht hat. Bildungen, die den Namen „PFLÜGER*sche Schläuche*" verdienen, kommen weder beim Menschen noch bei Säugetieren vor. Etwa im 4. Monat bei 80 mm Gesamtlänge tritt eine besonders intensive Differenzierung von Keimsträngen unmittelbar unter dem Keimepithel auf, die FELIX (1911) und SIMKINS (1932) als „neogene Zone" bezeichneten. Die Herkunft der Zellen der neogenen Zone läßt FELIX offen. Während FISCHEL die neogene Zone und die sekundären Keimstränge ablehnt, sollen sie nach GRÜN-

WALD (1934) aus einer keimstrangbildenden Innenschichte des Oberflächenepithels entstehen (Abb. 7). Sie sind daher nicht mesenchymaler Herkunft, wie dies FISCHEL für die primären Keimstränge annimmt, die aus der unter dem Keimdrüsenepithel gelegenen Mesenchymmasse hervorgehen sollen. Nach RUBASCHKIN (1912), KOHN (1926) u. a. soll das Keimepithel nicht nach Art eines ektodermalen Mutterbodens Proliferationsstränge in die Tiefe entsenden, sondern durch

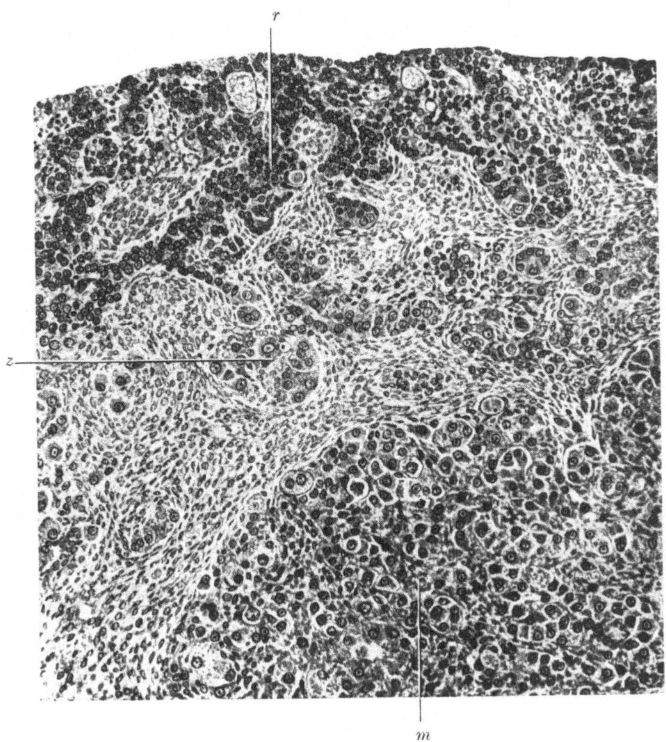


Abb. 8. Schnitt durch das Ovarium eines 10,5 cm langen *Pferde*embryo. Die sekundären Keimstränge (Rindenstränge) *r* hängen mit dem Keimepithel zusammen. Die tieferen Zellballen *z* der Rindenzone gleichen den Zellen der Marksubstanz *m*. Vergr. 1:118.

reichliche Zellvermehrung vorerst eine ungeteilte Zellmasse, ein *Gonadenblastem* erzeugen, aus dem sich weiterhin alle spezifischen Bildungen der Keimdrüsenanlage, primäre und sekundäre oder Mark- und Rindenstränge samt Zwischenzellen differenzieren. Nach dieser Darstellung läßt sich die Kluft der verschiedenen Meinungen über epitheliale oder mesenchymale Genese der spezifischen Elemente des Ovariums gut überbrücken.

Die Verbreitung der sekundären Keimstränge ist nicht bei allen Tierarten die gleiche. Beim *Schwein* und *Pferd* (Abb. 8) sind sie in großer Zahl vorhanden, während sie bei der *Ratte* und beim *Menschen* viel spärlicher sind. Bei der *Maus* sollen sie nach GRÜNWALD überhaupt fehlen. Vor der Bildung der sekundären Keimstränge lassen sich, besonders beim *Menschen*, deutlich Urgeschlechtszellen im Oberflächenepithel der Keimdrüse beobachten, welche dann in die Keimstränge gelangen. Nach dem Abschluß der Keimstrangbildung fehlen charakteristische Urgeschlechtszellen im Keimepithel. Bei der *Ratte* entstehen die Keimstränge nicht von der gesamten Oberfläche des Eierstockes, sondern bilden sich nur von einzelnen Stellen des Epithels aus. Die primären Keimstränge verlaufen bei allen Tieren mehr radiär und sind miteinander verbunden, die sekundären Keimstränge, welche noch längere Zeit nach ihrer Entstehung mit dem Keimepithel zusammenhängen, liegen entweder — wie bei der *Ratte* — flach unter der Oberfläche oder bilden — wie beim *Schwein* — nach innen hin verlaufende Bogen. Über den Verlauf beim *Menschen* ist nichts Genaues bekannt. Die Eiballen der sekundären Keimstränge werden unter frühzeitiger Rückbildung zahlreicher Eizellen schrittweise in Primärfollikel mit

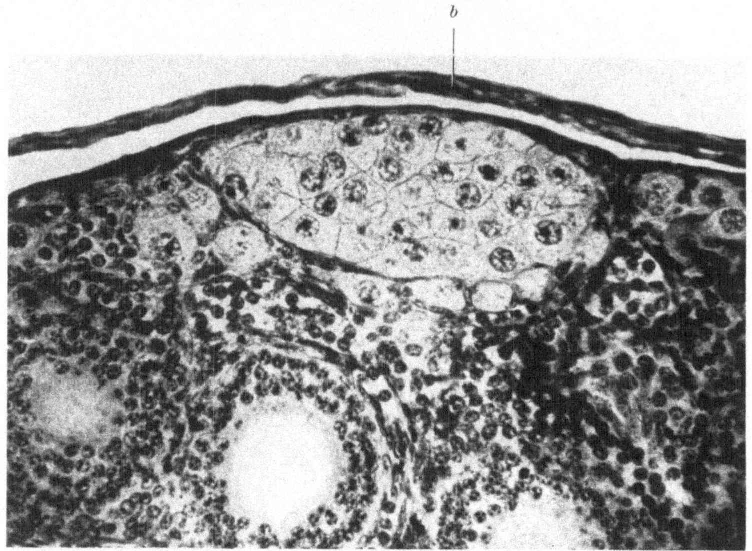


Abb. 9.   Unzerteilte Eiballen in der oberflächlichen Rindenschicht eines noch nicht geschlechtsreifen *Wiesels* (*Putorius nivalis*). *b* Bursa ovarica. Vergr. 1:230.

niedrigem, einfachen Epithel zerlegt. Die in der Tiefe des Eierstockes gelegenen Bildungen eilen in der Entwicklung den oberflächlich gelegenen voraus. Nach Entstehung der Eiballen differenzieren sich zuerst die in der Tiefe, dem Mesovarium nähergelegenen Ballen zu Primärfollikeln. Langsam schreitet dieser Vorgang in der Richtung gegen die Ovarialoberfläche hin fort, so daß die unter dem Keimepithel befindlichen Eiballen erst viel später zerlegt und umgebildet werden als die übrigen (Abb. 9). Ihre Oogonien bleiben daher zunächst klein. Bereits während der Fetalzeit können sich einzelne Primärfollikel in Bläschenfollikel umwandeln; ferner spielen sich Rückbildungsprozesse ab.

Das Bindegewebe, das man in der Rindenschichte später vorfindet, ist an Ort und Stelle aus den zwischen den Eiballen von vornherein befindlichen Mesenchymzellen entstanden und nicht durch „Vorwucherung“ aus den tiefen Schichten in die Rinde eingedrungen.

In Anbetracht der Widersprüche scheint es, daß die Behauptung FISCHELs und seiner Schüler von der mesenchymalen Genese der Keimdrüsen noch nicht einwandfrei gesichert ist. Dabei ist zu bemerken, daß *menschliches* Untersuchungsmaterial seine Ansicht am meisten zu stützen scheint, da hier lediglich eine Vermischung der unteren Lage des Keimepithels mit den Mesenchymzellen eintritt. während bei vielen Tieren in der Histogenese des Ovariums zweifellos Epithelstränge vom Keimepithel herauswachsen. Da es sich hierbei um grundsätzliche

Vorgänge handelt, ist anzunehmen, daß auch bei der menschlichen Entwicklung ähnliche Verhältnisse obwalten werden, aber in ihrer genauen Erfassung erschwert sind. Beim *Hund* lassen sich z. B. drei gut voneinander abgrenzbare Wucherungen des Keimepithels unterscheiden:

Die erste Wucherung, die bei Embryonen vom 35. Tag ab zu beobachten ist, läßt die Markstränge entstehen, die zweite setzt bei 40 Tage alten Embryonen ein und dauert bis zum 10. Tage nach der Geburt, aus ihr gehen die Rindenstränge hervor, die dritte Wucherung erstreckt sich vom 2. Lebensmonat an über die gesamte Geschlechtsreife. Zwischen der ersten Proliferation und den Rindensträngen kommt es zur Ausbildung einer dünnen Tunica albuginea, die aber an manchen Stellen unterbrochen sein kann. Histologisch bestehen die Markstränge aus hodenkanälchenähnlichen Gebilden mit eingelagerten Eizellen. Zur Bildung von Markfollikel kommt es nicht. Im Alter von $1-1^{1}/_{2}$ Monaten verschwinden die Markstränge zum großen Teil, ohne Spuren zu hinterlassen (JONCKHERRE 1930, KOCH 1938). Die Elemente der zweiten Wucherung differenzieren sich in Ei- und Follikelzellen. Die Eizellen teilen sich sehr rege. Die *ersten Follikel* sieht man mit 2 Monaten, im 5. Monat setzt *Liquorbildung* ein. Vom Keimepithel schnüren sich aber auch *anovuläre Follikel* ab, d. h. sie haben von vorneherein keine Eier. Auch die dritte Wucherung liefert stets anovuläre Elemente; sie können gelegentlich in die Marksubstanz eindringen, enthalten aber im Gegensatz zu den primären Marksträngen keine Geschlechtszellen. Die postnatale dritte Proliferation des Keimepithels läßt auch noch subepitheliale Bläschen entstehen, die sich von kleinen, senkrecht zur Oberfläche des Organs gerichteten tubulösen Einstülpungen herleiten, zuweilen aber auch durch Aushöhlung vorher kompakter anovulärer Follikel sich bilden. Charakteristisch für die dritte Proliferation ist das Vorhandensein von nur indifferenten Elementen, während BARTON (1945), PATZELT (1955) und BURKL (1955) darin den Ausdruck einer postnatalen Ovogenese sehen.

Die gleichen Beobachtungen wie KOCH konnte beim *Hund* auch DE WINIWARTER (1909) machen. Bei *Rinder*feten setzt die zweite Proliferation verhältnismäßig spät, erst bei 800 mm SSL ein, hält über die Geburt hinaus an und ist bei 3 Monate alten *Kälbern* im wesentlichen beendet (HÖFLINGER 1947). Auch bei den wohl am besten durchforschten und in ihrer Entwicklung studierten *Ratten*ovarien spielt das Keimepithel bei der Follikelgenese eine entscheidende Rolle (BUTCHER 1927, HARGITT 1930, GOLDSCHMIDT 1932, SLATER und DORNFELD 1945, VINCENT und DORNFELD 1948, DAWSON und McGABE 1951). Bei der Frühentwicklung des *Ratten*ovariums beschreibt HARGITT (1930) Zellstränge, die sich vom Keimepithel in oder durch die Tunica albuginea erstrecken. Diese Proliferation kann bei *Ratten* nur bis zu einem Alter von 11 Tagen gesehen werden, später nicht mehr. Beim *Meerschweinchen* können bis nahe an die Zeit der Geschlechtsreife, welche um den 50. Tag eintritt, Eizellen vom Oberflächenepithel absprossen (BOOKHOUT 1945). Auch die Untersuchungen über die Entwicklung des Eierstockes vom *Opossum* (NELSEN und SWAIN 1942, MORGAN 1943) oder der *Maus* (EVERETT 1943) zeigen von der Bedeutung des Keimepithels als der einzigen Quelle der Follikelbildung.

Nach DAWSON und McCABE (1951) werden im *Ratten*eierstock die Keimstränge zur Zeit der Geburt mit der Ausbildung der Tunica albuginea vom Keimepithel abgesondert und zerfallen durch Einwachsen von Stromazellen in Einester. Nach EVANS und SWEZY (1931) sollen bei *Nagern* die Oogonien einzeln aus dem Keimepithel in das Ovarialstroma eindringen. Einschichtige Follikel erscheinen am 1. Tag nach der Geburt, zweischichtige am 1.—2. Tag, vielschichtige um den 4. Tag und einige Follikel haben um den 8. Tag einen Hohlraum, der aber gewöhnlich erst am 10.—12. Tag auftritt. Die Theca ist am 5. Tag erkennbar.

In der gleichen Weise sprechen für eine proliferierende Eigenschaft des Keimepithels die Befunde, die KREDIET (1933) und WATZKA (1932) an *Schweine*feten und KOHN (1926) an *Pferde-* und *Maulwurf*ovarien erheben konnten (Abb. 8). Mit Ausnahme von FISCHEL (1930) und POLITZER (1933), sowie NOVAK (1953) herrscht auch für den *menschlichen* Eierstock die Überzeugung vor, daß die Bildung der Eiballen im Zusammenhang mit dem Keimepithel erfolgt, und die Entstehung der Follikelzellen aus den vom Oberflächenepithel absprossenden Zellsträngen wird heute von den meisten Untersuchern nicht mehr in Frage gestellt (SCHRÖDER 1929, GRÜNWALD 1936, OEHLER 1951 u. a.).

Bei *menschlichen* Feten von 25 cm Länge sind die im Epithel eingestreuten Oogonien sehr spärlich (OEHLER 1951) und mit zunehmender Ausbildung der

Tunica albuginea werden die Aussichten der Oogonien, in die Rindenzone zu
gelangen, immer geringer. Nach der Geburt verliert das Epithel seine Mehrschichtigkeit und die Tunica albuginea wird breiter (Abb. 10 und 11). Bei 4 Monate
alten Mädchen fand OEHLER noch epitheliale Schläuche und Stränge mit Oogonien,
welche die Tunica albuginea durchsetzen. Diese postnatale Oogenese aus dem
Keimepithel geht in einzelnen Fällen nach der Geburt weiter, hört aber gegen
Ende des 1. Lebensjahres auf. Für eine spätere Eizellneubildung aus dem Oberflächenepithel des Eierstockes, wie es ALLEN (1923), EVANS und SWEZY (1931) u. a.
annehmen, wurde weder für den *Menschen* noch für tierisches Material bisher ein

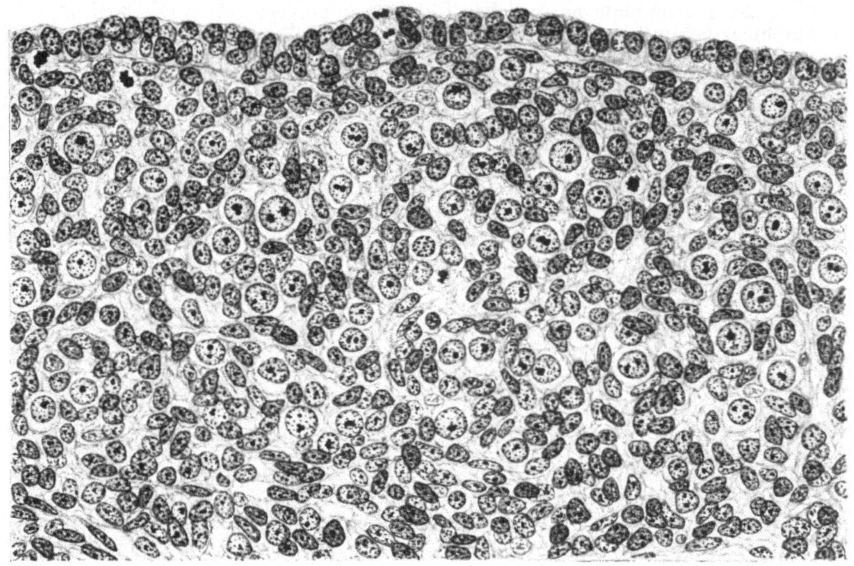

Abb. 10. Ausschnitt aus dem Eierstock eines 23,5 mm langen Keimlings. Stellenweise ist das Keimepithel
mehrschichtig. Vergr. 1:400. (Unveröffentlichte Zeichnung von STIEVE.)

sicherer Beweis erbracht. Die Abgabe von Eizellen aus dem Keimepithel soll
nach SIMKINS (1932) bereits im 6. Fetalmonat aufhören, zu welcher Zeit auch
die mitotischen Teilungen der Oogonien beendet sein sollen.

Etwas später (ab 30 mm Länge) als bei der männlichen Keimdrüse werden
die dem Rete entsprechenden Gebilde in der Eierstockanlage sichtbar. Im
Zentrum des *Mesovariums* kommt es zu einer Zellverdichtung, die sich auch in
den Hilus des Eierstockes hinein erstreckt. Während im allgemeinen diese Bildungen und das daraus hervorgehende Rete ovarii als ein Abkömmling des
Oberflächenepithels aufgefaßt werden, betrachtet FISCHEL die betreffenden Stellen
auch als Verdichtungszone des Bindegewebes, in der die Mesenchymzellen sich
nicht nur dichter zusammenlegen, sondern den Epithelzellen ähnlich werden
und Epithelstränge bilden. Wenn in ihnen Lichtungen auftreten, so bilden sie
Markschläuche. Doch treten sie mit den Keimsträngen nicht in Verbindung.
Ebenso wie in den Marksträngen können auch in den Retesträngen sich einzelne
Urgeschlechtszellen finden, die aber sehr bald degenerieren. Dies hat dazu
geführt, daß GROSSER eine Unterscheidung von Mark- und Retesträngen, wie
sie von einzelnen Autoren (DE WINIWARTER 1909, KOHN 1920, 1926) durchgeführt wird, als nicht gerechtfertigt hält.

Stets beginnt die Ausbildung einer Keimdrüsenanlage erst dann, wenn Urgeschlechtszellen in die betreffenden Abschnitte des Cölomepithels und des

Mesenchyms eingewandert sind. Es ist wahrscheinlich, daß dieses Verhalten eine ursächliche Beziehung besitzt, in der Weise, daß das Cölomepithel oder das Mesenchym erst durch einen formativen Reiz der eingewanderten Urgeschlechtszellen zur Keimdrüsenbildung induziert werden. FISCHEL vermutet auch einen Einfluß der Urgeschlechtszellen auf die Bildung der Zwischenzellen in Hoden und Ovarium.

Die Vertreter der *Keimbahn* (POLITZER 1933, EVERETT 1943, GILLMAN 1948, WITSCHI 1948) nehmen an, daß die *Urgeschlechtszellen* selbst nicht innerhalb

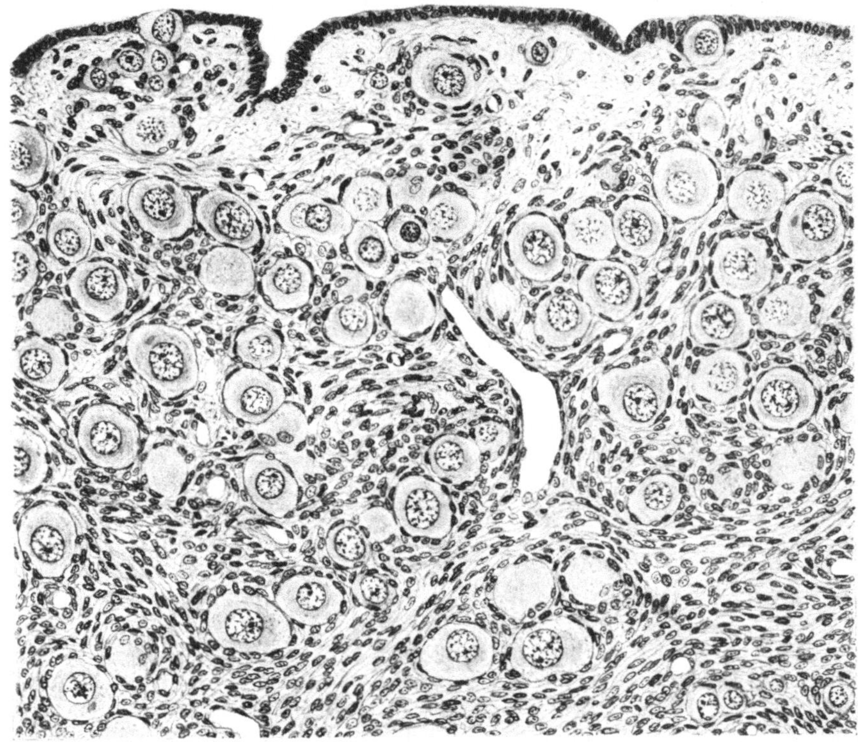

Abb. 11. Oberflächliche Rindenschicht aus dem Eierstock eines neugeborenen *Mädchens*. Im Keimepithel sind noch einige Oogonien und ein heraussprossender Eizapfen zu sehen. Vergr. 1:250. (H. STIEVE präp.)

der Geschlechtsdrüse entstehen, sondern unmittelbar von der befruchteten Eizelle in besonderer Zellteilungsfolge gebildet werden und in die Anlage der Geschlechtsdrüsen einwandern, in denen sie eine Art Sonderdasein führen. Bei einigen niederen Tieren ist diese Keimbahn einwandfrei mikroskopisch sichergestellt, während sie für die *Säugetiere* und den *Menschen* im wesentlichen nur erschlossen ist. Bei *menschlichen* Keimlingen, wo eine Keimbahn erstmalig von POLITZER (1933) beschrieben wurde, finden sich die ersten Urgeschlechtszellen am Hinterende des Primitivstreifens bei ungefähr $^1/_2$ mm langen Embryonen. Sie sind durch ihren großen, kugelförmigen, hellen Zelleib sowie durch einen bläschenförmigen Kern von den übrigen Körperzellen gut unterscheidbar. Schwierigkeiten in der Abgrenzung bestehen nur gegenüber den Hämatoblasten. Besonders leicht sind sie immer wieder im Entoderm auffindbar, wandern dann bei Embryonen von wenigen Millimetern Länge aus dem inzwischen gut abgegrenzten Enddarm durch das Gekröse in die hintere Bauchwand und in den

Bereich der Urnierenfalte ein und werden bald nachher auch in der Keimdrüsenanlage angetroffen. Dieses Verhalten hat ihnen auch den Namen *entodermale Wanderzellen* eingetragen. Bei 4 mm langen Keimlingen ist die Zahl der Urgeschlechtszellen von POLITZER mit 586 bestimmt worden.

Die Urkeimzellen machen ihre oben beschriebene Wanderung aktiv und werden offenbar von einem chemotaktischen Reiz angezogen. Proteolytische Einwirkung auf im Wege liegende Strukturen sowie Bildung pseudopodienartiger Cytoplasmafortsätze sollen die Mittel dieser aktiven Bewegung sein. Die Keimdrüsen werden erreicht, wenn der Embryo eine SSL von etwa 7—8 mm besitzt. GILLMAN (1948) betont, daß die Urkeimzellen nicht im Keimepithel liegen. Nur indirekt stehen sie damit in Beziehung, da sie später von den aus dem Epithel hervorgehenden Keimsträngen aufgenommen werden. Andere Untersucher kommen jedoch zum Ergebnis, daß die Keimzellen in das Epithel eindringen, sich darin vermehren und nach und nach in die Tiefe verlagert werden. GILLMAN wollte offenbar die Urgeschlechtszellen innerhalb des Epithels nicht sehen, da seine Arbeit darauf angelegt ist, die Theorie von der Entstehung der Oogonien aus dem Keimepithel zu widerlegen, wie sie unter anderen von SIMKINS (1928) vertreten wurde. Für die *Maus* konnte EVERETT (1943) durch sehr sinnreiche Versuche einwandfrei nachweisen, daß die Urgeschlechtszellen in das Epithel eindringen und daß bei Zerstörung des Epithels eine Eizellneubildung nicht mehr feststellbar ist. Die Befunde von EVERETT stimmen teilweise mit denen von ALLEN (1923) überein, der allerdings die im Epithel liegenden Keimzellen als direkte Abkömmlinge der Epithelzellen auffaßt. WITSCHI (1948) wendet sich gegen die von STIEVE (1927) und H. O. NEUMANN (1929) aufgestellte Theorie, wonach die Keimzellen entodermalen Ursprungs degenerieren und eine neue Generation von Keimzellen aus dem Epithel der Keimdrüsen entstehen soll. WITSCHI findet keine Anzeichen von Degeneration oder Umwandlung der Keimzellen in somatische Elemente und führt an, daß sie sowohl während der Wanderung als auch nach ihrer Ankunft in der Keimdrüse mitotische Teilungen zeigen. WITSCHI lehnt eine sekundäre Keimzellenbildung aus dem Epithel schon für die Fetalzeit ab. Die Untersuchungsergebnisse von DANTSCHAKOFF (1933, 1941) und ihrer Mitarbeiter sowie WILLIER (1933), BENOIT (1930) machen es wahrscheinlich, daß zur Entwicklung der Gonadenanlage neben dem germinativen Epithel auch die Urgeschlechtszellen nötig sind, denn brennt man bei *Hühner*embryonen von 4 Urwirbeln den mit Urkeimzellen durchsetzten halbmondförmigen Bezirk aus oder zerstört diese Keimsichel mit Röntgenstrahlen, so sind später keine Urkeimzellen in der Urogenitalfalte vorhanden und es werden auch keine Gonaden gebildet bzw. kommen nur sterile Gonaden ohne Keimzellen zur Entwicklung. Damit ist sowohl ein Beweis für die Keimbahn beim *Hühnchen* erbracht, als auch dafür, daß das Cölomepithel selbst keine Geschlechtszellen bildet.

Die Ableitung der Urgeschlechtszellen von den Blastomeren ist aber noch nicht allgemein anerkannt und steht im schroffen Gegensatz zu den Befunden von HARGITT (1930), SIMKINS (1932) u. a., die der Ansicht sind, daß die definitiven Geschlechtszellen sekundär jeweils in loco gebildet werden. Die Keimzellen sind nach ihrer Ansicht keine spezifischen Elemente, sondern sollen vielmehr jederzeit, auch im geschlechtsreifen Alter, aus dem Keimepithel entstehen können.

## IV. Die postnatale Ovogenese.

Wie bereits ausgeführt wurde, bleiben die meisten Urkeimzellen schon im Mesenchym der Keimdrüsenanlage liegen, vermehren sich dort und entwickeln sich an Ort und Stelle zu Oogonien. Nur ein kleinerer Teil von ihnen dringt in das Epithel vor und vermehrt sich dort. Die Rückwanderung der im Epithel liegenden Oogonien über in das Bindegewebe der Rinde einwachsende Epithelstränge und ihre Umwandlung in Oocyten scheint bis einige Monate nach der Geburt vor sich zu gehen; deutliche Anzeichen davon sind noch bei 4 Monate alten Mädchen (OEHLER 1951) zu erkennen. Eine Entstehung der Oogonien aus den Zellen des Oberflächenepithels ist nicht beweisbar, so daß ihnen die potentielle Fähigkeit, zu Oogonien zu werden, abgesprochen werden muß. Basierend auf den Untersuchungen von EVANS und SWEZY (1929, 1931) haben sich zahlreiche, insbesondere amerikanische Autoren (HARGITT 1930, SIMKINS 1932, SNEIDER 1940, LONG 1940, DUKE 1941, MARX 1941, SCHMIDT und HOFFMAN 1941, EVERETT 1942, LATTA und PEDERSON 1944, SLATER und DORNFELD 1945, MOORE und WANG 1947, HUSSLEIN 1949, SCHWARZ, YOUNG und CROUSE 1949, SCHWARZ und YOUNG 1950, HUSSLEIN und TULZER 1951, KNAUS 1950, 1952, KOPPEN 1952) dazu bekehren lassen, daß bei *Mensch* und *Säugetier (Maus, Ratte, Meerschweinchen, Hund, Katze, Affe)* in der postnatalen Zeit eine Massendegeneration der Follikel und eine rhythmische Neubildung von Eizellen während der ganzen Zeit des geschlechtsreifen Alters stattfindet, die im engsten Zusammenhang mit den cyclischen Vorgängen im Ovarium stehen soll. GREEN und ZUCKERMAN (1954) konnten aber während des menstruellen Cyclus bei *Rhesus*affen keine wesentlichen Schwankungen der Oocytenzahl feststellen. SIMKINS hebt hervor, daß die Rückbildung der Primärfollikel im *menschlichen* Ovar besonders nach der Geburt, sowie vor und nach der Pubertät, eintritt. Die Oogenese erfolgt nach diesen Autoren wellenförmig nach dem Oestrus, erreicht im Anoestrus ihren Höhepunkt und sinkt bis zum nachsten Oestrus zu einem Tiefstand herab, um dann wieder neu zu beginnen. Während der oogenetischen Welle, die als *follikulärer Cyclus* bezeichnet wird, wachsen ein oder einige Follikel zu GRAAFschen Follikeln heran und gelangen zur Ovulation, während gleichzeitig alle anderen restlos zugrunde gehen sollen. Die Eizellen würden somit unter allen Körperzellen einschließlich der Blutzellen die kürzeste Lebensdauer besitzen. Für jeden unvoreingenommenen Untersucher wird es ein Rätsel bleiben, wie eine solche Auffassung derart an Boden gewinnen konnte. Im übrigen ist auch diese Annahme nicht ganz neu und wurde bereits von PALADINO (1894) vertreten.

Während SWEZY (1933) und die meisten anderen Autoren annehmen, daß die Eizellneubildung durch periodisches Einwuchern neuer Eizellen vom Keimepithel her erfolgt, indem sich in der subepithelialen Schichte des Eierstockes Zellballen vom Keimdrüsenepithel abschnüren und sich zu Ei- und Follikelzellen entwickeln, verlegen SIMKINS (1932), MOORE und WANG (1947) die Entstehung neuer Eizellen direkt in die Rindensubstanz des Ovariums, was auch SCHWARZ und YOUNG (1950) nicht ablehnen, da sie Primärfollikel auch in tiefen Rindenschichten auftreten sahen. In letzter Zeit haben PATZELT (1955) und seine Schüler BURKL (1954, 1955), BURKL und KELLNER (1954, 1955), BURKL, KELLNER, LINDNER und SPRINGER (1955) diese Frage wiederum aufgegriffen und kommen bei *Hund, Fuchs* und *Ratte* zu einer Bejahung der Oogenese in der geschlechtsreifen Zeit durch Proliferationen vom Keimepithel. Auch MIEGEL (1953) gelangt in ihren Untersuchungen bei der Bisamratte zu der Annahme, daß im geschlechtsreifen Alter noch Eizellen vom Oberflächenepithel entstehen. Die Notwendigkeit einer postnatalen Oogenese erschließen BURKL und Mitarbeiter aus einer rechnerischen Überlegung, die sie durch morphologische Beweise zu stützen versuchen. Die Angabe, daß besonders bei hypophysektomierten Tieren eine verstärkte Follikelbildung vom Keimepithel einsetzen soll, steht jedoch in Gegensatz zu bisherigen Beobachtungen (s. Kapitel XIV). Damit stellt sich BURKL und Mitarbeiter im wesentlichen auf den gleichen Standpunkt wie EVANS und SWEZY (1931) und KNAUS (1952), die annehmen, das Keimepithel wäre autonom und könne auch bei hypophysektomierten Tieren die Eizellen rhythmisch bilden. ZUCKERMAN (1951) hegt starken Zweifel an der Richtigkeit der Befundauswertung durch EVANS und SWEZY und konnte eine Follikelneubildung bei hypophysektomierten *Ratten* nicht erkennen. INGRAM (1953) vermochte ebenfalls keine Neubildung zu sehen und erklärt die um 20% höhere Follikelzahl damit, daß bei den hypophysektomierten Tieren die Untergangsrate der Follikel geringer ist als bei den Normaltieren.

Auch STIEVE, ASCHOFF (1935) und andere namhafte Forscher konnten in keiner Phase des Cyclus Anzeichen von Neubildung der Eizellen in der geschlechtstüchtigen Zeit erkennen. Ebenso wie UFFENORDE (1934), BLOCK (1948),

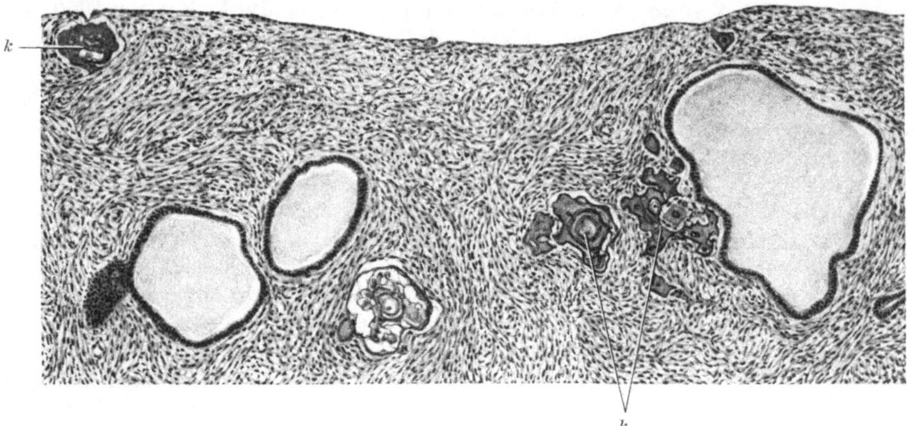


Abb. 12. Vom Oberflächenepithel entstandene Cysten in der Rindenschicht des Ovariums einer 37jährigen *Frau.*
k Verkalkungen. Vergr. 1:80.

OEHLER (1951) muß ich aus eigenen Nachprüfungen einen ovogenetischen Cyclus beim *Menschen* ablehnen. DE WINIWARTER (1942) konnte auch nach eingehenden Untersuchungen bei erwachsenen *Katzen* und *Meerschweinchen,* und ALTMANN (1927) beim *Maulwurf* keine Neubildung von Eizellen feststellen. Bei älteren *Hunden* lassen sich zwar Schläuche beobachten, die vom Keimepithel in die Tiefe wachsen, aber diese Bildungen konnte ich ebensowenig wie die beim Menschen vom Ovarialepithel in die Rinde einwachsenden Schläuche mit einer Neubildung von Eizellen in Beziehung bringen. Zum gleichen Ergebnis kam auch KOCH (1938, s. S. 11), während BARTON (1945), PATZELT (1955) und BURKL (1955) diese Proliferationen vom Oberflächenepithel des geschlechtsreifen *Hundes* mit der Oogenese in Zusammenhang bringen. Bei *Carnivoren* vermochte PATZELT (1955) bei *Dachs, Fuchs* und *Hund* eine mehr oder weniger lebhafte periodische Neubildung von Follikeln aus dem Oberflächenepithel zu beobachten, die bei einem *Fuchs* eine geradezu schichtweise Anordnung verschieden alter Bildungsstufen zeigen. Abschnürungen vom Oberflächenepithel des menschlichen Eierstockes, die sich zu kleinen Cysten umbilden, sind, insbesondere im Klimakterium, häufig zu beobachten (Abb. 12 und 13), aber nie führen diese Bildungen zu Follikeln (TORCHIANA 1933). RAYNAUD (1947) konnte nach Verabreichung von Testosteronpropionat bei jungen *Ratten* epitheliale Invaginationen vom Oberflächenepithel der stark atrophierten Ovarien beobachten, aber keine Follikelbildung sehen. LEVINE und WITSCHI (1933) fanden nach völliger Zerstörung der Follikel durch Röntgenbestrahlung bei der *Ratte* zwar starke Proliferationen des Keimepithels, die aber niemals in Follikel umgewandelt werden. DESAIVE (1941) lehnt eine Eizellneubildung beim erwachsenen *Kaninchen* ebenso ab wie JONES (1949) für die *weiße Ratte* vom 23. Tage an. Auch experimentelle Beobachtungen sprechen gegen eine postpubertale Oogenese vom Keimepithel. Nach Zerstörung des Keimepithels und der darunterliegenden Rindenschicht durch 10%ige Gerbsäure (MANDL und ZUCKERMAN 1951) oder durch Salicylsäure (MOORE und WANG 1947) enthielten später die behandelten Ovarien von *Ratten, Meerschweinchen, Katzen* und *Opossum* dieselbe Gesamtzahl von Oocyten wie die Ovarien unbehandelter Tiere. Auch die Follikelentwicklung geht weiter, nur ist die Zahl der GRAAFschen Follikel sehr herabgesetzt. MANDL und ZUCKERMAN (1949) verpflanzten Ovarien erwachsener *Affen (Macacus mulatta)* in die Sklera. Zehn Monate nach der Operation enthielten die Ovarien zahlreiche normale Follikel und auch Corpora lutea, obwohl kein Keimepithel mehr erhalten war. Eine Neubildung von Eizellen und Follikel konnte daher hier aus dem Keimepithel nicht erfolgen, sondern sie mußten von früher erhalten geblieben sein. Das gleiche konnten BREWARD und ZUCKERMAN (1949) und DEANESLY (1954) auch bei transplantierten *Ratten*ovarien sehen. ZUCKERMAN (1951) kommt nach Zusammenfassung der zahlreichen experimentellen und histologischen Untersuchungen zu dem Ergebnis, daß die Annahme einer Oogenese während der geschlechtstüchtigen Zeit auf sehr unsicherer Basis begründet ist.

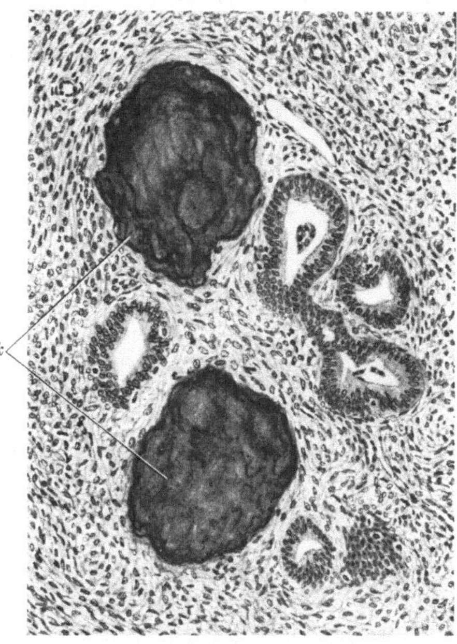

Abb. 13. Aus dem Oberflächenepithel entstandene Schläuche in der Rindenschichte des Ovariums einer 45jährigen Frau. *k* Verkalkungen. Vergr. 1:150.

Im sog. „grauen Ovar", bei dem die Tunica albuginea besonders dick und derb ist, so daß nicht angenommen werden kann, daß Zellwucherungen vom Oberflächenepithel sie durchdringen, sind zu allen Zeiten sehr reichlich Primär- und größere Follikel vorhanden. Sie entstehen hier bestimmt nicht fortlaufend aus dem Oberflächenepithel, sondern bleiben von dem Bestand erhalten, der zur Zeit der Geburt angelegt ist.

Die fundamentale Anschauung über die Oogenese, die auf WALDEYER (1870, 1906) basiert und besagt, daß die Eizellen und Follikel im menschlichen Eierstock und offenbar auch bei Tieren vor der Geburt und kurz nachher entstehen und ein Großteil bis zur Geschlechtsreife in der Rindensubstanz verharren, aus denen dann im Laufe der Jahre eine Anzahl heranwachsen und ovulationsreif werden, hat bisher ihre Gültigkeit noch nicht verloren. Auch HARTMAN (1951) ist nach seinen Untersuchungen und trotz der gegenteiligen Ansichten fest davon überzeugt, daß WALDEYER nach wie vor recht hat.

Immerhin scheint aber bei manchen Tieren die Frage des Verschwindens und Wiederauftretens von Eizellen und Follikeln im geschlechtsreifen Alter noch ein ungelöstes Problem zu sein. Eine Verallgemeinerung der Befunde ist nicht möglich, da bei verschiedenen Tieren *erhebliche Unterschiede im Verhalten der Ovarien* bestehen (PATZELT 1956). So konnte ich bei einer Anzahl von *Hermelinen* aus den Monaten September und Oktober in den Ovarien trotz lückenloser Serienschnitte keinerlei Follikel oder Eizellen erkennen. Das ganze Ovarium besteht hier aus einem zusammenhängenden, mächtigen Lager von Zwischenzellen. Auch PATZELT fiel bei *Dachs* und *Fuchs,* deren Ovarien einen *jahreszeitlichen Dimorphismus* zeigen, mitunter die geringe Menge von Primärfollikeln auf. Nach HAMMOND (1944) sind auch die Ovarien des *Pferdes* in den Wintermonaten frei von Follikeln und werden erst im Frühjahr wieder in den Eierstöcken nachweisbar. In den späteren Monaten sind im *Hermelin*ovar aber Follikel in allen Entwicklungsstadien wieder anzutreffen. Anzeichen einer neuen Entstehung aus dem Keimepithel konnte ich dabei nicht beobachten, sondern möchte eher annehmen, daß die Eizellen eine Maskierung dadurch erfahren, daß sie zeitweise in einen schwer erkennbaren Zustand übergehen können, wie dies auch bei den Urgeschlechtszellen vorübergehend der Fall ist.

## V. Die mikroskopische Anatomie des Ovariums.
### 1. Das Oberflächenepithel (Keimepithel).

Während die Oberfläche des Bauchfells glänzend erscheint, ist sie am Ovarium matt. Das Epithel zieht nicht glatt über die Oberfläche, sondern kleidet bei

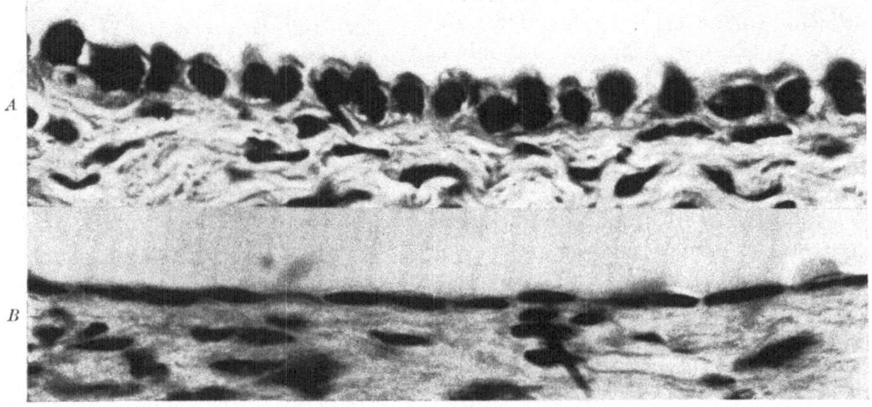


Abb. 14. *A* Kubisches und *B* plattes Oberflächenepithel vom gleichen Ovarium einer 42jährigen Frau. Vergr.1 : 900.

jugendlichen Individuen grubenförmige Vertiefungen mehr oder minder vollkommen aus. Bei älteren Frauen wird die Oberfläche durch narbige Einziehung unterbrochen.

Die *Form der Epithelzellen* ist im fetalen und kindlichen Eierstock gleichmäßig kubisch, bei Erwachsenen jedoch kubisch bis zylindrisch. Besonders am Ende der Schwangerschaft ist oft eine zylinderzellige Hyperplasie des Oberflächenepithels zu erkennen (ISRAEL, RUBENSTONE und MERANZE 1954). Stellenweise liegt auch ein dünnes, einschichtiges Plattenepithel (Abb. 14) vor. Das Epithel kann bis ins hohe Alter hinein bestehen bleiben, nicht selten aber hier wie bei Frauen in der geschlechtstüchtigen Zeit auch auf größeren Flächen fehlen. Gelegentlich ist ein gut ausgebildeter *Bürstensaum* zu beobachten (MILLER 1930). Die *Basalmembran* ist gut entwickelt, erscheint aber stellenweise weniger stark und intensiv darstellbar. Die Bezeichnung „Keimepithel" erhielt der Zellüberzug, weil man ihn als Bildungsort der Keim- und Follikelzellen ansah, was jedoch kurze Zeit nach der Geburt bestimmt nicht mehr der Fall ist. Er wird daher besser als Oberflächenepithel bezeichnet (s. Oogenese). *Mitosen* sind nicht selten zu sehen. Die Zellen im Prophasestadium erscheinen turgeszent, hell und wölben sich gegen die Basis vor. Vom Oberflächenepithel abgelöste Zellgruppen und in die Tiefe wachsende Epithelzapfen scheinen den Ursprung von *Cysten* zu bilden. Vom 40. Lebensjahr an nimmt die Häufigkeit der Oberflächenepithelcysten zu (WOLL, HERTIG, SMITH und JOHNSON 1948). Diese dürfen jedoch nicht mit Follikel, Follikel-, Theca- oder Corpus luteum-Cysten verwechselt werden.

Bei manchen Tieren, besonders beim *Kaninchen* (DABELOW 1939), finden sich an der Oberfläche des Ovars vascularisierte, vom Oberflächenepithel bedeckte *zottenförmige Erhebungen*, die verzweigt oder unverzweigt sein können. Auch beim *Menschen* sind solche Zotten, aber in geringerer Zahl, ausgebildet. DABELOW konnte sie nur bei Frauen beobachten, die geboren haben.

## 2. Die Bursa ovarica.

Bei den *Säugetieren* mit Ausnahme der *Wale* öffnet sich der Eileiter in einen Sack, *Bursa ovarica*, der bei *Maus, Ratte, Spitzmaus, Maulwurf, Fischotter* und *Wolf* das Ovar völlig umhüllt und keine Verbindung mit der Bauchhöhle besitzt (KELLOGG 1941). Bei der weißen *Ratte* entwickelt sich diese Tasche aus der Mesosalpinx unter Beteiligung von Gewebe des Zwerchfells und des Mesovariums. Wenn das anfangs langgestreckte Ovar eine runde Form annimmt — das ist bei der *Ratte* zur Zeit der Geburt der Fall —, schiebt sich der Eileiter über das Ovar hinweg, zieht dabei die Mesosalpinx mit sich und bildet so den wesentlichsten Teil der Wandung der Ovarialtasche. Sieben Tage nach der Geburt ist die Entwicklung abgeschlossen.

Die Wand der Bursa ist abgesehen vom fettzellhaltigen Randteil dünn. Beiderseits ist sie von einem Peritonealepithel überzogen, das in der Nähe des Umschlages in ein hohes Zylinderepithel übergeht. Sie enthält eine flächenhaft angeordnete Schichte glatter Muskelbündel, die besonders bei *Raubtier*ovarien sehr stark ausgebildet ist. Im Umschlagsteil ist die Muskelschichte verbreitert.

Versuche von BUTCHER (1947), NAVORI, FUGO und DAVIS (1952) zeigten, daß bei Entfernung der Bursa die Entwicklung des Ovars bei der *Ratte* gehemmt ist. Es weist dann kleinere Follikel, weniger GRAAFsche Follikel und Gelbkörper, dagegen reichlicher degenerierende Follikel auf. Die wesentlichste Bedeutung der Bursa ovarica liegt offenbar darin, zu verhindern, daß die bei der Ovulation freigewordenen Eizellen in die Bauchhöhle fallen, sondern in die Tube geleitet werden. Auch ist daran zu denken, daß sie vielleicht einer direkten Stoffleitung vom Ovarium zum Uterus dient, da einerseits bei Unterbindung der Tube die Bursa sich prall auffüllt und andererseits bei *Ratten* auf der unterbundenen Seite die implantierten Embryonen absterben (ALDEN 1942, MARSHALL 1953, YOUNG 1953).

## 3. Das Ovarialbindegewebe.

### a) Die Tunica albuginea.

Die Tunica albuginea stellt eine derbe, zellarme, von der Ovarialoberfläche nicht abziehbare Hülle dar, die stellenweise auch fehlen, andererseits aber wieder, z. B. am freien Rand des Ovariums, verdickt sein kann. Nach KITAJIMA (1934) soll sie erstmalig bei 4 Monate alten Kindern auftreten. Während SAURAMO (1954a) eine deutliche Albuginea schon bei Neugeborenen feststellen konnte, nimmt BUTO (1929) an, daß sie sich erst mit der Reife des Eierstockes herausbildet. Die *Fibrocyten* sind platt, spindelförmig und der Oberfläche parallel gelagert. Die *Verlaufsrichtung der groben Bindegewebsbündel* wurde von PETRY (1950) mittels der Spaltlinienmethode bestimmt. Daraus ergibt sich, daß sich die Längsfaserzüge der Chorda uteroovarica und der Plica suspensoria ovarii an den beiden Polen gleichsinnig eine kurze Strecke auf das Ovar fortsetzen, während sie im Bereich der Hilusoberfläche eine ausgesprochene Längsrichtung beibehalten (Abb. 15). Die Faserzüge des Mesovariums sind senkrecht dazu angeordnet, splittern sich dann nach Einstrahlung in die Albuginea auf und gewinnen Anschluß an deren Gefüge. Durch diese Anordnung der Bindegewebsbündel soll eine Spannungsübertragung von den Aufhängebändern oder vom Mesovarium her auf die Ovarialoberfläche und somit auf die Follikel vermieden werden

(KELLER 1943), was PETRY auch experimentell beweisen konnte. Die Spalt-
linien und damit die Verlaufsrichtung der Bindegewebsfasern an der übrigen
Oberfläche des Eierstockes werden lokal vom Follikelwachstum und den Corpora
lutea sehr beeinflußt. Im Bereich des über das Niveau der Ovarialoberfläche
sich erhebenden Follikels oder Corpus luteums laufen die Spaltlinien an der
Basis der Kalotte zirkulär, während sie im übrigen Teil der Vorwölbung zur
Kuppe aufsteigen. Bei der Rückbildung der Erhebung, z. B. nach Atrophie des
Corpus luteums, gleicht sich der Verlauf wieder dem der Umgebung an. Nach
KELLER stellt sich die Albuginea als ein Geflecht eines vom Hilus ausgehenden
bindegewebigen „Grundbügelsystems" dar. Die Bindegewebsbündel ziehen aus
der Follikelschichte zuerst senkrecht zur Oberfläche und biegen dann in tangen-
tialer Richtung um. Diese parallel zur Oberfläche verlaufenden Fasern teilen

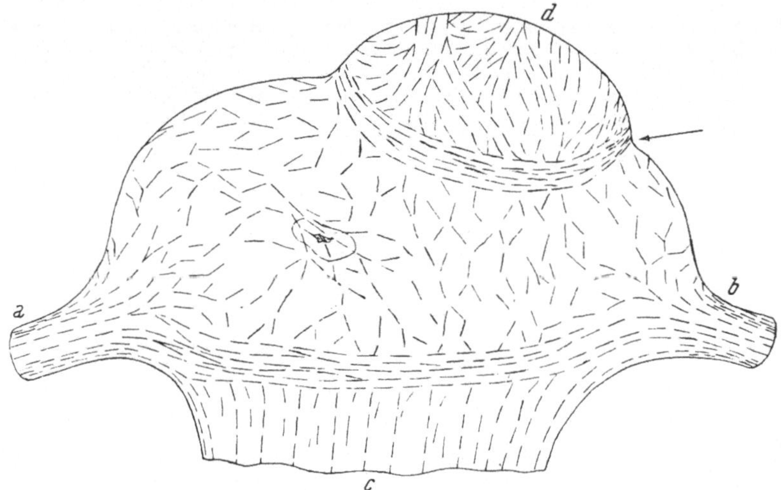


Abb. 15. Halbschematische Darstellung des Spaltlinienverlaufes am Eierstock. *a* Chorda uteroovarica; *b* Plica
suspensoria ovarii; *c* Mesovarium; *d* GRAAFscher Follikel. (Aus PETRY 1950.)

sich auf und verbinden sich mit den benachbarten Bündeln zu bogenförmig verlaufenden Zügen (Abb. 15). FERNER und DIETEL (1953) konnten außerdem feine
*Gitterfasern* aus den tieferen Schichten der Rindenzone aufsteigen sehen, welche
die Tunica albuginea radiär durchziehen und mit einer pinselförmigen Aufteilung
in das Oberflächenhäutchen unter dem Keimepithel einstrahlen. Die von WAL-
DEYER (1870) und von HÖRMANN (1907) bestrittene Dreischichtigkeit der Albuginea besteht nach den neuen Untersuchungen also zu Recht. Nach PETRY
soll eine Wiederherstellung der ursprünglichen Struktur der Tunica albuginea
an Rißstellen wieder möglich sein.

Beim sog. „*glatten, grauen Ovar*" ist die Tunica albuginea mehr oder weniger
verdickt (PHILIPP 1953) und von besonders derber Beschaffenheit. Die sonst
normal großen oder vergrößerten Eierstöcke haben eine völlig glatte Oberfläche
von weißer bis grauer Farbe ohne Einziehungen und Narben, da es trotz reichlicher Primärfollikel und größerer Follikel nicht zu Ovulationen kommt.

## b) Das Stroma ovarii.

Das Bindegewebe der Rindensubstanz des Ovariums *(Zona parenchymatosa)*
hat einen für dieses Organ spezifischen Charakter. Es besteht aus ungemein
dicht gelagerten, spindelförmigen Zellen, die glatten Muskelfasern sehr ähnlich
sehen und auch mit solchen verwechselt wurden, und einer faserigen *Zwischen-*

*substanz.* Die *Stroma*zellen, unter denen sich auch kürzere Formen finden, sind besonders dort sehr reichlich, wo die Fasern aus feinen Bündeln bestehen. Die *kollagenen Fasern* bilden ein dreidimensionales Netzwerk (PETRY 1950). Außerdem finden sich relativ dicke *Gitterfasern* — zu einem langmaschigen Raumnetz angeordnet — die zur Verlaufsrichtung der Bindegewebszüge orientiert sind (FERNER und DIETEL 1953). Sie liegen zwischen den Bindegewebszellen oder diesen dicht an, durchziehen das ganze Ovarium und hängen mit dem Gitterfasernetz der Gefäße und der Follikel, sowie mit der *Basalmembran* des Oberflächenepithels zusammen. Im Gegensatz zu BUTO (1929) und SAURAMO (1952) konnten FERNER und DIETEL, abgesehen von der Gefäßadventitia, im Ovarialstroma *elastische Fasern* ebenso wenig nachweisen wie in der Tunica albuginea. Nach TOMMASELLI (1936) sollen im infantilen Ovar die elastischen Fasern in der Rindensubstanz zwar fehlen, sich aber in der Pubertät, besonders in der Theca externa der reifenden Follikel, entwickeln. Um sich rückbildende Corpora lutea sollen sie besonders stark vertreten sein. Im *Kaninchen*ovar erscheinen elastische Fasern bereits am 4. Tage nach der Geburt im Hilusgebiet, in der Rindenschichte konnten sie erst bei 70 Tage alten *Kaninchen* gesehen werden (DUKE 1947).

SCHWARZ und YUONG (1950) stellten fest, daß die Zona parenchymatosa des *menschlichen* Ovariums sich erst nach der Geburt entwickelt und ihre größte Ausdehnung um das 20. Lebensjahr erreichen soll. Sie ist der beharrlichste Teil des Ovariums, bleibt im Erscheinungsbild auch noch nach der Menopause aktiv und bildet einen abgeschlossenen morphologisch gut charakterisierten Organteil, der zumeist ohne Schwierigkeit sich gegen die Marksubstanz abgrenzen läßt (SCHRÖDER 1930, PETRY 1950). SCHWARZ und YOUNG legen Wert darauf, daß das Stroma ovarii dem glatten Muskelgewebe ähnlich sieht und beinahe gleiche färberische Eigenschaften besitzt, und nehmen an, daß die hyperplastische Media der Gefäße der Marksubstanz die Bildungsquelle des Rindenstromas darstellt. Im *Alter* schrumpfen, wie WOLL, HERTIG, SMITH und JOHNSON (1948) feststellten, die Stromazellen sehr stark, wobei vor allem die Verkleinerung der Zellkerne auffällt. Nicht selten trifft man im Senium aber auch hyperplastische Stromazellen in Knötchenform zusammengeballt an, die von groben kollagenen Fasern umgeben sind. Es folgt weiter eine Hyalinisierung der Fasern und von der Gefäßadventitia eine zusätzliche Kollagenbildung. Die Gitterfasern scheinen dabei kollagene Natur anzunehmen. Im Greisinnenovar wechselt die Menge des restlichen Stromas sowie die Zahl und Größe der Corpora albicantia individuell sehr beträchtlich und es spiegeln sich hierin teilweise die früheren Entwicklungsabläufe im Ovarium wieder. In diesem vorgeschrittenen Alter läßt sich die Rinde oft nur mehr schlecht von dem gewöhnlichen Bindegewebe anderer Körperstellen unterscheiden.

DUKE (1947) untersuchte die Entwicklung der Bindegewebsfasern in der Rinde des *Kaninchen*ovars. Zuerst erscheinen die Bindegewebsfasern als Reticulinfasern bei 17 Tage alten Feten unterhalb des Keimepithels und um die Follikel. Nach 27 Tagen treten erstmalig kollagene Fibrillen auf, am häufigsten in der Tunica albuginea und in der Adventitia der Gefäße. Am 15. Tag post partum sind sie auch zwischen den Thecazellen und um die Follikel herum zu erkennen. Die Reticulinfasern erscheinen überall als Vorläufer der kollagenen Fasern.

*Glatte Muskelzellen* enthält die Rindensubstanz, von den Blutgefäßen abgesehen, nach neuesten Untersuchungen nicht (CLAESSON 1947, SAURAMO 1952, s. auch Zona vasculosa und Ovulation). Aus der Reihe der mesenchymalen freien Zellen im Bindegewebe finden sich reichlich *Histiocyten* in verschiedener Erscheinungsform, *eosinophile Zellen* und *Mastzellen* vor. In den letzteren lassen sich zugleich Granula mit Toluidinblau und Sudanschwarz darstellen. In Ovarien mit frischen Gelbkörpern sind die *lipoidhaltigen Granula* in ihnen besonders groß und zahlreich (SALVI 1952).

In der *Gravidität* kommen nicht selten *deciduale Umwandlungen* der Stromazellen vor (NOVAK 1953, ISRAEL, RUBENSTONE und MERANZE 1954). Die Herde
von Decidualzellen werden unmittelbar unter der Oberfläche und viel seltener
tiefer im Ovarium gefunden. NOVAK hebt hervor, daß es sich dabei um keine
Endometriose handelt, sondern daß sie ebenso wie die ähnlichen Erscheinungen
an der Hinterseite der Uterusoberfläche, am Omentum usw. infolge einer besonderen Ansprechbarkeit der örtlichen Bindegewebszellen auf die Schwangerschafts-
hormone entstanden sind.

### c) Das Bindegewebe und die Muskelfasern der Marksubstanz (Zona vasculosa).

In der Hilusgegend findet sich ein locker gefügtes, grobbündeliges *kollagenes
Bindegewebe* vor, das in der Hauptsache die Gefäße, Nerven und die hetero-
sexuellen Gebilde enthält. An der Mark-Rindengrenze verlaufen die Fasern
vorwiegend tangential der Rindengrenze (PETRY 1950) und obwohl kollagene
Fasern und *Gitterfasern* in die Zona parenchymatosa übertreten und sich mit
den dortigen verbinden, grenzt sich die zellarme Marksubstanz stets gut vom
Stroma ab. Das reichliche, *elastische Faserwerk* hängt innig mit den elastischen
Fasern in der Gefäßadventitia zusammen.

Das Mesovarium und die Zona vacsulosa enthalten bei erwachsenen Frauen
zahlreiche Bündel von *glatten Muskelzellen*, die in tierischen Ovarien, z. B. *Ratte,
Hermelin* besonders stark ausgebildet sind. Von der Uteruskante zum uterinen
Pol des Eierstockes verlaufen starke Muskelbündel, die von GROHE (1863) als
Musculus adductor seu tensor ovarii bezeichnet werden und als Antagonist
gegenüber den Muskelbündeln der Plica lata wirken sollen. Im Mesovarium
sind die Muskelbündel in Längs- und Querrichtung angeordnet. Die oberflächlichen subserös gelegenen Längsfasern, die eine Fortsetzung der Bündel der
Plica lata darstellen, sollen sich nach MOTTA (1929) in die Rindensubstanz hinein
fortsetzen und unter der Albuginea enden. Das Muskelfasernetz in der Zona
vasculosa steht im innigen Zusammenhang mit den Gefäßen und begleitet vor
allem die Venen (PARVIS und RILKE 1952), wobei allerdings nicht mit Sicherheit
zu sagen ist, ob sie von diesen ihren Ursprung nehmen, wie SCHWARZ und YOUNG
behaupten. Auch von der Marksubstanz sollen spärliche glatte Muskelfasern
in die Rinde bis in die Nähe der Follikel ziehen (MOTTA 1929, BACHMANN 1949).
Im Gegensatz zu der Ansicht älterer Autoren (HIS 1865, DE WINIWARTER,
SFAMENI 1922, CORNER 1932 und GUTTMACHER 1921) konnten MARTELLA (1938)
beim *Menschen* und CLAESSON (1947) bei *Kuh, Schwein, Kaninchen* und *Meerschweinchen* in der Wand der Follikel keine glatten Muskelfasern auffinden,
obwohl sie nach den obengenannten Untersuchern, besonders beim Schwein,
sehr reichlich vorkommen sollen. MARTELLA beschreibt jedoch, daß die atretischen Follikel von kreisförmigen Muskelbündeln umgeben sind. Diese Angabe
konnte ich aber weder bei menschlichen noch an tierischen atretischen Follikeln
verschiedener Größe bestätigt finden. Zur genauen Unterscheidung zwischen
glatten Muskelfasern und spindelförmigen Stromazellen sind die histologischen
Färbemethoden allerdings unsicher, so daß viele positiven Befunde auf Täu-
schungen beruhen mögen.

Alle Muskelzellen erfahren nach MOTTA und FINOCCHIO (1937) in der *Schwangerschaft* eine bemerkenswerte *Hypertrophie* und *Hyperplasie*, die offenbar ebenso
wie die Hypertrophie der Uterus- und Uretermuskulatur hormonal bedingt sind.
Abgesehen von den schon zur Zeit der Geburt ausgebildeten subserösen Bündeln
bildet sich die Muskulatur nach der Menopause weitgehend wieder zurück (PARVIS
und RILKE 1952).

Durch die *Kontraktion der Muskelzellen* ergibt sich vor allem eine Verkürzung des Mesovariums und bei der Unnachgiebigkeit der Albuginea soll dadurch eine Kompression der Rinde und der Follikel zustande kommen (MOTTA 1929, KELLER 1943). CARDINI (1938) will bei der *Kuh, Stute* und der *Hündin* eine Kontraktion des Ovariums festgestellt haben. Von den gleichen Autoren wird auch der *Mittelschmerz* als Ausdruck eines Spasmus der contractilen Elemente des Eierstockes angesehen, während andere eine Verdickung der Tunica albuginea als Ursache dafür annehmen.

## 4. Die Eizelle.

Die Eizelle der *Säugetiere* und des *Menschen* gleicht den homologen Zellen anderer Tiere in mehreren Punkten. Obwohl kleiner als bei niederen Vertebraten, ist sie noch die größte Zelle des Körpers. Wie in jenen trägt sie, wenn auch in sehr reduzierter Menge Nährmaterial (Dotter), das offenbar zur Ernährung des Keimlings im ersten Stadium dient. Die Vorgänge am Zellkern bei der Eireifung sind im wesentlichen bei Säugetieren die gleichen wie bei niederen Formen.

Die Eizellen der *Monotremen* und *Marsupialier* unterscheiden sich etwas von den echten Säugetiereiern und gleichen in manchen Punkten denen der *Vögel* und *Reptilien*. Die Eizellen von *Ornithorhynchus paradoxus* beschreiben GATENBY und HILL (1924) samt ihren Hüllen als 6,76 mm groß. Der Zelleib, der ungefähr 4 mm Durchmesser hat, ist nicht nur von einer Zona pellucida, sondern noch von einer 2 mm dicken Eiweißschichte und einer pergamentartigen Schale umgeben.

Die *Form der Eizellen* ist beim Menschen in der Regel kugelig, während bei vielen Säugern auch ausgesprochen eiförmige Eizellen vorkommen, z. B. bei Wiesel und Hund. Ovale Gestalt kann auch durch die mikrotechnische Behandlung bedingt sein.

Die *Größe der ausgewachsenen Eizelle* wurde von älteren Autoren meist zu hoch angegeben. STIEVE konnte als größten Durchmesser fixierter *menschlicher* Eizellen ohne Zona pellucida 132—138 $\mu$ ermitteln. Damit decken sich auch die Befunde von HARTMANN (1929) und ALLEN und Mitarbeiter (1930). Die Differenz mit den älteren Angaben mag darauf beruhen, daß manche Messungen bei frischen Eizellen durchgeführt wurden und es ist auch möglich, daß verschiedene Autoren die Zona pellucida mitgemessen haben. Lebensfrische Eizellen sind allenthalben größer und DURYEE (1954) hat als größten Durchmesser 145 $\mu$ gemessen. Durchmesser von 320 $\mu$ (GROSSER) dürften nur an pathologischen Eiern zu finden sein. Die Angabe, daß die reifen Eizellen im späteren Alter größere Ausmaße als bei jugendlichen besitzen, ist nicht einwandfrei erwiesen. Größenunterschiede werden auch durch die verschiedenen Fixierungen bedingt, doch scheinen auch individuelle Unterschiede vorhanden zu sein. BURKL (1954) konnte bei der *Ratte* nachweisen, daß das Heranwachsen der Oogonien bis zur Größe des Oocyten I nicht unbedingt mit einer Ausbildung einer Membrana granulosa verbunden sein muß, so daß Eizellen von Oocytengröße unter bestimmten Umständen auch in Primärfollikeln vorkommen können.

Ein Vergleich mit den *Durchmessern der Eizellen* einiger Säugetiere zeigt, daß auch bei kleinen Tieren die Eizelle verhältnismäßig groß ist. Die folgenden Zahlen nach CORNER (1928) beziehen sich nur auf die Größe des Oocyten ohne Zona pellucida: *Sus scrofa domest.* 150 $\mu$, *Vesperugo noctula* 84—92 $\mu$, *Felis domestica* 70—82 $\mu$, *Canis familiaris*, 81—116 $\mu$, *Mus musculus alb.* 65 $\mu$, *Mus norvegicus alb. (Ratte)* 60—65 $\mu$, *Cavia cobaya* 55—60 $\mu$, *Lepus cuniculus* 120 bis 145 $\mu$, *Macacus rhesus* 86—104 $\mu$.

Die *frische* menschliche Eizelle ist von viscöser Beschaffenheit, durchsichtig und leicht gelblich gefärbt (ALLEN usw. 1930). Das Cytoplasma läßt infolge seiner geringen Konsistenz in frischem Zustand BROWNsche Molekularbewegung der fadenförmigen *Mitochondrien* und der feinen, ungefähr 1 $\mu$ großen, aus eiweiß- und lecithinartigen Stoffen bestehenden *Körnchen* erkennen.

*Mitochondrien* finden sich stets im Cytoplasma der Eizelle aller Reifungsstufen vor und gehen nach der Befruchtung auf die Blastomeren über. Während des

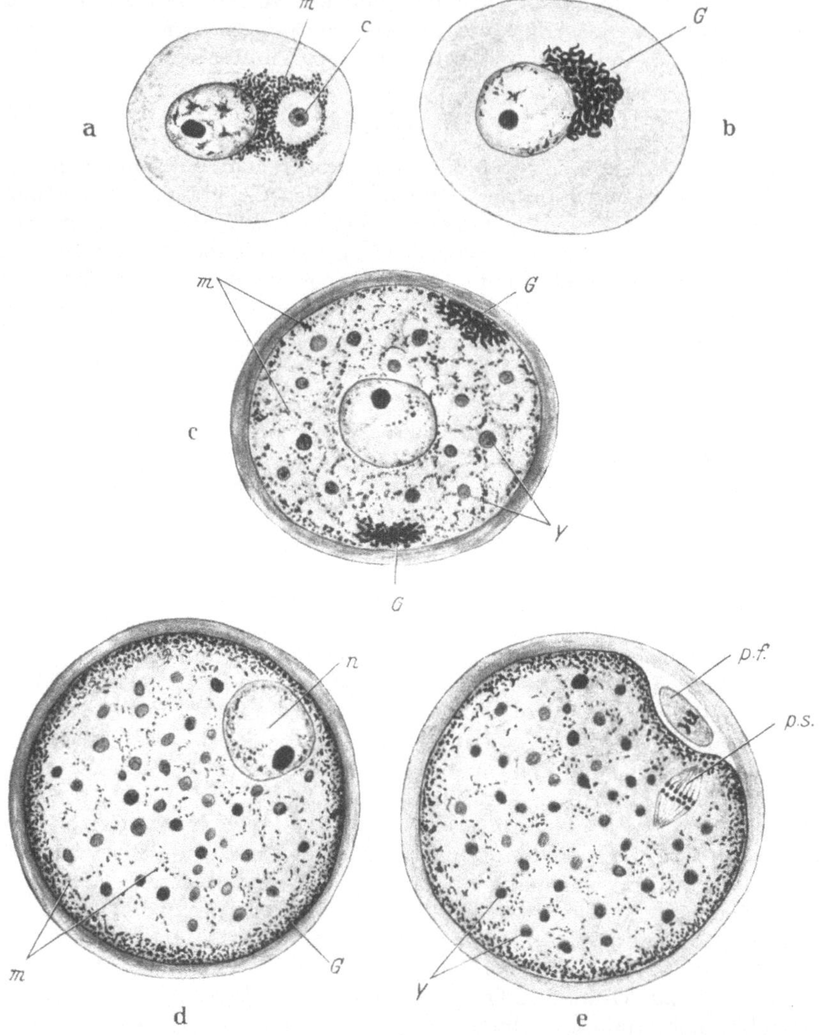

Abb. 16. Zellorganellen und paraplasmatische Einschlüsse in Eizellen des *Kaninchens (Lepus cuniculus)*. *m* Mitochondrien; *c* Centriol; *g* Golgiapparat; *n* Zellkern; *y* Dottergranula; *p.b.* erstes Polkörperchen; *p.s.* Spindel der zweiten Kernteilung; **a** junge Eizelle mit Mitochondrien und Centrosom; **b** junge Eizelle mit GOLGI-Apparat; **c** ältere Eizelle mit beginnender Aufteilung des GOLGI-Apparates und Auftreten von Dotterkornchen; **d** Eizelle vor der Reifeteilung mit peripherer Lage des Kernes und des verteilten GOLGI-Materials; **e** reife Eizelle zur Zeit der Ovulation. [Nach VAN DER STRICHT (1923), NIHOUL (1926) aus CORNER (1928).]

Wachstums der Eizelle erscheinen sie mehr konzentriert in der Nähe des Dotterkernes gelagert, in größeren Eizellen dagegen sind sie über den ganzen Zelleib zerstreut (Abb. 16). Im reifen Oocyten werden die Mitochondrien gröber und verlagern sich in die periphere Zone des Cytoplasmas (LEVI 1915). In der *menschlichen* Eizelle sollen sich nach VAN DER STRICHT (1923) die am meisten peripher gelegenen Mitochondrien auflösen, so daß die äußere Cytoplasmazone homogen erscheint. Bei *Meerschweinchen-* und *Katzen*eizellen ist von anderen Untersuchern (CORNER 1928) jedoch diese Auflösungszone nicht gesehen worden. Nach der Befruchtung verteilen sie sich wieder gleichmäßig über den ganzen Zelleib (LEVI 1915). In verhungerten Tieren können die Eizellen völlig frei von Mitochondrien erscheinen (RUSSO 1910).

In jungen Eizellen existiert in der Nähe des Zellkernes eine homogene Cytoplasmazone, welche stets ein *Diplosom* einschließt. Nach vollzogener Reifeteilung verschwindet es. LONG und MARK konnten jedoch in Eizellen der *Maus* während der Reifeteilung keine Centriolen sehen, während VAN DER STRICHT die Zentralkörperchen in beiden Teilungsspindeln bei der *Fledermaus, weißen Maus, Katze* und *Hund*, jedoch nicht beim *Meerschweinchen*, beobachtet hat.

Der GOLGI-*Apparat* ist in Säugetiereizellen in allen Entwicklungsstadien ausgebildet und wird von hier in die Furchungszellen übertragen. Bei jungen Eizellen erscheint er eng umgrenzt und zusammengeballt an einem Pol des Eikernes (Abb. 16a). Zur Zeit der Eireifung zerfällt er in zwei oder mehrere Teile, welche an die Oberfläche der Zelle verlagert werden, um schließlich in Eizellen sprungreifer Follikel in feine Partikel aufgelöst die Peripherie des Zellplasmas einzunehmen (Abb. 16c). Das Erscheinungsbild des GOLGI-Apparates in der Eizelle ist abhängig von der Darstellungsmethode (NIHOUL 1926). Durch Silberimprägnation erscheint er mehr zerbrochen als mit der Osmiummethode. In befruchteten Eizellen des Kaninchens, 12 Std nach der Ovulation beginnt der verteilte Golgiapparat sich wieder im Zentrum zusammenzulagern. CORNER (1928) bemerkt ausdrücklich, daß der GOLGI-Apparat der Eizelle nichts mit den Dotterkörnchen zu tun hat, sondern stets frei von solchen gefunden wird.

Der *Dottergehalt* der Säugereizellen ist sehr verschieden. Die Eizellen von *Ratte* und *Maus* sind arm an sichtbaren Einschlüssen und diejenigen vom *Kaninchen* enthalten nur wenige Dotterkörnchen, so daß im frischen Zustand der Zellkern der Eizelle nicht verdeckt wird. Die *Mäuse*eizellen sind etwas dotterreicher als bei der *Ratte* (AUSTIN und BRADEN 1954). Die *Meerschweinchen*eizelle besitzt schon mehr Dottersubstanz und die Eizellen von *Katze* und *Hund* enthalten sehr viel Dotterkügelchen. Die Eizellen des *Hausschweines* sind schließlich so stark beladen mit $3-5\,\mu$ großen Dotterkügelchen, daß das Cytoplasma der frischen Eizelle völlig undurchsichtig erscheint.

Die *menschliche Eizelle* enthält, ebenso wie diese von *Affen*, nur wenig Dotterkörnchen. An osmierten Eizellen von Primärfollikeln ist der Zelleib fast gleichmäßig von geschwärzten, dicht gelagerten Körnchen durchsetzt, während sie in Sekundärfollikeln mehr auf einen Ort zusammengeballt sind oder den Zellkern umlagern (Abb. 17). Bei gewöhnlicher Plasmafärbung tritt die Granulierung weniger deutlich hervor, so daß der Zelleib auch homogen erscheinen kann. CORNER (1928) vermutet, der hohe Dottergehalt der Eizelle vom Hausschwein hänge damit zusammen, daß die Keimlinge sich erst in einem späteren Stadium im Uterus implantieren als bei *Ratte, Meerschweinchen* oder *Kaninchen* und damit ein gewisser Nahrungsvorrat im Ei erforderlich ist, um über die Zeit hinwegzukommen, bevor die Ernährung von der Mutter her gesichert ist.

Die *chemische Natur der Dottersubstanz* in Säugereiern ist noch nicht völlig klargestellt. Hauptsächlich besteht sie aus Lipoiden, die im allgemeinen mit Sudan III und $OsO_4$ gut darstellbar sind. Einzelne Dottergranula lassen auch eine basophile Randzone erkennen, so daß ein Gehalt an basischen Proteinen oder Nucleinsäuren vermutet werden kann. Über die chemische Zusammensetzung der Dottersubstanz sind wir nur sehr unvollkommen unterrichtet, da die histochemischen Untersuchungsmethoden nicht spezifisch sind (NEEDHAM 1931, ORTMANN 1955). Bezüglich des Bildungsmodus des Dotters bestehen zwei Theorien. Die eine besagt, daß die Dotterlipoide von den Zellen der Corona radiata an die Eizelle abgegeben werden. Russo (1912) fand ein Ansteigen der Zahl der Mitochondrien und der Dottermasse in *Kaninchen*eiern, wenn den Tieren Lecithin injiziert wurde. Während des Speicherungsprozesses stieg auch die Körnchenzahl in den Zellen der Corona radiata an und die Granula nehmen die „Kanälchen" in der Zona pellucida ein. Van der Stricht (1923) glaubt, daß die Dotterkörnchen durch die Mitochondrien abgelagert werden oder durch Transformation einer dotterbildenden Zone „couche vittelogène",

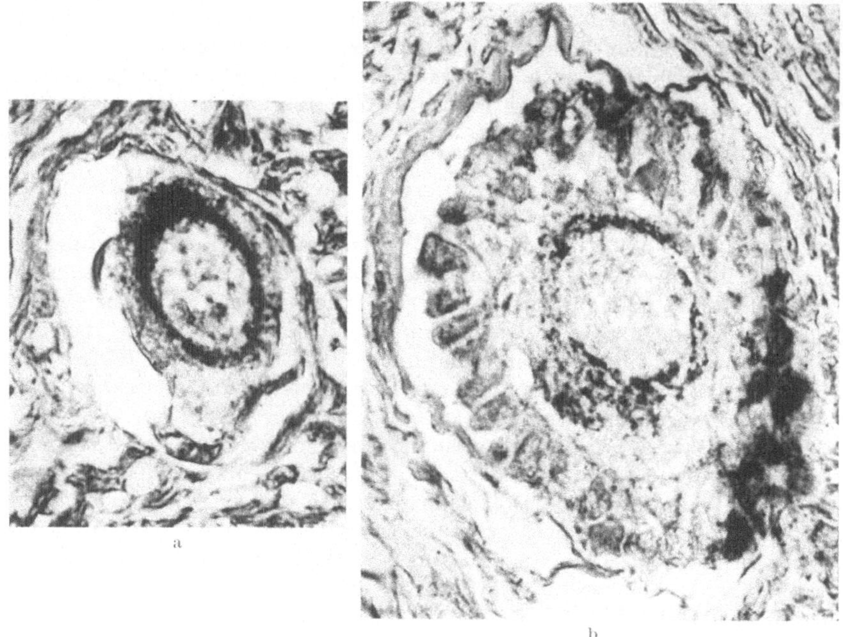

Abb. 17a u. b. Perinucleáre Anordnung osmophiler Kornchen in der Eizelle a eines Primärfollikels; b eines Sekundárfollikels einer 32jahrigen Frau. Die Schrumpfung ist durch die Osmiummethode bedingt. Vergr. 1:935.

um welche, wie dies in jungen Eizellen zu sehen ist, die Mitochondrien konzentriert sind. Diese Region ist schon lange bekannt unter dem Namen „Balbianischer Dotterkern". Shettles (1955) hat ihn neuerdings wieder bei menschlichen Primärfollikeln beschrieben. Er stellt sich hier als kugelförmiger Körper mit einem helleren Hof dar. Wilson (1937) hält ihn für homolog dem Idiosom der Spermatocyten, was Shettles aber nicht für sicher annimmt. Mit der Zerstreuung der Mitochondrien in älteren Eizellen soll nach van der Stricht auch der Dotterkern in mehrere Teile zerlegt werden, die dann ebenfalls im oberflächlichen Cytoplasma zu liegen kommen. Während dieses Zerstreuungsprozesses erscheinen Vacuolen und kleine Granula im Cytoplasma, die sich in typische Dotterkörnchen entwickeln sollen. Sjövall (1906) hat mit Recht auf die auffällige Ähnlichkeit zwischen dem Verhalten des Dotterkernes und des Golgiapparates hingewiesen, so daß es ihm schwer erscheint, darin zwei verschiedene Dinge zu sehen. Die wechselnde Lage der Dotterkörnchen, Mitochondrien und des Golgi-Materials in den verschiedenen Altersstufen der Eizelle macht es verständlich, warum hier oft gegensätzliche Meinungen auftreten. Während nach Schaffer (1933) die Dotterkörnchen an der Peripherie der Eizelle weniger dicht als im Zentrum gelagert sind, ja die oberflächliche Zone auch körnchenfrei erscheinen kann, konnte STIEVE allerdings bei reifen Eizellen in der Peripherie sehr dicht gelagerte Granula sehen, während sie im Innern wiederum weniger zahlreich erschienen. ORTMANN (1955) konnte beim *Hund* feststellen, daß bei älteren Eizellen die Lipoide gleichmäßig im ganzen Zelleib verteilt sind. Zur Zeit wissen wir über die genauen Beziehungen zwischen Dottergranula, Mitochondrien und GOLGI-Netz in Eizellen so gut wie nichts. Ebenso wie bei der Bildung der Sekretprodukte, denen der Dotter in gewisser Hinsicht vergleichbar ist, fällt es schwer, zu entscheiden, welchen Zellbestandteilen bei der Dotterbildung die Hauptrolle zuerkannt werden soll. MONTEROSSO (1915) beobachtete in wachsenden Säugereizellen Veränderungen an Mitochondrien, die er als Anzeichen einer Dotterbildung durch sie deutete. Mögen die Mitochondrien und das GOLGI-Netz mit der Bildung der Dotterkörnchen in der Eizelle etwas zu tun haben oder nicht, so scheint neuerdings einwandfrei erwiesen zu sein, daß Lipoidmaterial vom Blut durch die Follikelwand über die Zellen der Corona radiata in das Ei gelangt (WOTTON und VILLAGE 1951).

DAWSON (1952) konnte mit der BODIANschen Methode in allen Stadien der *Ratten*eizellen *argyrophile, eisenfreie Einschlüsse* verschiedener Größe und Form feststellen. Die größeren gleichen lanzettförmigen Kristalloide sind oftmals zu Rosetten zusammengelagert. Eine gleichmäßige Verteilung von kleinsten Körnchen hält DAWSON typisch für sich entwickelnde Follikel; sie ist auch an reifen Eizellen vor der Ovulation zu beobachten. Große Einschlüsse und Verklumpung soll für die Entwicklung der Follikel ungünstige Bedingungen sprechen. Es ist nicht unwahrscheinlich, daß es sich bei diesen Befunden um Erscheinungsbilder des Golgiapparates handelt.

Während des Wachstums der *menschlichen* Eizellen hat HEDBERG (1954) einen deutlichen Anstieg der Proteinfraktion des Cytoplasmas gefunden. Entgegen der allgemeinen Annahme konnte er keine direkte Beziehung zwischen dem Proteinanstieg und dem Gehalt an Ribo- und Thymonucleinsäure feststellen.

Der Gehalt der *Ratten*eizelle an *Ribonucleinsäure* wurde von VINCENT und DORNFELD (1948) untersucht. Es wurde festgestellt, daß ihre Menge in wachsenden Follikeln am größten ist, was auch für den *Glykogengehalt* gilt (BRANDENBURG 1938, DEANE 1952). Eizellen atretischer Follikel enthalten immer Glykogen. Die Eizellen der Primär- und Sekundärfollikel im *Rinder*ovarium sind nach MOSS, WRENN und SYKES (1954) frei von alkalischer Phosphatase, Glykogen oder PAS-positiven Substanzen, während die Oocyten in reifen und atretischen Follikeln beide Stoffe sehr reichlich enthalten. ATHIAS (1915) erörtert das Vorkommen von *Kristallen* in Eizellen von *Säugern*, besonders bei *Affen* und stellt fest, daß die Einschlüsse enthaltenden Eizellen meist keine Degenerationsanzeichen aufwiesen bzw. er in atretischen Eizellen stets nur eine geringe Zahl von Kristallen sehen konnte. In *Affen*eizellen *(Macacus rhesus)* konnte ich öfter *eiweißhaltige kristallinische Einschlüsse* beobachten. Diese sind nicht nur in Sekundärfollikeln, sondern in Primärfollikel noch häufiger zu finden (Abb. 18). Vielleicht steht das Auftreten dieser Bildungen mit den unphysiologischen Verhältnissen der Gefangenschaft der Tiere in Zusammenhang, in der die Entwicklung gehemmt war. Allerdings konnte ich sie auch in Eizellen geschossener *Mauswiesel* und SCHAFFER (1933) beim Reh auffinden.

Der *Zellkern* nimmt in jungen Eizellen eine zentrale Lage ein, während er in späteren Stadien und stets in der reifen Eizelle peripher gelagert ist. Nach den Untersuchungen von SHETTLES (1955) an frischen menschlichen Eizellen soll er auch bei Primärfollikeln stets etwas exzentrisch liegen. Er ist gekennzeichnet durch seine Größe und eine bläschenförmige Struktur. Das Chromatin liegt an der Oberfläche und breitet sich als feines Netzwerk über den Kern aus. Die reife Eizelle besitzt einen 20—27 $\mu$ großen Kern, der durch seine deutliche, mit Lipoproteinen durchsetzten Kernmembran, durch die feinen Chromatingranula und den reichlichen Kernsaft einen bläschenförmigen Eindruck macht. Er wurde 1825 von PURKINJE im *Hühnerei* und 1834 von COSTE im *Säugetierei* entdeckt und als *Keimbläschen* (Vesicula germinativa), und das 4—5 $\mu$ große Kernkörperchen, welches WAGNER (1836) zum erstenmal sah, als *Keimfleck* (Macula germinativa) bezeichnet. Der *Nucleolus* ist in der Einzahl ausgebildet, mißt durchschnittlich 6 $\mu$ und liegt exzentrisch im Kern. Er ist kugelförmig und von homogener Beschaffenheit. Gelegentlich läßt er tröpfchenförmige

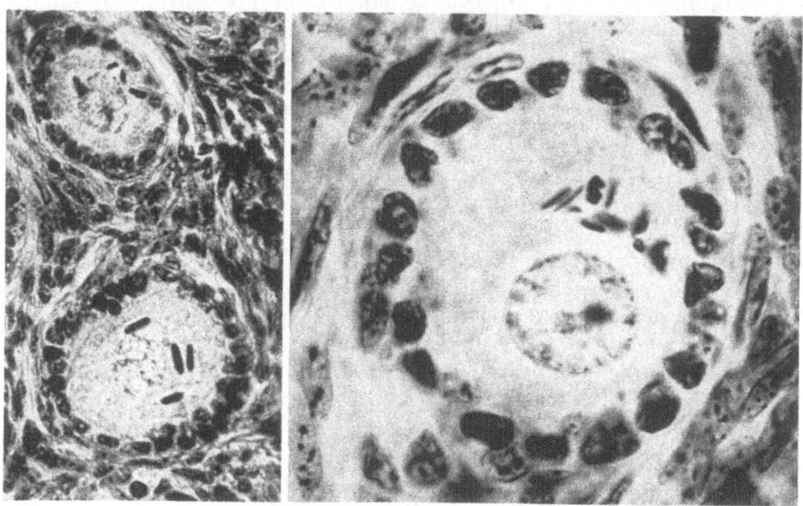

Abb. 18. Primärfollikel eines gefangengehaltenen *Affen*weibchens *(Macacus rhesus)* mit kristalloiden Einschlüssen. Vergr. links 1:420, rechts 1:935.

Einschlüsse erkennen. Die Gestalt ist veränderlich. An frischen menschlichen Eizellen konnte ihn SHETTLES (1955) als isoliertes Gebilde aus dem Kern entnehmen.

Das *Oolemma* (Zona pellucida) erscheint durchsichtig und glänzend. Es ist dehnbar und soll nach NAGEL (1896) und WALDEYER (1900) auch elastisch sein. Trotz guter Darstellbarkeit mit Bindegewebsfarbstoffen ist es nicht kollagener Natur, sondern besteht aus einer gallertartigen Masse und hat keinen membranartigen Charakter. Ein wesentlicher Bestandteil der Zona pellucida scheint *Hyaluronsäure* zu sein, wodurch die Bedeutung der Hyaluronidase im Spermienkopf bei der Imprägnation verständlich wird. Das Oolemma ist nach STIEVE 8—10 $\mu$ dick, während ALLEN (1923) 12—18 $\mu$ und SCHAFFER (1933) sogar 20—24 $\mu$ angibt. Die Dicke des Oolemmas und seine Struktur hängt weitgehend auch vom Fixierungsmittel ab. Susagemisch erhält es besser als Chromatfixierungsmittel. Nach FLEMMING, VAN DER STRICHT (1923), STRASSMANN (1933) ist die Zona pellucida eine Ausscheidung der Granulosazellen bzw. zwischen den Fortsätzen der Zellen der Corona radiata. Die Außenschichte ist in der gleichen Weise fein gekörnt wie die Fortsätze dieser Zellen (Abb. 19). Die innere Schichte des Oolemmas erscheint gleichmäßig homogen, stark lichtbrechend und setzt sich gegen die Eizelle scharf ab. Ein *perivitelliner Spaltraum*, der von früheren Autoren immer wieder und neuerdings auch von NOVAK (1953) beschrieben wird, ist offenbar ein Kunstprodukt, der durch Schrumpfung der Eizelle entsteht. Bei gut fixiertem menschlichem Material ist er ebensowenig wie an tierischen Follikeln zu erkennen.

In Eizellen mittelgroßer Follikel des Schweines erscheinen oft sehr unregelmäßige radiäre *Strukturen im Oolemma*, aber sie würden kaum Beachtung finden, wenn nicht von vielen Autoren zahlreiche Beschreibungen von radiären Kanälchen an fixierten Eizellen gegeben worden wären. Die radiäre Streifung wird durch zahlreiche, senkrecht zur Eizelle hindurchziehende Plasmafortsätze der Zellen der Corona radiata hervorgerufen, wie dies auch schon frühere Untersucher (FLEMMING, RETZIUS) angenommen haben und neuerdings von MORICARD (1936) und WOTTON und VILLAGE (1951) beschrieben wurde. An lebenden, aus der Tube entnommenen Eiern konnte CORNER (1928) jedoch nie eine radiäre Streifung

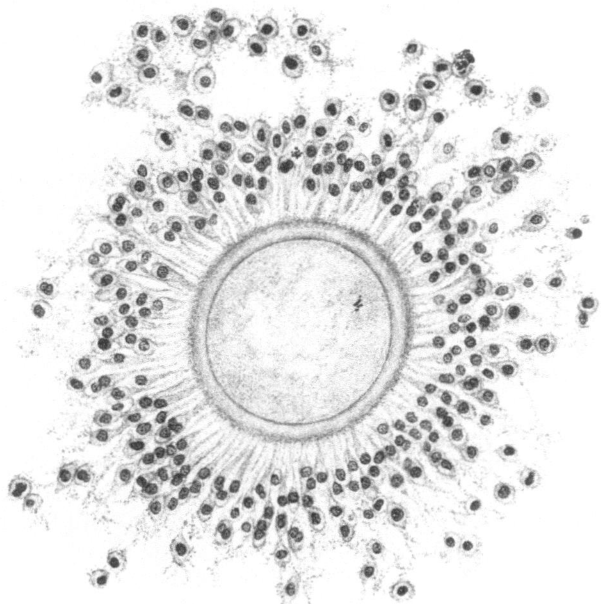

Abb. 19. Eizelle mit Zona pellucida und Corona radiata in einem sprungreifen Follikel einer 32 Jahre alten *Frau.* Vergr. 1:250. (Aus STIEVE 1943.)

der Zona pellucida erkennen, während DURYEE (1954) an lebensfrischen *menschlichen* Eizellen sehr deutliche Kanälchen, die er allerdings für Ausstülpungen oder kegelförmige Fortsätze der Eizelloberflächenmembran hält, sah. Die Zellen der Corona radiata stehen so mit der Eizelloberfläche in inniger Verbindung und sind dadurch befähigt flüssige Stoffe und Cytoplasmateilchen in die Eizelle zu übertragen. Da diese Strukturen außerordentlich labil und leicht veränderlich sind, ist an den fixierten Präparaten in der Regel davon nichts zu erkennen.

## 5. Die Follikel.

Es ist zweckmäßig, den Werdegang des Follikels in bestimmte Stadien einzuteilen, die naturgemäß nicht scharf abgrenzbar sind. STIEVE (1942, 1952) unterscheidet:

1. Die erste Wachstumsperiode der Oogonien bis zur Bildung der Primärfollikel. Dieser Abschnitt vollzieht sich in der Fetalzeit.

2. Die erste Ruheperiode, in welcher die Primärfollikel jahrzehntelang verharren können.

3. Die zweite Wachstumsperiode, in der sich der Primärfollikel zum Sekundärfollikel und schließlich zu den bis höchstens 5—8 mm messenden Bläschen- oder Tertiärfollikel entwickelt. In diesen haben die Eizellen fast ihre endgültige Größe erreicht und sind zu Oocyten erster Ordnung geworden.

4. Die zweite Ruheperiode, welche für die Tertiärfollikel ebenfalls mehrere Monate dauern kann.

5. Die Reifeperiode, in der die Tertiärfollikel innerhalb kurzer Zeit bis zu 15—20 mm großen GRAAFschen Follikel heranreifen.

6. Der sprungreife Follikel, welcher unmittelbar an den Abschnitt 5 anschließt. Dieses Stadium ist dadurch gekennzeichnet, daß der Cumulus oviger zerfällt und die Eizelle die erste Reifeteilung durchläuft.

Die einzelnen Zustände der Follikel mit den in ihnen befindlichen Eizellen wurden von STIEVE in ausgezeichneten und gründlichen Untersuchungen beschrieben.

### a) Die Primärfollikel.

SIMKINS (1932) unterscheidet *Primordialfollikel*, die unregelmäßig von flachen Zellen umgeben sind, und *Primärfollikel*, die vollständig mit einer einfachen Lage von mittelhohen Zellen eingehüllt werden und einen Durchmesser von etwa 33 $\mu$ besitzen (Abb. 20). Diese Unterscheidung wird aber im allgemeinen nicht durchgeführt und beide Bezeichnungen werden für die gleichen Bildungen benutzt. Die Zahl der gebildeten Primärfollikel schwankt in den Eierstöcken von *Neugeborenen* erheblich. Von den älteren Autoren wurden Zahlen von 35000 bis 140000 in einem Ovarium ermittelt (SIMKINS). Es handelt sich dabei meistens um Schätzungen. Diese Zahlen decken sich gut mit den Berechnungen, die HÄGGSTRÖM (1921) bei Neugeborenen erhalten hat.

Es sei hervorgehoben, daß alle angewendeten Zählmethoden unzulänglich sind, so daß beträchtliche Unterschiede in den ermittelten Zahlen bei den einzelnen Forschern auftreten. STIEVE schätzt die Anzahl der Follikel zur Zeit der Geburt auf insgesamt 300000—400000. BLOCK (1951) hat nach einer allen anderen überlegenen Methode bei einer Fehlergrenze von 8% die Gesamtzahl der Follikel des rechten Ovariums einer gesunden 25jährigen Frau ermittelt und insgesamt 30000 Primärfollikel und 2000 wachsende Follikel errechnet. Bei 7 ausgetragenen Neugeborenen betrug die durchschnittliche Zahl der Primärfollikel insgesamt je 733000. Eierstöcke mit GRAAFschen Follikel enthielten mehr wachsende Follikel als jene, in welchen die GRAAFschen Follikel fehlten (BLOCK 1953). Die durchschnittliche Zahl der Primordialfollikel, Sekundär- und Tertiärfollikel von 43 Ovarialpaaren von Frauen im Alter von 6—45 Jahren betrug nach BLOCK (1952) vom

| | | | | |
|---|---|---|---|---|
| 6.—15. Jahre | 439000 Primordialfollikel | 11300 Sekundär- und Tertiärfollikel | | |
| 16.—25. „ | 159000 | „ | 6600 | „ „ „ |
| 26.—35. „ | 59000 | „ | 4100 | „ „ „ |
| 36.—45. „ | 34000 | „ | 4200 | „ „ „ |

Die meisten GRAAFschen Follikel zeigten darunter die Eierstöcke eines 18jährigen Mädchens, nämlich 136 und 290000 Primärfollikel, die wenigsten, und zwar nur 21 GRAAFsche Follikel, eine 30jährige Frau mit ebenfalls nur 26000 Primärfollikel.

Nach MANDL und ZUCKERMAN (1950) schwankt bei geschlechtsreifen weißen Ratten z. B. die Zahl der Eizellen in einem Ovar zwischen 1080 und 5360. Alter und Verwandtschaft beeinflussen hier die Gesamtzahl der Oocyten und überschatten alle anderen Einflüsse. Beim *Hauskaninchen* beginnt nach LÜDIKE-SPANNENKREBS (1955) die Primärfollikelbildung früher als beim *Wildkaninchen*. Junge Wildkaninchen haben nach der gleichen Autorin weniger Follikel als ebenso alte Hauskaninchen. Bei geschlechtsreifen Tieren ist jedoch die

Follikelzahl bei der wilden Form höher als bei gleich großen Tieren der Hauskaninchen. Größere Rassen von Hauskaninchen haben auch höhere Follikelzahlen. Zwischen rechtem und linkem Ovarium bestehen keine Unterschiede. In der Größe der Primärfollikel zeigen sich sowohl zwischen jungen und alten Hauskaninchen als auch zwischen Wild- und Hauskaninchen Unterschiede. Für das 3 Monate alte Kaninchen hat DESAIVE (1944) 144210 Primärfollikel je Ovar bestimmt. Bei 3 Monate alten Kälbern hat HÖFLINGER (1947) die Zahl der Eizellen bzw. Follikel mit 75000 je Ovar angegeben.

Beim *Menschen* finden sich nur etwa $^1/_4$% zweieiige Follikel (Abb. 21) vor, ARNOLD (1912) fand bei einer 18jährigen Negerin in beiden Keimdrüsen 88 größere mehreiige Follikel mit je 2—13 Oocyten. Bei zahlreichen *Tieren (Katze, Hund, Hermelin, Kaninchen)* kommen mehreiige Follikel sehr häufig vor. Sie sind offenbar durch eine mangelhafte Trennung der Eiballen entstanden. Follikel mit 10 Eiern sind bei *Hund, Katze* und *Opossum* keine allzu große Seltenheit.

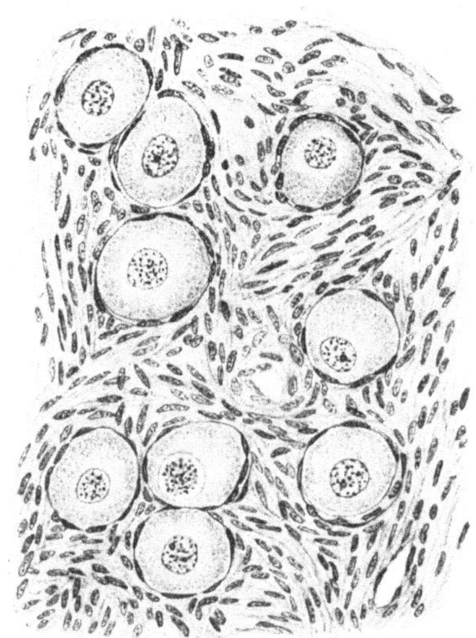

Abb. 20. Primärfollikel aus dem Eierstock einer 21jährigen *Frau* (Operationspräparat). Vergr. 1:250. (H. STIEVE präp.)

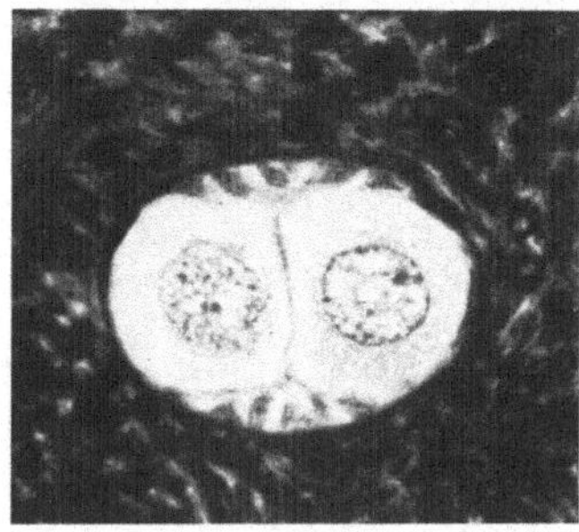

Abb. 21. Zweieiiger Pirmärfollikel aus dem Ovarium einer 42jährigen *Frau*. Vergr. 1:420.

HARRISON (1949) konnte in den Ovarien verschiedener *niederer Primaten* häufig mehreiige Follikel beobachten, so bei *Saimiri sciurea* 12% zweieiige und 3% dreieiige Follikel. DAWSON (1951) macht auf die Größenungleichheit der in mehreiigen Follikeln der *Ratte* befindlichen Eizellen aufmerksam, so daß Bezeichnungen wie Haupt- und akzessorische Eier verwendet wurden (Abb. 22). Abgesehen von einer ungleichen Entwicklung der Eizellen in mehreiigen Follikeln sollen diese atypischen Follikel auch entstehen können, entweder durch Eingliederung von in der Entwicklung gehemmter Eizellen inmitten des Follikelepithels oder werden von DAWSON als Ergebnis einer nachträglichen Eidifferenzierung aus Follikelzellen, deren Entwicklungsmöglichkeiten noch nicht endgültig eingeschränkt waren, angesehen. Follikel, die durch Epithelbrücken miteinander verbunden sind, werden für sekundäre Bildungen gehalten.

Mehreiige Follikel können sich normal bis zur Reife entwickeln. Sie können aber auch zu uniovulären Follikel zerfallen und schließlich die Eier zugrunde gehen und daraus anovuläre Follikel entstehen (JONCKHERRE 1930). Man kann sich des Eindrucks nicht erwehren, daß mehreiige Follikel anfälliger erscheinen und früher der Atresie anheimfallen als eineiige. STRASSMANN (1936) konnte mittels vitaler Färbung der Eizellen bei *Katzen*ovarien beobachten, daß die Eizellen mehreiiger Follikel sich stets im gleichen Zustand der Intaktheit, des Wachsens oder der Degeneration befinden.

Wie schon erwähnt wachsen bereits in der Fetalzeit Follikel zu Bläschenfollikel heran. Ebenso trifft man auch auf reichlich untergehende. Die in den tieferen Schichten der Rinde

gelegenen beginnen sich zuerst zu entwickeln, was vielleicht auch mit der besseren Nähr-
stoffversorgung zusammenhängen mag. Sauramo (1954a) konnte wachsende Follikel schon
bei 23,5 cm langen Feten und Graafsche Follikel bei 28 cm langen Feten feststellen, zu
einer Zeit, wo eine Abgrenzung von Rinde und Marksubstanz, die erst bei 30 cm langen Feten
deutlich wird, noch nicht möglich war. Nach Kitajima (1934) sind die Follikelzellen in
der 21. Woche im marknahen Gebiet zu platten Zellen mit stäbchenförmigen Kernen umgebildet. Nach der 22. Woche werden sie kubisch mit rundlichen oder ovalen Kernen. Nach
der 25. Woche sieht man bereits manche zu Zylinderepithel entwickelt. Bis zur 26. Woche
ist die Follikelwand einschichtig. Nachher trifft man dann auch mehrschichtige an, und
zwar ist die Mehrschichtigkeit anfangs ringsherum gleichmäßig entwickelt, bis sie später
einseitig wird. In der 27. Woche tritt erstmalig die primäre Corona radiata auf. Ein Cumulus
oophorus bildet sich um die 40. Woche des Fetallebens aus. Dotterkörnchen werden von

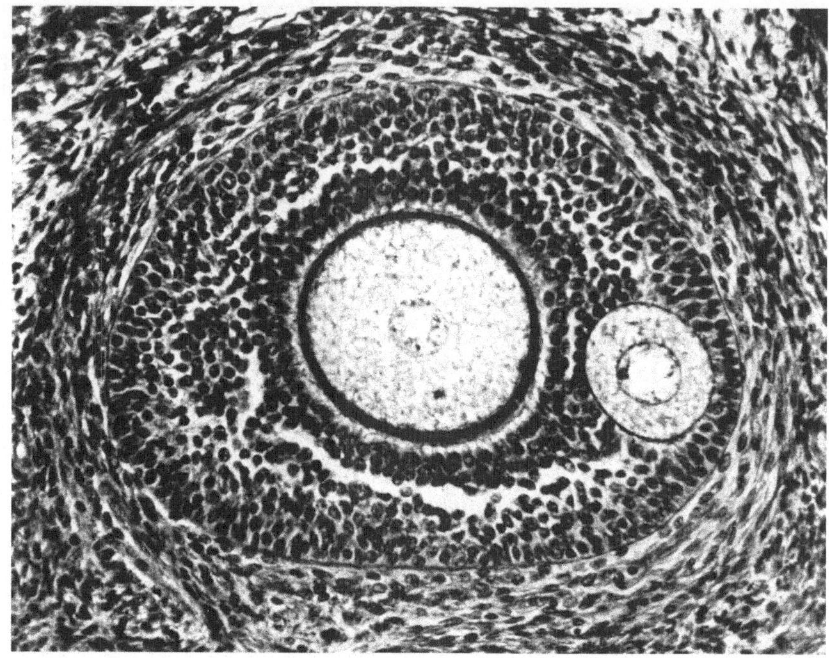

Abb. 22. Sogenannte Haupt- und Nebeneier in einem mehrreiigen Follikel des *Hundes (Canis familiaris)*.
Vergr. 1:265.

der 35. Woche an deutlich. Die Follikel solcher Eizellen besitzen bereits eine Zona pellucida
von mindestens 0,65 $\mu$ Dicke und eine mäßig ausgebildete Theca. Eine radiäre Streifung
der Zona pellucida ist in der Fetalzeit nicht zu erkennen. Einzelne solcher oder größerer
Follikel vollenden ihre Entwicklung etwa in der 40. Embryonalwoche, jedoch gehen viele
auch schon in früheren Entwicklungsstadien zugrunde.

Bei *Frauen im geschlechtstüchtigen Alter* liegen die Primärfollikel nicht mehr
so dicht aneinandergedrängt und sind meistens kugelrund. Sie haben 32 bis
53 $\mu$ Durchmesser, wovon 30—50 $\mu$ auf die Eizelle entfällt. Der Kern ist fast
immer kugelförmig und mißt 12—20 $\mu$ im Durchmesser (Abb. 23). Die Kernmembran erscheint deutlich, das Kerngerüst ist zart, aber gut färbbar und enthält ein etwa 6 $\mu$ großes Kernkörperchen. In manchen Primärfollikeln tritt es
nicht besonders hervor. Im Gegensatz zu den meisten *Säugetieren* sind beim
*Menschen* zwei- und mehrkernige Eizellen nicht sehr häufig. Bei den niederen
Affen, *Saimiri sciurea* z. B., kommen 7% zweikernige und 2% dreikernige
Oogonien vor (Harrison 1949). Das Zellplasma enthält feine eosinophile Körnchen und ein Centriol. Dieses liegt in einem helleren Cytoplasmabezirk, der von
zahlreichen Plastosomen umgeben ist.

Nach den Untersuchungen von Ferner und Dietel (1953) sind die Primärfollikel von einer dreischichtigen *Hülle* des *Stromas* umgeben. Die äußere Lage besteht aus spindelförmigen Mesenchymzellen und aus meridional angeordneten kollagenen Bindegewebsfasern, die an den beiden Polen des Follikels zusammenlaufen. Darauf folgt nach innen eine gröbere Gitterfaserhülle, die mit dem präkollagenen Netzwerk im Stroma zusammenhängt. Durch sie soll eine Art Verspannung der Primärfollikel im Stroma hergestellt werden (Petry 1950). Die innerste, unmittelbar an die Follikelzellen grenzende Schichte besteht aus feinsten Gitterfäserchen, die zu einem engmaschigen Häutchen zusammenschließen, woraus dann bei größeren Follikeln die Glashaut des Follikelepithels hervorgeht (Plenk 1927).

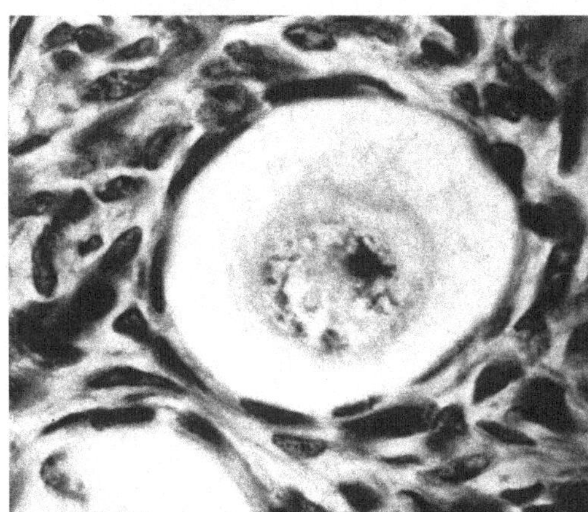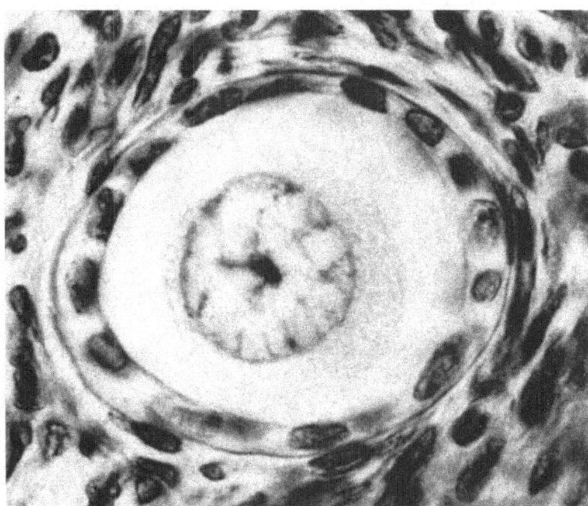

Abb. 23 a u. b. Primarfollikel a mit platten, b mit kubischem Follikelepithel. Aus dem Eierstock einer 24 Jahre alten Frau. Vergr. 1:935.

Die Zahl der Primärfollikel ist zur Zeit der Pubertät noch sehr groß; auch bis zum 35. Lebensjahr finden sich noch reichlich Primärfollikel in der oberflächlichen Rindenschichte. Etwa vom 35. Jahre an werden sie zusehends spärlicher und zwischen dem 40. und 50. Lebensjahr sind sie in der Regel restlos verbraucht. In einzelnen Fällen können aber Eierstöcke von 60jährigen noch einzelne Primärfollikel enthalten (Stieve 1952). Obwohl Primärfollikel gegen Schädigungen durch Umwelteinflüsse von allen Follikeln am widerstandsfähigsten sind, konnte Stieve bei jungen Frauen zwischen 21 und 39 Jahren sehen, daß unter schweren psychischen Einflüssen fast alle Oogonien bzw. Primärfollikel zugrunde gegangen waren oder sich im Stadium des Unterganges befanden.

## b) Die Sekundärfollikel.

Bei der Weiterentwicklung der Primärfollikel nehmen die platten Zellen des Follikelepithels an Höhe zu und werden zu kubischen und hohen Epithelzellen, um weiterhin zur mehrschichtigen *Membrana granulosa* (Stratum granulosum) zu werden (Abb. 24). Sie sind stets nur in geringer Anzahl zu beobachten. Follikel über 150 μ Durchmesser enthalten zumeist schon *Liquor folliculi* und gehören somit den Tertiärfollikel an. Die Granulosa ist zwei- bis sechsschichtig und *Mitosen* sind zahlreich zu beobachten. Eine Theca fehlt den Primär- und Sekundärfollikel stets. Auffallend ist in diesem Stadium die rasche Größenzunahme der Eizelle und bei Follikel von 180 μ Durchmesser mißt die Eizelle bereits etwa 90 $\mu$. Der Eizellkern ist dabei etwa 30 $\mu$ groß und besitzt ein Volumen von 50—100 $\mu^3$ (DÜBNER 1952). In den Follikel von 200—300 $\mu$, in welchen sich eben die ersten Flüssigkeitsansammlungen ausbilden, besitzt die Eizelle eine Größe von 100 $\mu$ und ihr Kern hat einen Durchmesser von 30—34 $\mu$. Manche haben bei Follikel von 500 $\mu$ Durchmesser bereits eine Größe von 135 $\mu$, also die Größe der reifen Eizelle im GRAAFschen Follikel erreicht. Von nun an nimmt die Eizelle nur mehr langsam an Volumen zu, während sich der Follikel beträchtlich vergrößern kann. Der Kern dagegen wird mit der fortschreitenden Entwicklung des Follikels immer kleiner und mißt bei den großen Follikel nur noch 22—26 $\mu$.

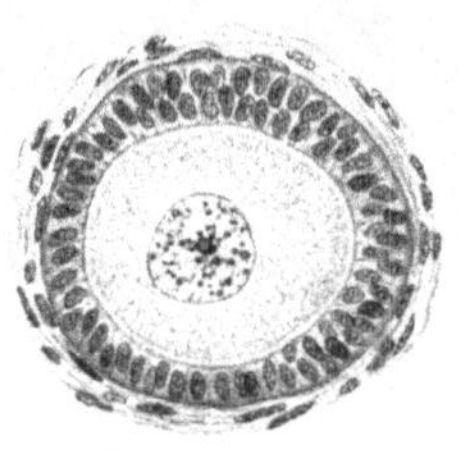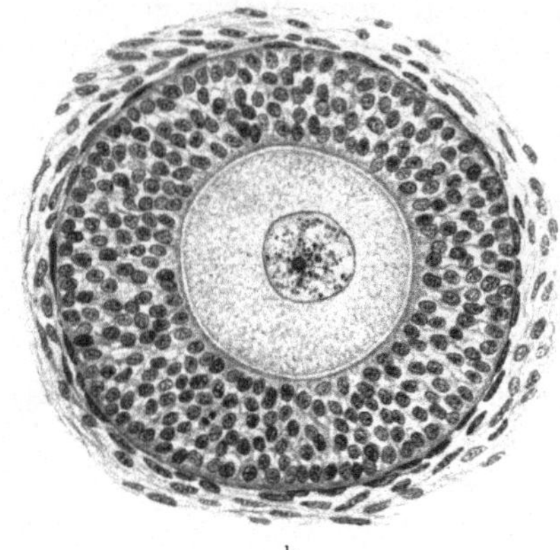

Abb. 24a u. b.   a Kleinster Sekundärfollikel mit stellenweise zweischichtigem Follikelepithel aus dem Eierstock einer 21jährigen. b Typischer Sekundärfollikel aus dem gleichen Eierstock (Operationspräparat). Vergr. 1:250. (H. STIEVE präp.)

### c) Die Tertiärfollikel.

Die Tertiärfollikel sind charakterisiert durch das Vorhandensein von *Liquor* (Abb. 25) und das Auftreten der *Zona pellucida* (Oolemma). In Bläschenfollikel von 1 mm Durchmesser sind die Eizellen bereits von einer deutlichen 2—5 $\mu$ dicken Zona pellucida umgeben, die sich scharf gegen das Cytoplasma der Eizelle und gegen die Corona radiata absetzt. Sie bildet sich erst aus, wenn das Wachstum der Eizelle im wesentlichen beendet ist und daher findet man an normalen Primärfollikel kein und in Sekundärfollikel in der Regel ebenfalls noch kein Oolemma vor. Die Eizelle der Bläschenfollikel hat ihre endgültige Größe von 100—130 $\mu$ erlangt. Während des Follikelwachstums der Reifezeit vergrößert sich die Eizelle nur wenig oder gar nicht mehr. Doch wird das Oolemma dicker und gleichzeitig rücken die Kerne der Corona radiata-Zellen, denen man die Bildung der Zona pellucida zuschreibt (CHAUDRY 1956), immer weiter vom Oolemma ab.

Der Eizellkern im Tertiärfollikel ist kugelrund, durchschnittlich 25 $\mu$ groß, reich an Kernsaft und gut begrenzt. Er liegt stets in der Mitte der Zelle und zeigt eine feinnetzige Struktur, in welcher ein 2—4 $\mu$ großes Kernkörperchen deutlich hervortritt. Um das Kernkörperchen ist mehr färbbare Substanz zu erkennen als im übrigen Bereich des Kernes.

Der Liquor tritt bei jüngeren Follikeln in Form zahlreicher Bläschen auf (Abb. 26). Sie fließen dann zusammen und bilden schließlich einen einheitlichen Flüssigkeitsraum. Bei den kleinen Tertiärfollikeln ist der Eihügel noch klein und nur von 1—2 Zellagen umgeben (Abb. 27). Mit dem Wachstum des Follikels vergrößert er sich aber beträchtlich und erreicht eine Höhe und einen Durchmesser von etwa 300—500 $\mu$.

Die *Membrana granulosa* der Follikelwand besteht aus einer gleichmäßigen 40—50 $\mu$ dicken gefäßfreien Zellschichte. Im allgemeinen gilt die Ansicht, daß die Follikelzellen epithelialer Natur sind und sich unmittelbar vom Keimepithel ableiten. Ebenso wie FISCHEL (1930) nimmt jedoch auch WALLART (1942) an, daß die Granulosazellen mesenchymalen Ursprungs sind. Die Tatsache, daß im

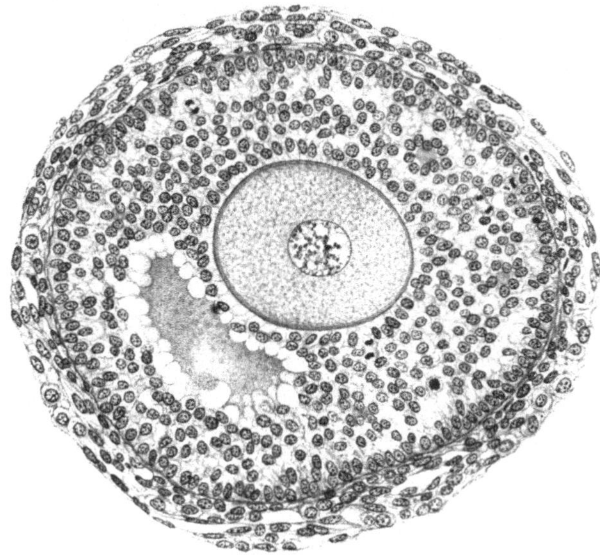

Abb. 25. Kleiner Tertiarfollikel mit beginnender Liquorbildung. Vergr. 1:250. (H. STIEVE präp.)

Embryonalzustand die Abgrenzung zwischen Epithel und Mesenchym so wenig deutlich ist, hat zur Erwägung einer solchen Möglichkeit geführt. Nach SAURAMO

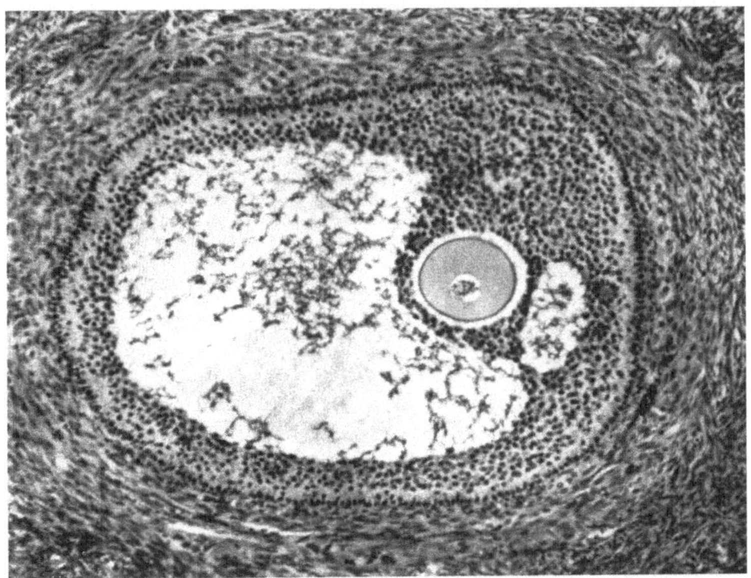

Abb. 26. Kleiner Tertiarfollikel aus dem Ovarium einer 34jährigen Frau. Vergr. 1:92.

(1954a) sollen die Follikelepithelien sich gleichfalls aus Stromazellen entwickeln. DUBREUIL (1942) glaubt nach seinen Untersuchungen, die er an Ovarien verschiedener *Tiere* gemacht hat, an der epithelialen Genese festhalten zu müssen. PUJIULA

(1941) wendet sich besonders scharf gegen die Anschauung, daß das Follikelepithel bindegewebigen Ursprungs sei und sieht in dessen Verhalten Farbstoffen

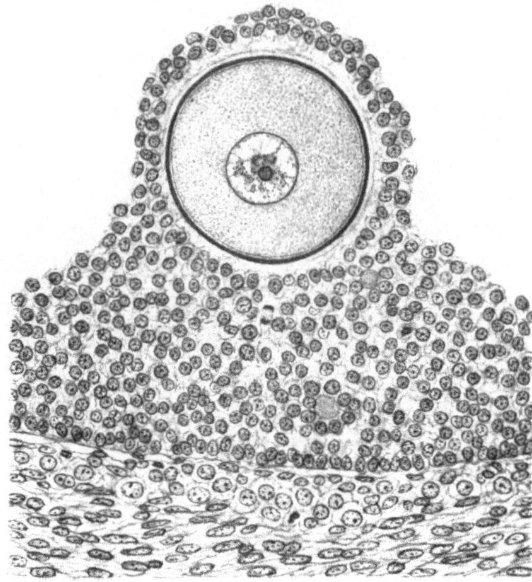

Abb. 27. Eihugel eines kleinen 1,5 mm großen Follikels einer 17jährigen. Vergr. 1·250. (Aus STIEVE 1950)

gegenüber den Beweis, daß bei *menschlichen* Keimlingen Oogonien und Follikelepithel vom Keimepithel entstehen. DAWSON (1951) bezeichnet das Follikelepithel
als Abkömmling des Keimepithels und weist auf die enge genetische Verwandt-

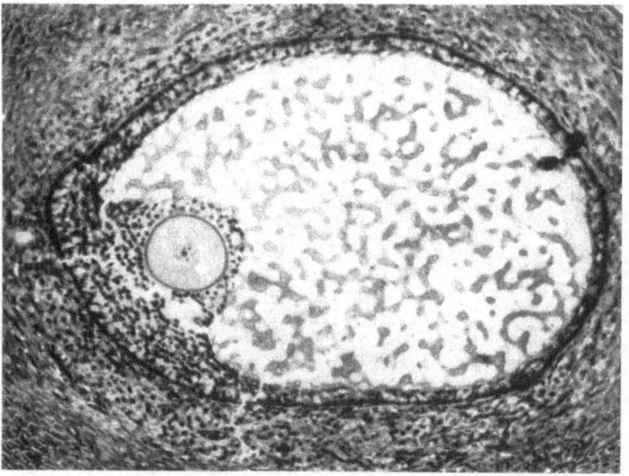

Abb. 28. 0,7 mm großer, ruhender Blaschenfollikel aus dem Ovarium einer 19jährigen. Vergr. 1:92.

schaft zwischen diesen und den Eizellen hin. Er nimmt daher auch eine oocytische
Entwicklungsmöglichkeit der Follikelzellen selbst an, die allerdings nur auf die
Zeit, in welcher das Follikelepithel noch eine einfache Lage bildet, beschränkt
sein soll. Nach KELLER (1942) baut sich die Membrana granulosa der *Mäuse*-
follikel neben Ankömmlingen des Keimepithels auch aus bindegewebigen Zellen

auf. Letztere befinden sich in syncytialem Zusammenhang und zeigen ein lebhaftes *Speicherungsvermögen von Vitalfarbstoffen*, während die epithelialen Zellen ein abgerundetes Aussehen besitzen und keine vitale Färbbarkeit aufweisen.

Bei ruhenden Bläschenfollikel besteht die Granulosa aus 3—4, manchmal aber auch aus nur 2 Zellagen (Abb. 28 und 29). Die Zellen sind von rundlicher bis polygonaler Gestalt und fein granuliert; die Zellgrenzen sind im allgemeinen gut zu erkennen. Stellenweise kann die Abgrenzung der Zellen auch undeutlich sein, was besonders im Bereich des Eihügels zur Zeit der Ovulation und bei atretischen Follikel der Fall ist. Ihr Kern mißt 5—7 $\mu$. Sie besitzen ein zur

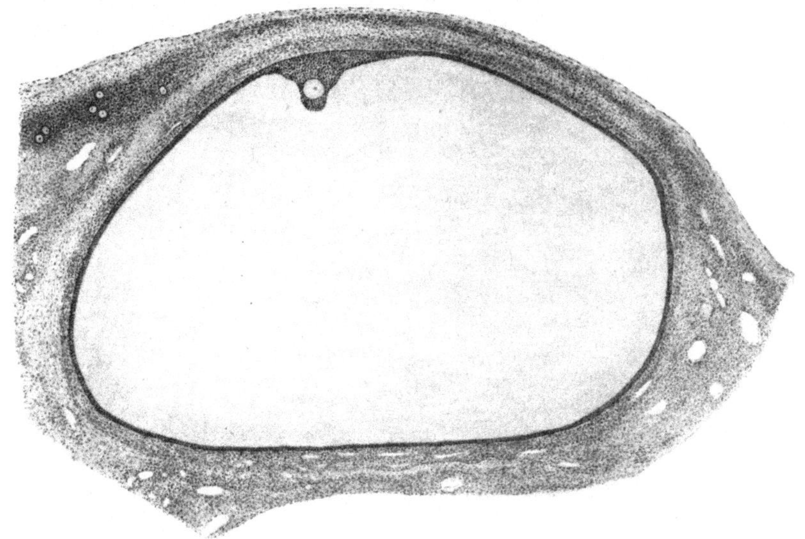

Abb. 29. 4 mm großer, ruhender Bläschenfollikel aus dem Ovarium einer 19jährigen. Vergr. 1:20.

Follikelhöhle gelagertes Centriol mit 2 Diplosomen, die mit einem Fädchen verbunden sein sollen (CHYDENIUS 1930). Im Zelleib sind *Chondriosomen* und *Mitochondrien* in wechselnder Menge erkennbar (LEVI 1913). Der GOLGI-*Apparat* wurde von SOLOMOS und GATENBY (1924) nachgewiesen. Er liegt in der Basalschichte an der der Membrana propria abgewendeten Seite der Zelle, während er in den anderen Zellagen keine charakteristische Orientierung besitzt. Wenn die Granulosazellen sich in Luteinzellen umgebildet haben, ist das GOLGI-Netz deutlich vergrößert.

MOSS, WRENN und SYKES (1954) untersuchten die Follikel des *Rinder*ovariums auf ihren Gehalt an alkalischer *Phosphatase* und *Glykogen*. Die Phosphatase des Follikelepithels nimmt mit dem Wachstum des Follikels ab, während sie in der Theca zunimmt. In mittleren und größeren Follikeln besitzt die Granulosa mit Ausnahme des Eihügels keine Phosphataseaktivität. Die Zona pellucida ist dagegen sehr reich an Phosphatase und PAS-positiven Substanzen. Im reifen Follikel schwindet die Fermentaktivität aus ihr ebenso wie aus Theca und Eihügel und geht auf die Eizelle über. Glykogen findet sich in großer Menge in den Zellen des Eihügels, in geringer Menge in der Granulosa und fehlt stets in der Theca. Mit der Entwicklung des Corpus luteum nimmt die Phosphatase allenthalben im Follikelrest zu. In den Thecazellen erreicht sie früher den Höhepunkt und bleibt hier länger erhalten als in den Granulosaluteinzellen. Diese Beobachtungen decken sich im wesentlichen mit den Befunden von WIMSATT (1949)

bei der *Feldmaus*. Phosphatase konnte er in den Thecazellen und in den Endothelzellen des Corpus luteum sehr reichlich nachweisen, während sie in den Granulosazellen fehlt. WIMSATT konnte in den Granulosazellen der GRAAFschen Follikel
der winterschlafenden Feldmäuse „massenhafte" Einlagerung von Glykogen
sehen, so daß sie dadurch aufgetrieben werden. Die Wand jüngerer Follikel
enthält weniger Glykogen. In der Mittelphase des Oestrus enthalten die Granulosazellen der *Ratte* reichlich *Ascorbinsäuregranula* (HOCH-LIGETI und BOURUS
1948).

Die Zellen schließen lückenlos zusammen, so daß die voluminösen Kerne
dicht nebeneinanderliegen. Diese dichte Lagerung der Kerne hat dem Follikelepithel bei den alten Autoren. für welche der Zellkern eben nur ein „Korn" war.

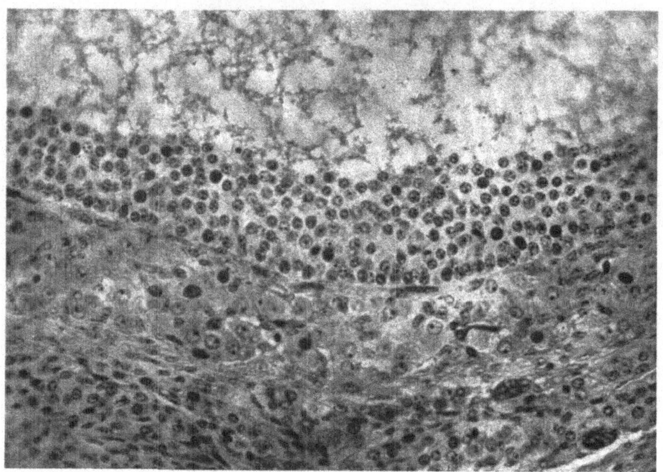

Abb. 30. Wand eines ruhenden Tertiärfollikels mit scharfer Abgrenzung gegen die Theca und undeutlicher
Begrenzung gegen den Follikelhohlraum. Vergr. 1:230.

den Namen „Membrana granulosa", das ist „Körnerschichte" eingetragen. Über
der Basalmembran erscheinen die Follikelzellen etwas höher und die Kerne
liegen in einer Reihe nebeneinander. Etwaige „helle Zellen" sind als Zellen
im Stadium der Prophase der Kernteilung anzusehen, denn *Mitosen* sind im
wachsenden Follikel, besonders vor der Ovulation, häufig anzutreffen. Im
ruhenden Follikel sind Mitosen aber nicht oder wenig erkennbar und offenbar
können die Follikel in diesem Zustand monatelang verharren, ohne sich zu
verändern. Gegen den Hohlraum zu sind die Follikelzellen durch eine unregelmäßige zerfranste Begrenzung, gegen die Theca mit einer Basalmembran scharf
abgesetzt (Abb. 30).

Die *Follikelflüssigkeit* wird für ein Absonderungsprodukt der Follikelzellen
angesehen (WALTON und HAMMOND 1928, DAWSON und FRIEDGOOD 1940, STRASS-
MANN 1933), doch ist ihre Bildungsweise noch nicht völlig geklärt. Für eine
aktive Leistung des Follikelepithels spricht die *Zunahme der Kernvolumina* zur
Zeit des stärksten Follikelwachstums. ODEBLAD und BOSTRÖM (1953) konnten
nachweisen, daß markierter Schwefel (S³⁵) zuerst in den Follikelzellen und später
in dem Liquor erscheint, wo er 48 Std nach der Injektion die Hauptmenge erreicht,
während in der Granulosa bereits der Gehalt an S³⁵ wieder stark abgesunken
ist. Es wird angenommen, daß der radioaktive Schwefel vor der Sekretion in
die Follikelflüssigkeit von den Granulosazellen aufgenommen und in eine orga-
nische mucopolysaccharidartige Verbindung eingebaut wird. ODEBLAD (1952c)

fand bei *Kaninchen*ovarien, daß der zentrale Blutpfropf bei jungen Gelbkörpern eine sehr hohe, Granulosa- und Luteinzellen eine hohe, das Bindegewebe und die Rückbildungsstadien der Follikel und Gelbkörper nur eine sehr geringe Absorption von $S^{35}$ zeigen. Während radioaktiver Phosphor in der ganzen Dicke der Granulosa der GRAAFschen Follikel sehr reichlich erscheint, enthält die Follikelflüssigkeit nur wenig $P^{32}$. Auch in der Theca und in der Eizelle findet sich nur wenig $P^{32}$ vor und atretische GRAAFsche Follikel enthalten im Follikelepithel nur 50% der Menge in normalen Follikeln (ODEBLAD 1952d).

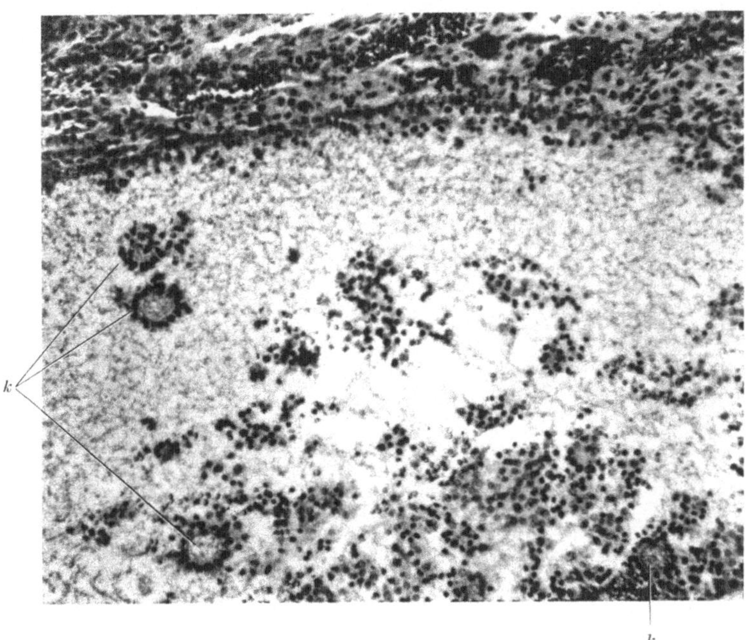

Abb. 31. Ausschnitt aus der Wand eines atretischen Follikels des Ovariums einer 26jahrigen Frau. Die Granulosa ist zerfallen, die CALL-EXNERschen Körperchen (*k*) liegen infolge des festeren Zusammenschlusses der angrenzenden Zellen als isolierte Gebilde im Follikelraum. Vergr. 1:150.

Die ersten Liquortropfen treten in Vielzahl innerhalb der wachsenden Granulosa auf. Um diese sog. CALL-EXNER*schen Körperchen* sind die angrenzenden Zellen etwas höher und in radiärer Richtung angeordnet, so daß sie einer Corona radiata ähnlich werden. Sie haften untereinander fester zusammen, so daß die Körperchen bei sonst zerfallener Granulosa als isolierte Gebilde im Follikelraum liegen (Abb. 31). Durch Zusammenfluß dieser Vacuolen bildet sich dann ein gemeinsamer Flüssigkeitsraum. doch sind auch bei GRAAFschen Follikel sehr oft noch CALL-EXNERsche Körperchen in der Follikelwand und im Bereich des Cumulus oviger zu beobachten (Abb. 32). Gelegentlich färbt sich der Inhalt mit sauren Farbstoffen gut an, während meist keine Farbreaktionen zu erkennen sind. SMITH und KETTERINGHAM (1938) stellten fest. daß der Follikelinhalt sich mit BESTschem Carmin sehr stark anfärbt und schließen daraus auf *Glykogen*. Die dadurch bedingte Erhöhung der Zuckerkonzentration soll eine erhebliche Wasseranziehung in den Follikel hinein auslösen und durch Erzeugung eines Überdruckes auch mit eine Rolle beim Zustandekommen des Follikelsprunges haben. Im Liquor der *Rinder*follikel konnten MOSS. WRENN und SYKES (1954) jedoch kein Glykogen finden. Nach DEANE (1952) soll in der Follikelflüssigkeit bei der *Ratte* ein *Mucoid* enthalten sein. Massazza (1932) will im Liquor einen *adrenalinähnlichen Stoff* nachgewiesen haben, der nach Macchiarulo (1934) im reifen Follikel in einer Konzentration von 1:450, im Liquor der unreifen Follikel jedoch nur im Verhältnis 1:600000 vorkommt. Nürnberger (1936) hat bei *Mäusen* Zerfallserscheinungen an den Kernen und im Cytoplasma der Granulosazellen festgestellt, deren Zerfallsprodukte auch in den Liquor gelangen. Andererseits kann man gerade beim *Menschen* am wachsenden Follikel sehen, daß infolge Fehlens degenerativer Erscheinungen im Follikelepithel dieser Modus für die Liquorbildung

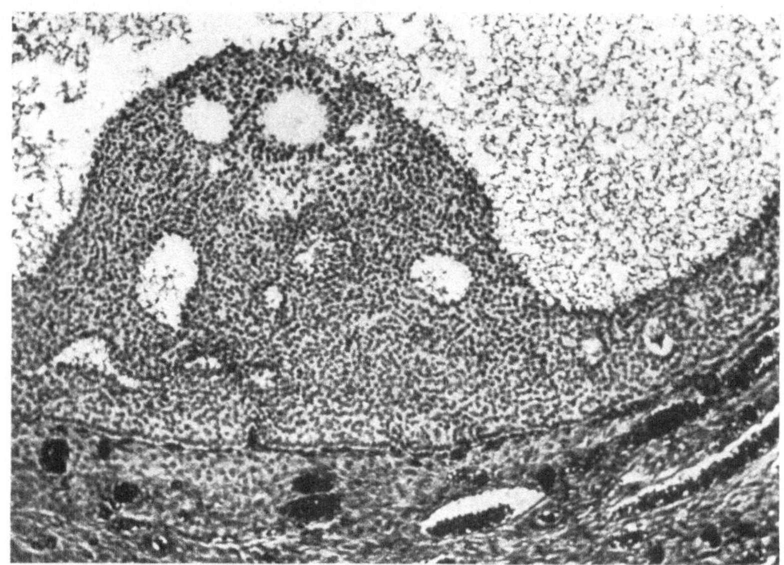

Abb. 32. Cumulus oviger eines Tertiarfollikels mit zahlreichen Flussigkeitsblaschen (Call-Exnersche Korperchen) in der Granulosa. Vergr. 1:230.

keine Rolle spielen kann. Die Follikelflüssigkeit enthält stets Follikelhormon, und zwar die größte Menge am 12. Tag des Cyclus (Mühlbock 1940 u. a.). Da vor der Ovulation das Follikelepithel bereits Progesteron bildet, findet es sich in dieser Zeit auch im Liquor vor (Zander 1954, Kaufmann 1955). Die Progesteronmengen, welche in der Flüssigkeit der sprungreifen Follikel des Menschen vorkommen, können hoch sein. Zander konnte darin am 13. Tag des Cyclus 50 $\gamma$ Progesteron nachweisen.

Burr und Davies (1951) glauben, daß die Follikelflüssigkeit ein *Transsudat* aus dem Blut darstellt und durch eine verstärkte Durchlässigkeit der Gefäßwände verursacht wird. Die Follikel nehmen das Transsudat auf und vergrößern sich in dem Maße, wie Flüssigkeit sich in ihnen ansammelt. Experimente mit Trypanblau an Kaninchenovarien zeigen, daß ein solcher Flüssigkeitsstrom von Blut in den Follikeln stattfindet. Nach Abklemmung der Venen wurde infolge Erhöhung des Druckes eine besonders rasche und auffällige Vergrößerung der Follikel beobachtet. Die Bildung des Transsudates ist kurz vor der Ovulation am stärksten. Die Auffassung von Marza (1949), daß die hellen Vacuolen im Innern und an der Peripherie der Eizelle mit der Entstehung des Follikelliquors in Zusammenhang stehen, dürfte nicht richtig sein, da diese Vacuolen allgemein als der Beginn einer Degeneration der Eizelle angesehen werden. Robinson (1918) berichtet von einem primären und sekundären Liquor. Die primäre Follikelflüssigkeit soll während des ersten Wachstums der Follikel gebildet werden und ist mehr viscös als der sekundäre Liquor, welcher ausgebildet wird, wenn der Follikel vor der Ovulation sehr rasch anwächst. Nach UMBAUGH (1949) ist der unmittelbar nach der Follikelruptur bei der *Kuh* folgende Liquor, welcher das Ei enthält, eine langsam fließende Flüssigkeit. Diesem folgt dann eine viscöse, mucoide Substanz. Ähnliche Befunde wurden von MCKENZIE und TERRILL (1937) auch beim *Schaf* und von BLANDAU (1955) bei der *Ratte* erhoben.

Die Zellen der *Corona radiata* gleichen denen an tierischen Eizellen. Sie sind von keulenförmiger Gestalt und $30$—$70\,\mu$ lang (Abb. 19). Der $4$—$6\,\mu$ große chromatinreiche Kern liegt im verdickten Ende im eizellfernen Teil der Zelle. *Zweikernigkeit* kann oft beobachtet werden. Ähnlich wie in einem mehrreihigen Epithel liegen die Kerne in $3$—$4$ Lagen übereinander. Das $7$—$10\,\mu$ dicke periphere Zellende läuft gegen die Eizellen in einem fadenförmigen Fortsatz aus, der mit dem Oolemma in Verbindung steht. Zwischen ihnen erkennt man helle Spalten. Je nach der Zellhöhe ist der Fortsatz verschieden lang. Gegen die Zona pellucida hin enthält dieser Fortsatz reichlich feine Körnchen. Die Fortsätze gehen ohne Abgrenzung in die äußere Zone des Oolemma über, die ebenfalls wie die Zellfortsätze feinstens gekörnt erscheint.

Die Corona radiata stellt eine besonders differenzierte Schichte derjenigen Granulosazellen dar, die unmittelbar an die Eizellen angrenzen. Sie werden beim wachsenden Follikel allmählich länger und stellen sich radiär zur Eizelle ein, so daß diese wie von einem Strahlenkranz umgeben erscheint. Ihre volle Ausgestaltung erreichen sie im GRAAFschen Follikel. Die Gesamtzahl der Zellen der Corona radiata, welche die Eizelle umhüllen und im Dienste der Ernährung derselben stehen, werden von DURYEE (1954) mit $3000$—$4000$ angegeben. Die Besonderheiten dieser Zelle wurden von MORICARD (1936) an den Follikeln des *Kaninchens* und von WOTTON und VILLAGE (1951) bei *Katzen*follikeln genauer untersucht. Die meisten Zellen der Corona radiata sind zylindrisch und besitzen einen Cytoplasmafortsatz, der mit einer Anschwellung der Außenseite der Zona pellucida aufliegt. Von dieser Verdickung dringt ein Fortsatz durch die Zona pellucida in die Eizelle hinein. Eine andere Zellart ist flach und liegt dem Oolemma eng an. Von dieser gehen mehrere pseudopodienartige Fortsätze ab, welche die Zona pellucida durchdringen und an die Eizellen heranreichen. Eine einzige Pore des Oolemmas wird nicht selten von Fortsätzen zweier oder mehrerer Zellen ausgefüllt. Bei mit Sudan gefärbten Fett-gefütterten Tieren enthält der Zelleib und besonders die Fortsätze reichlich *Fetttropfen*. Die Zellen nehmen Fett aus dem Blut auf, das dann die Zellfortsätze durchwandert und an die Eizelle abgegeben wird. Gefärbte Fetttröpfchen sind in fast allen Eizellen der Bläschen- und GRAAFschen Follikel enthalten. Besonders dicht findet man sie unmittelbar unter der Eizelloberfläche und in nächster Nähe des Kernes. Diese Zellen der Corona radiata werden daher als Nährzellen aufgefaßt und offenbar werden auch andere Substanzen vermittels dieser Zellen durch die Zona pellucida in die Eizelle geschleust.

MORICARD (1936) fand, daß beim *Kaninchen* während des Follikelwachstums die *Golgikörper* der Zellen der Corona radiata nach der Eizelle hin gelegen sind. Bei der etwas später aus der ersten Schichte hervorgehenden, der Eizelle unmittelbar aufliegenden zweiten Schichte, liegen sie nach außen orientiert. Im Ruhestadium der Follikel ist die Lage der GOLGI-Körper uncharakteristisch, während im Reifungsstadium nach dem Begattungsakt alle GOLGI-Körper auf der Eizellseite der Kerne liegen. Deutlich treten dann aus dem GOLGI-Apparat vacuolenartige Gebilde in die Eizelle, gefolgt von einer Änderung des Eiplasmas, von der Metaphase und der Bildung des ersten Polkörperchens. MORICARD glaubt, daß auf diesem Wege auch das Hypophysenvorderlappenhormon aus dem Follikelsaft in die Eizelle übertritt und die Reifeteilung auslöst.

Man wird durch ein solches Verhalten veranlaßt anzunehmen. daß manche hochdifferenzierten Zellen des Organismus die Fähigkeit, Nähr- und Wirkstoffe aus dem Blut auszuwählen und aufzunehmen, nicht mehr besitzen und bedürfen dafür eigener Nährzellen. die die Stoffe aufnehmen, vielleicht auch aufbereiten und zuführen. Ich erinnere hierbei an ähnliche im Dienste der Ernährung stehende Hilfszellen, wie SERTOLI-Zellen und LEYDIGsche Zwischenzellen für die männlichen Keimzellen und die Bedeutung der SCHWANNschen Zellen und Gliazellen für die Nervenzellen und Nervenfasern.

Die *Theca folliculi* besteht aus zwei ineinander übergehende Lagen. Die innere Zellage *(Tunica interna thecae)* enthält nur wenig feinste *kollagene* und *präkollagene Fibrillen* und reichlich *Capillaren*, sowie zahlreiche *Thecazellen, Histiocyten* und einzelne *Fibrocyten*, die an ihrem länglichen, dunklen Kern gut zu erkennen sind. Der Zelleib der Thecazellen ist unregelmäßig, hat einen Durchmesser von 16—20 $\mu$ und enthält einige mit Sudan III anfärbbare Körnchen aus *Neutralfett* und *anisotropen Lipoiden*. Ihre Kerne sind hell und 6—9 $\mu$ groß. Das GOLGI-*Netz* wurde in ihnen beschrieben von HORTEGA (1913) und CATTANEO (1914), *Mitochondrien* von LEVI (1913) und ATHIAS (1920). Letzterer behauptet, daß mit Zunahme der Fetteinlagerung die Mitochondrien an Zahl abnehmen. Die gesamte Thecaschichte ist nach STIEVE 50—100 $\mu$ dick und im Bereich des Eihügels noch etwas höher (Abb. 28). Die Tunica externa, die sich nicht scharf von der inneren Lage abgrenzen läßt. enthält mehr kollagene Fasern, die tangential zur Follikeloberfläche verlaufen. Sie enthält keine Thecazellen, aber reichlich Fibrocyten und Blutgefäße. Eine Abgrenzung gegen das Stroma ist nicht erkennbar.

Die *Entwicklung der Theca interna* im Verlaufe der Follikelreifung wurde von CORNER (1919 und 1921) beim *Hausschwein* eingehend studiert und zeigt hier das gleiche Verhalten wie bei anderen Tieren. Während der Wachstumsperiode der Reifezeit teilen sich die Thecazellen und vergrößern sich bis auf 20 $\mu$ Durchmesser. Der Zellkern wird ebenfalls größer und heller. Die cytoplasmatischen Einschlüsse nehmen zu; die meisten Zellen enthalten zahlreiche osmophile Granula und dicht gelagerte Vacuolen, die anzeigen, daß Stoffe durch die Fixation herausgelöst werden. Im nachherigen Corpus luteum werden sie durch die einwachsenden Blutgefäße zerstreut und verlieren die meisten oder alle Lipoideinschlüsse.

Das Wachstum der Follikel beschränkt sich aber nicht nur unmittelbar auf die Follikelwand und die Bildung der Follikelflüssigkeit, sondern damit ist auf das engste eine weitgehende Neubildung des Gefäßnetzes verbunden, die geradezu erst die Voraussetzung des Follikelwachstums darstellt.

Zwischen dem 14. und 17. Lebensjahr enthält jeder gesunde Eierstock, der etwa 6 cm lang und 20—25 mm dick ist, stets eine sehr große Menge, nach STIEVE (1949) 60—80, manchmal noch mehr *Bläschenfollikel* von 5—8 mm Durchmesser (Abb. 33). Sie befinden sich im Zustand der Ruhe. Aber nicht nur zur Zeit der Pubertät, sondern bis zur Mitte des 4. Lebensjahrzehntes enthalten die Ovarien gesunder Frauen weit mehr Bläschenfollikel, als man früher allgemein annahm. Es ist daher falsch, diesen physiologischen Zustand des Ovariums als „kleincystische Degeneration" zu bezeichnen.

Daneben gibt es aber ein *polycystisches Ovarium*, wie es neuerdings PHILIPP (1953) sowie PHILIPP und STANGE (1954) beschreiben, das mit dem oben genannten nicht zu verwechseln ist. Hier handelt es sich um das „*große weiße*" oder „*große graue*" Ovar, wie es nicht selten bei primärer Amenorrhoe vorkommt und als eine Art Fehlbildung des Eierstockes bezeichnet

werden kann (PHILIPP 1953). Wie bereits auf S. 17 ausgeführt wurde, sind die meist vergrößerten Ovarien glatt und von weißlicher Farbe. Nicht immer besteht Seitengleichheit.

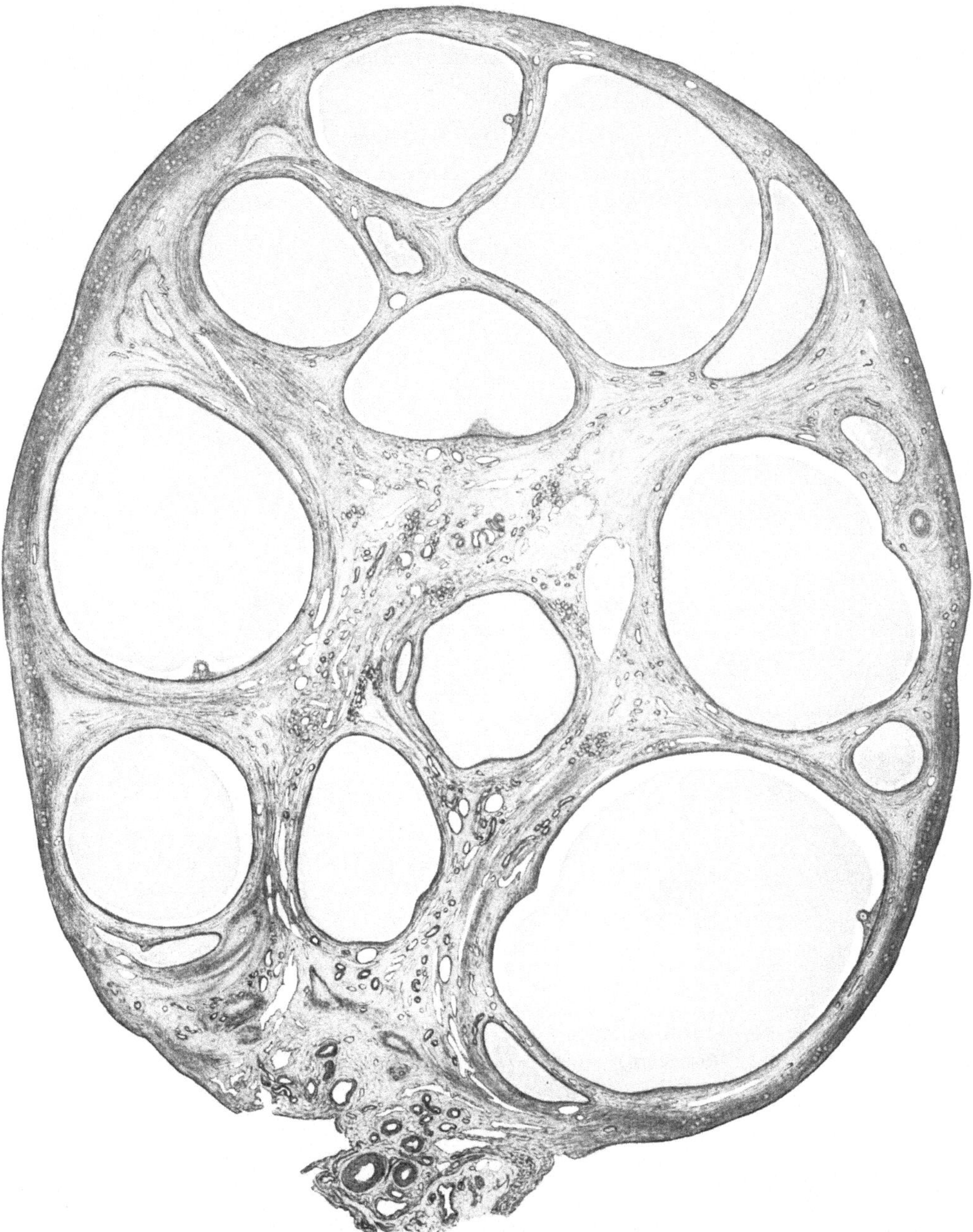

Abb. 33. Eierstock eines 18jährigen Mädchens mit zahlreichen Bläschenfollikeln. Vergr. 1:5. (Aus STIEVE 1942.)

Unter der verdickten Tunica albuginea, die zapfenartig in das Stroma hineinreicht, liegen
zahlreiche hirsekorn- bis erbsengroße cystische, durch die Oberfläche hindurchschimmernde
Follikel. Zahlreiche unter ihnen zeigen regressive Veränderungen und besonders auffallend
ist die starke Thecahypertrophie mit Luteinisierung, wobei die degenerierende Eizelle und

Granulosareste oft noch nachweisbar sind. Die Falle mit höchster Thecaentfaltung, die mitunter umfangreiche Lager bilden können, und starker Luteinisierung gehen mit Vermännlichung einher. *17-Ketosteroide* konnten hier in den Thecazellen stets nachgewiesen werden, während sie in der Granulosa fehlen. Die *kongenitale Fibrosis* der Tunica albuginea soll eine Erschwerung der Ovulation zur Folge haben, was wiederum zu einer vermehrten Produktion von luteotropem Hormon und somit zur Thecahyperplasie und gesteigerter Androgenbildung führt (BURGER und DUBRAUSZKY 1953).

## d) Der reifende Follikel.

Aus Gründen, die wir nicht erfassen können, beginnt in einem der beiden Ovarien ein Follikel zu wachsen und vergrößert sich sehr rasch. Die Zellen

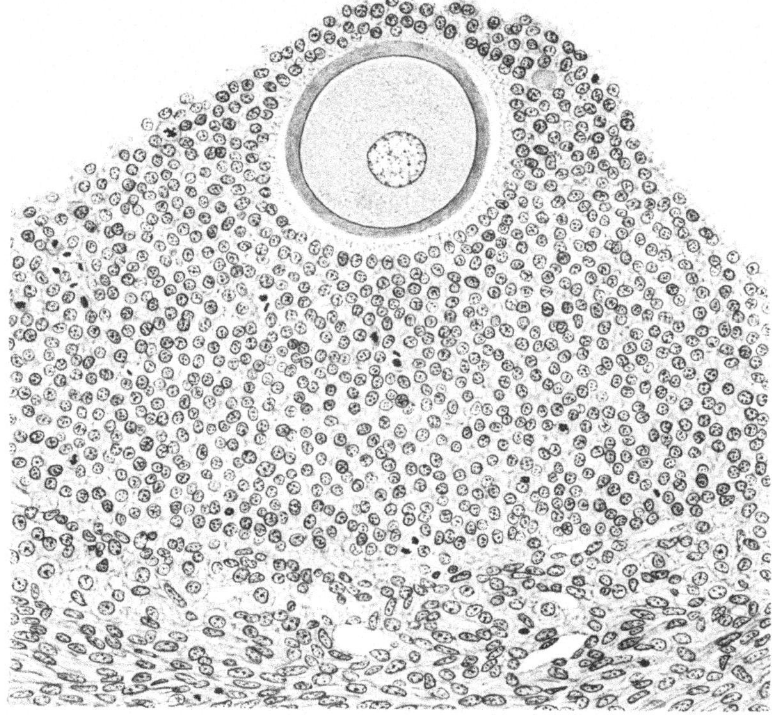

Abb. 34. Eihugel eines 6 mm großen Follikels am Beginn der Reifeperiode. Eizelle besitzt eine sehr gut ausgebildete Zona pellucida, von der die Zellen der Corona radiata durch die Fixierung etwas abgehoben sind. Vergr. 1:250. (Aus STIEVE 1943.)

der Granulosa vermehren sich lebhaft auf 8—18 übereinandergelagerte Schichten. *Mitosen* sind jetzt sehr zahlreich, sowohl in der Granulosa als auch in der Theca. Die Angabe von R. MEYER (1920, 1925), wonach die Wand eines sprungreifen Follikels nur aus 3 Zellschichten bestehen soll, entspricht daher nicht den Tatsachen. Nur im Bereich des *Stigma folliculi*, also an der Stelle, an der später der Follikel aufreißt, bleibt die Granulosa niedrig und besteht aus wenigen Zellagen. Was die Zellen der Granulosa eines bestimmten Follikels zur Proliferation anregt, weiß man nicht. Wahrscheinlich gehen von der Eizelle Reize chemischer Art aus und offenbar findet auch die Follikelatresie ihre erste Ursache in einer veränderten Funktion des Eies (GARUFI 1935). Allgemein glaubt man, daß der Reifungsprozeß der Eizelle, ebenso wie das Granulosawachstum vom Hypophysenvorderlappenhormon ausgelöst wird, da eine mitosefördernde Wirkung des Prolans festgestellt werden konnte (MORICARD 1936). In der Granulosa kann man bei wachsendem Follikel noch zahlreiche und oft dicht gelagerte CALL-EXNERsche Körperchen erkennen. In den Eizellen sieht man viele *Dotterkörnchen*, sonst zeigt der Zelleib aber noch das frühere Verhalten. Ein reifender Follikel hat am 10. Cyclustag eine Größe von 10—14 mm Durchmesser und wölbt die Oberfläche des Ovars stark vor.

Besonders hat sich der *Cumulus oviger* vergrößert. Über der Eizelle liegen 8—10 Zellschichten. Die Zellen des Eihügels sind 8—12 $\mu$ groß, deutlich begrenzt und von unregelmäßiger Gestalt. Die runden Kerne messen 5—7 $\mu$ und viele finden sich in mitotischer Teilung (Abb. 34). Die Corona radiata hebt sich von den übrigen Follikelzellen gut ab. Ihre Zellen sind 20—30 $\mu$ lang und sind mit dem Oolemma durch lange Fortsätze verbunden. Das Cytoplasma dieser Fortsätze erscheint sehr fein gekörnt und geht ohne Grenze in die äußere, ebenfalls fein gekörnte Schichte des Oolemma über.

In normalen reifenden Follikel ist die Granulosa stets noch scharf durch eine *Gitterfaserhaut* gegen die Theca abgegrenzt. Erst unmittelbar vor dem Follikelsprung dringen vereinzelt *Blutgefäße* im Bereich des Eihügels, der sich dann schon im Zerfall befindet, von der Theca her in die Granulosa ein (HÄGG-QVIST 1921, STIEVE 1952). Das Gitterfasernetz in der Theca interna erscheint bedeutend verdichtet und die kollagenen Fasern der Tunica externa sind stärker. Die Thecazellen sind größer geworden und vermehren sich in gleicher Weise, wie dies der Vergrößerung des Follikels entspricht, um dann wieder langsamer zu wachsen. Ihr Zelleib mißt 15—25 $\mu$, ihre Kerne 5—8 $\mu$. Zahlreiche dünnwandige Blutgefäße durchziehen sie.

### e) Der reife (GRAAFsche) Follikel.

STIEVE gibt die Größe eines reifen Follikels des *menschlichen Weibes* mit etwa 15—20 mm Durchmesser und darüber bis 22 mm an. HARTMANN (1924) mißt 13—14 mm, ALLEN, PRATT, NEWELL und BLAND (1930) 10—15 mm. In der großen Ausdehnung des reifen Follikels sieht BORN (1874) die Bestimmung, die anatomische Voraussetzung für eine rasche Entwicklung eines mächtigen Corpus luteum nach dem Follikelsprung zu schaffen. Während der Reifezeit des Follikels vermehren sich, wie STIEVE zeigen konnte, die Granulosazellen sehr rege und die Zahl der Schichten steigt von 3—5 im ruhenden Bläschenfollikel bis zu etwa 16 und mehr Schichten vor dem Platzen desselben, wobei sich die Zellen auch vergrößern (Abb. 35). Im Bereich des *Stigma folliculi* ist ein Bezirk, in dem nur 1—2 Zellagen übereinanderliegen (Abb. 36). Diese Stelle geht an ihrem Rande allmählich in die typische 110—160 $\mu$ dicke Granulosa über. An der am stärksten über die Oberfläche des Eierstockes vorgewölbten Stelle ist die Wandung einschließlich der Albuginea etwa 300 $\mu$ stark. Die 7—12 $\mu$ großen Zellen des Follikelepithels besitzen 5—7 $\mu$ große Kerne und erscheinen deutlich gegeneinander abgegrenzt. Ihr Zelleib ist fein granuliert. Vergleicht man die Kernvolumina der Granulosazellen verschiedener Follikelstadien, wie es HINTZ-SCHE (1945) und DÜBNER (1952) getan haben, so fällt auf, daß sie bei Primärfollikel ein Volumen von etwa 50 $\mu^3$, bei etwa 2 mm großen Tertiärfollikel durchschnittlich 100—110 $\mu^3$ und bei sprungreifen Follikel 125 $\mu^3$ messen. Die stärkste Volumenzunahme scheint aber unmittelbar zur Zeit des Follikelsprunges stattzufinden, denn bei frisch geplatzten Follikel findet man *Kernvolumina* von 200 $\mu^3$ vor, die in den Granulosa-Luteinzellen noch weiter auf 220—240 $\mu^3$ ansteigen und während der Blütezeit des Gelbkörpers auch erhalten bleiben. Es gilt heute als gesichert, eine solche Volumenzunahme der Kerne ganz allgemein als morphologischen Ausdruck der erhöhten Zellaktivität zu deuten (,,funktionelles

Kernödem", BENNINGHOFF 1950). Bei atretischen Follikel sind die Granulosa-
zellkerne stets kleiner als bei wachsenden Follikel.

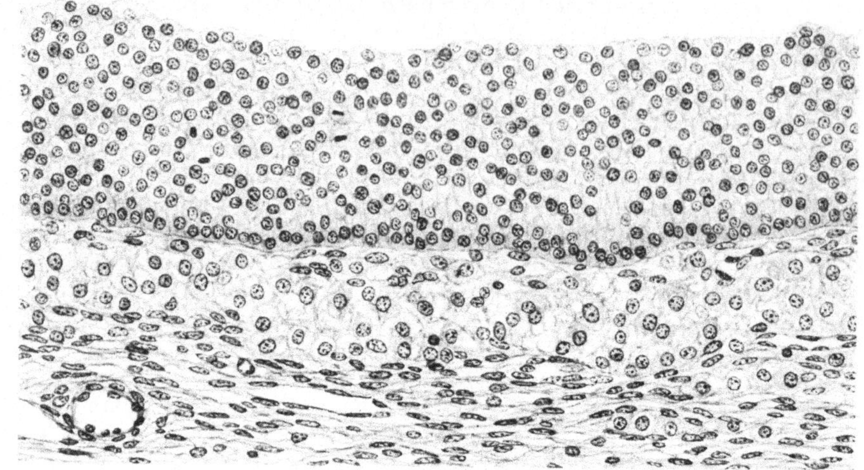

Abb. 35. Membrana granulosa eines reifen Follikels einer 23jährigen *Frau*. Vergr. 1:250. (Aus STIEVE 1932.)

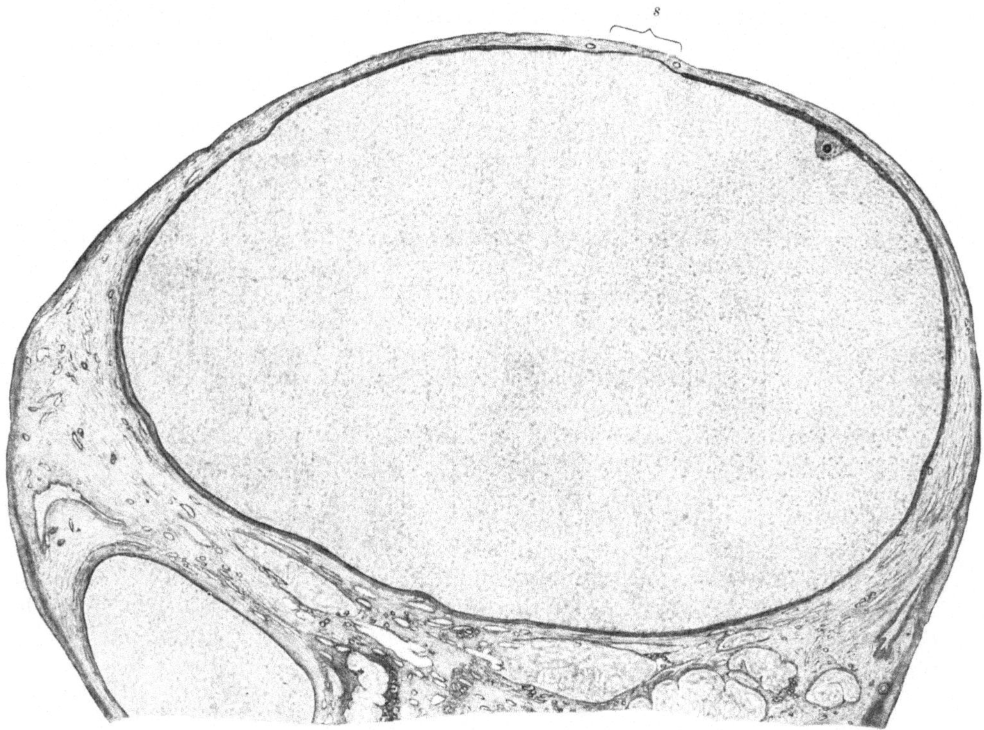

Abb. 36. Sprungreifer Follikel mit Stigma folliculi (*s*). Vergr. 1:5. (Aus STIEVE 1943.)

Gleichzeitig kommt es zu einer *Differenzierung* und *starken Vascularisierung*
*der Theca*. Die Granulosa ist gegen sie mit einer feinfibrillären fibrocytenhaltigen
*Basalmembran* abgesetzt. Die Tunica interna thecae besteht vorwiegend aus
dicht gelagerten 12—20 $\mu$ großen Thecazellen mit 6—8 $\mu$ großen Kernen. Die

Thecazellen bilden eine Schichte von 30—60 $\mu$ Gesamtdicke und sind von einem dichten Netz dünnwandiger *Capillaren* durchsetzt, die nirgends in die Granulosa eindringen. Die Kernvolumina betragen bei etwa 2 mm großen Follikel ungefähr 150 $\mu^3$. Zur Zeit des Follikelsprunges erfolgt ein Wachstum der Thecazellkerne auf ein Volumen von 180—200 $\mu^3$, sie nehmen dann aber wieder an Größe ab und gehen auf 150 $\mu^3$ zurück. Bei atretischen Follikel bleiben die Kernwerte für die Thecazellen ungefähr gleich (DÜBNER).

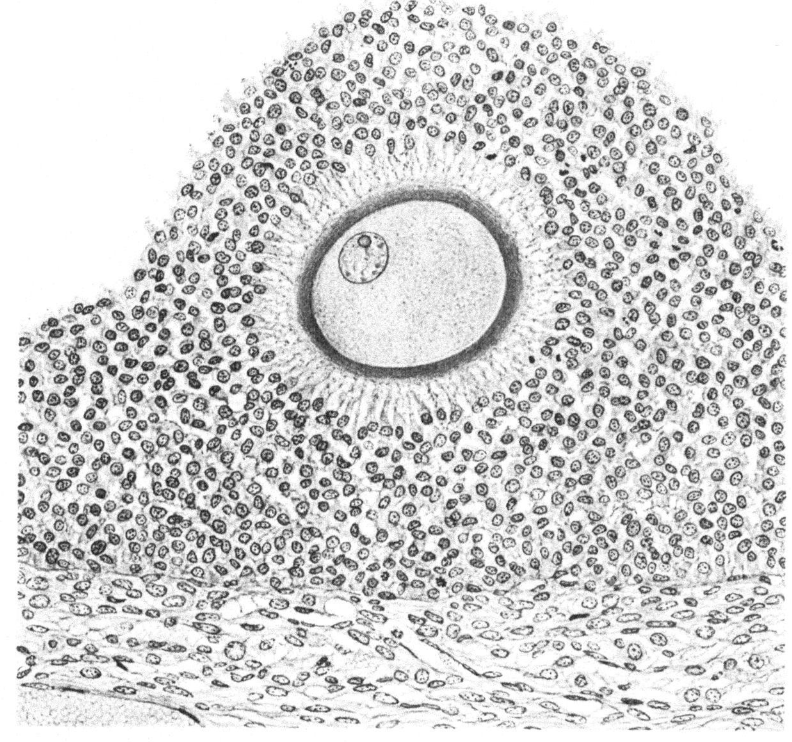

Abb. 37. Schnitt durch den Eihügel eines fast reifen, 15 mm großen Follikels einer 38jährigen *Frau*. Vergr. 1:250. (Aus STIEVE 1952.)

Der *Eihügel* ist kegelförmig, etwa 700 $\mu$ hoch und 500—900 $\mu$ breit. Seine Zellen unterscheiden sich nicht wesentlich von den der übrigen Granulosa, doch sind helle Vacuolen in ihnen erkennbar. *Mitosen* sind reichlich zu beobachten. Die Zellen schließen nicht mehr so dicht aneinander, ihre Grenzen sind unscharf, und zahlreiche mit Flüssigkeit gefüllte Lücken treten auf. Die Zellen der Corona radiata sind 25—35 $\mu$ lang und 8—12 $\mu$ dick, ihre rundlichen Kerne messen 5—7 $\mu$ im Durchmesser und sind weit von der Eizelle abgerückt. Zwischen dem Oolemma und den zentralwärts gerichteten Fortsätzen ist keine Grenze erkennbar.

Der Zellkern der reifen Eizelle liegt nicht mehr in der Mitte, sondern stets an der Oberfläche. was STIEVE als ein Zeichen dafür ansieht, daß der Kern in Vorbereitung zur ersten Teilung sich befindet (Abb. 37). Diese Verlagerung des Kernes beruht auf seinem geringeren *spezifischen Gewicht* gegenüber dem flüssigeren Ooplasma (v. EBNER 1902), so daß er an der Oberfläche schwimmt.

Die *Annäherung des reifen Follikels an die Oberfläche* des Ovariums wurde von SHAW (1934), STRASSMANN (1934) bei *Katze* und *Mensch* genauer untersucht.

Es soll dabei eine keilförmige Wucherung der Theca interna zwischen der obersten Stelle des reifenden Follikels und der Eierstockoberfläche eine Rolle spielen und dem Follikel gewissermaßen den Weg bahnen, indem er die trennende Zwischenschichte auflockert. Nur der verringerte Widerstand und nicht die „Zugwirkung" dieses Thecakeiles ist es, daß gelegentlich die Granulosa sich in diesem Teil schlauchartig vorwölbt (Abb. 38). Dieser Thecakeil wurde von STRASSMANN bei allen von ihm untersuchten Tierarten gefunden. Beim *Pferde*ovarium, wo eine *Ovulationsgrube* vorkommt und die Ovulation nicht an jeder

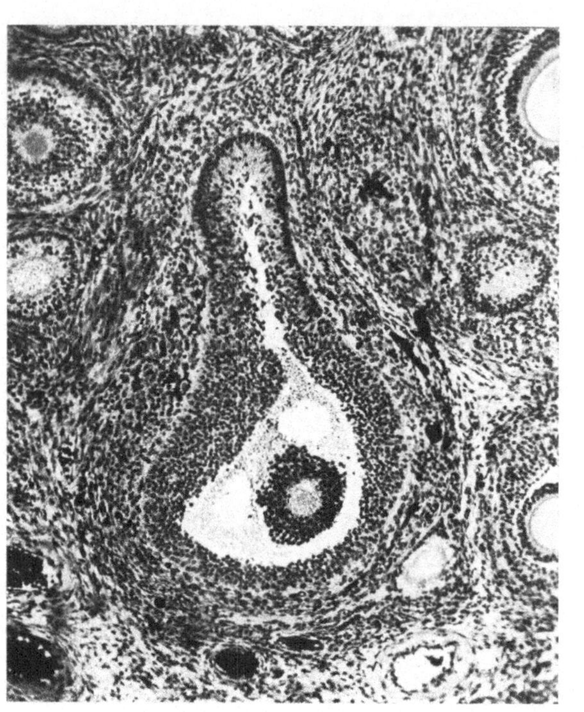
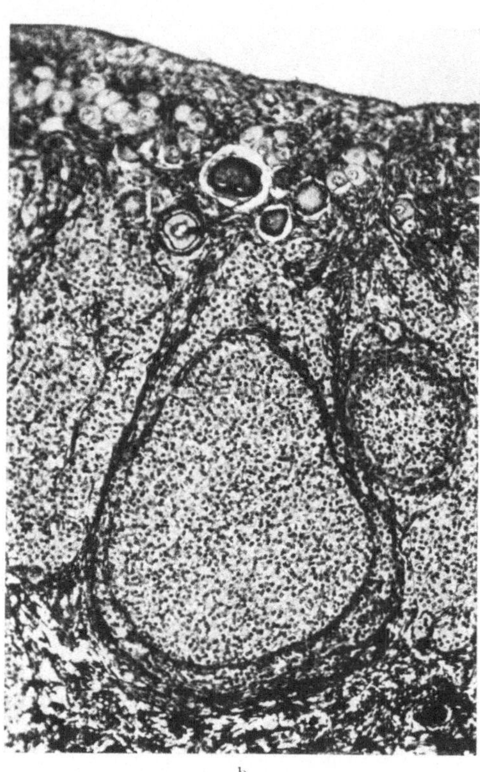

Abb. 38a u. b. a Schlauchförmige Granulosaausstülpung eines Follikels im Ovarium eines *Hundes (Canis familiaris)*. Vergr. 1:92. b Theca interna-Keil eines atretischen Follikels der *Katze* (Felis domest.). Vergr. 1:92

Stelle der Eierstocksoberfläche erfolgen kann, entwickelt sich der Thecakeil stets zur nischenförmigen Ovulationsgrube hin; dieser Umstand wird als weiterer Beweis dafür angesehen, daß der Thecakeil die Aufgabe hat, den Follikel an die zur Ovulation nächsten oder geeigneten Stelle zu bringen (E. v. MÖLLEN-DORFF 1935). Beim *menschlichen Eierstock* ist der Thecakeil jedoch nicht in diesem Maße ausgebildet, sondern nur angedeutet. Der Thecakeil findet sich hier stets unterhalb des Eihügels, aber der Eihügel ist weder beim *Menschen* noch bei *Tieren* immer zur Oberfläche des Ovars gerichtet.

Nach PETRY (1950) ist auch das *Eierstocksbindegewebe* aktiv an den Follikelwachstumsvorgängen beteiligt und paßt sich durch Verschiebung und Faserneubildung den jeweiligen Verhältnissen an, wodurch dem größer werdenden Follikel Raum gegeben wird. Die Wanderung des wachsenden Follikels zuerst in die Tiefe und des reifenden nach der Oberfläche hin ist nach MIRAGLIA (1953) nur eine scheinbare, sondern ist auf das exzentrische Wachstum des Follikels zu beziehen. Da die Tunica externa thecae jedes Follikels durch Bindegewebszüge mit der Tunica albuginea verbunden ist, so stellen diese den Weg dar, auf dem der Follikel zur Oberfläche gelangt. Da die Albuginea dem wachsenden Follikel mehr Widerstand bietet als die Marksubstanz, vergrößert sich der Follikel zunächst gegen den Hilus hin. Je mehr sich der Follikel der Oberfläche nähert, um so flacher verlaufen die Fasern vom obersten Pol zur Albuginea, so daß schließlich nur mehr zur Oberfläche parallel verlaufende und ein zweidimensionales Netz bildende Fasern zu erkennen sind und Theca externa und Albuginea scheinbar verschmelzen. Nach SODANO (1935) und CARDINI (1938), SCHWARZ und YOUNG (1950) sollen auch die *Muskelzellen* im Hilus und Stroma des Ovariums an der Verschiebung des Follikels an die Oberfläche beteiligt sein.

Wie lange *Zeit* es dauert, bis ein ruhender Bläschenfollikel zu einer Größe von 15—20 mm heranreift, ist nicht genau bekannt. STIEVE glaubt, daß dieser Vorgang nur wenige Tage beansprucht. Auch WALTON und HAMMOND (1928) meinen, daß die Vergrößerung sehr rasch erfolgen muß, da sonst die Follikelwand sich dem allmählich erhöhenden Druck anpaßt, wodurch dann die Follikel, ähnlich den Cysten ungewöhnlich groß werden können und doch nicht platzen. CORNER (1919) stellte beim *Schwein* fest, daß vor der Ovulation ein Follikel innerhalb 3 Tagen auf das Doppelte des Durchmessers, von 5 mm auf 10 mm heranwuchs. Bei *Fledermäusen*, deren Fortpflanzungscyclus und Follikelwachstum von WIMSATT (1947), SLUITER und BELS (1951), SLUITER (1954) an verschiedenen Arten studiert wurden, reift der einzige im Frühjahr berstende Follikel während des Winterschlafes zwar sehr langsam heran, aber kurz vor der Ovulation kommt es ebenfalls zu einer Steigerung des Wachstums.

SMITH (1934, 1937) untersuchte das Heranreifen und Platzen der Follikel bei der ASCHHEIM-ZONDEK-Reaktion am *Kaninchen*. 8 Std nach der Urininjektion in die Ohrvene waren zahlreiche Follikel bereits geschwollen und wölbten die Oberfläche des Ovars vor. Gleichzeitig stieg der Druck im Innern der Follikel auf das 6fache der ruhenden Follikel. Die früheste Zeit, in der ein Follikel platzte, war $12^{1}/_{2}$ Std nach der Injektion. CHVATOV (1939) prüfte *Schweine*follikel mit dem Tonometer und konnte feststellen, daß sprungreife Follikel bei der geringsten Druckbelastung im Bereich der verdünnten Wand bersten, während nicht sprungreife GRAAFsche Follikel einen Druck von 600—700 g vertrugen.

## f) Der sprungreife Follikel.

Unmittelbar vor dem Platzen werden die Granulosazellen größer, und zwar zunächst diejenigen in der äußeren Schichte des Follikelepithels (Abb. 39). Sie erreichen einen Durchmesser von 12—18 $\mu$. Ihr Zelleib ist im kernnahen Teil stark granuliert und in den peripheren Teilen hell. Vielfach enthalten sie farblose Vacuolen. Gegen den Hohlraum erscheinen sie stellenweise aufgelockert. Gegen die Theca zu setzt sich die Granulosa jetzt nicht mehr ganz scharf ab. Die Grenze zwischen beiden erscheint undeutlich. doch dringen mit Ausnahme im Gebiet des Eihügels noch nirgends Gefäße in sie vor. Eine deutliche *Basalmembran* unterhalb der Granulosa ist aber nicht mehr zu erkennen. Die *Tunica interna thecae* erscheint sehr stark durchsaftet, von reichlichen Blutgefäßen und Capillaren durchzogen. die den Granulosazellen unmittelbar aufzuliegen scheinen. Die reichlichen *Thecazellen* sind voluminös; zwischen ihnen erkennt man *Fibrillen* und *Wanderzellen*. Die Kerne der Thecazellen messen 5—7 $\mu$ und haben ein helles Gerüst. Sie sind mehr oval und enthalten 1—3 Nucleoli: ihr Zelleib ist fein gekörnt, mißt 12—15 $\mu$. Sie sind größer als die Granulosazellen und erscheinen gut begrenzt; der Zelleib enthält ein *Centriol* mit zwei *Diplosomen*. *Mitosen* sind häufig. Besonders bezeichnend sind die *Lipoide* (NOVAK 1953), zwischen denen die *Mitochondrien* in viel geringerer Menge als in den Granulosazellen hervortreten und mit der Zunahme des Lipoidgehaltes immer mehr zurücktreten. Die Thecazellen erreichen ihre volle Entwicklung bereits im GRAAFschen Follikel und entfalten sich in der Schwangerschaft noch etwas

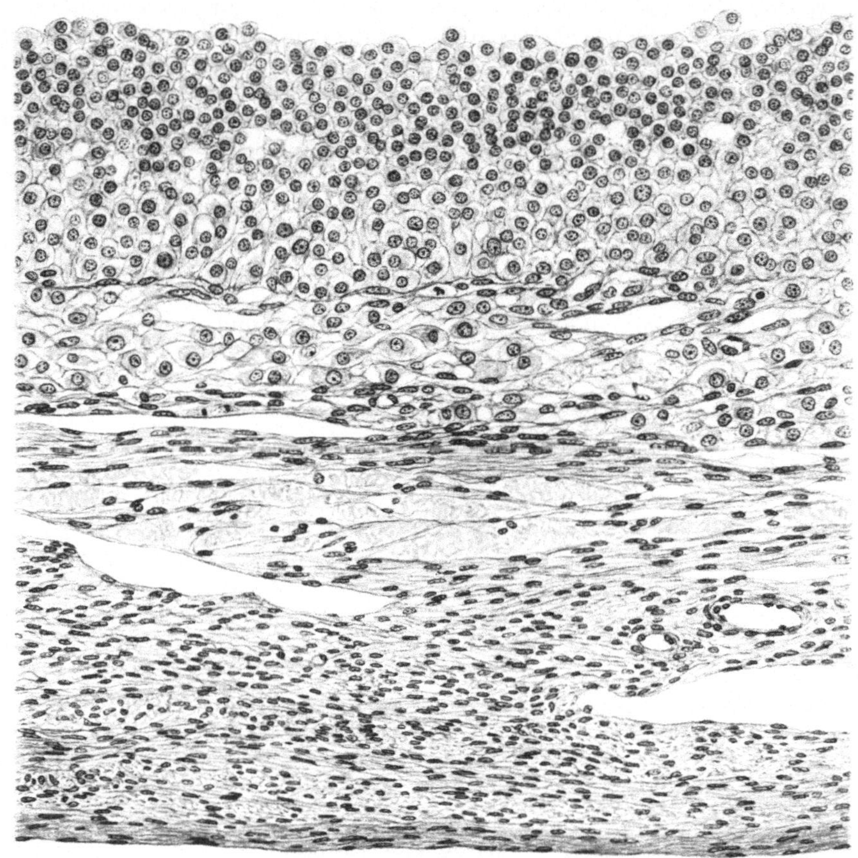

Abb. 39. Membrana granulosa eines sprungreifen Follikels. (Eizelle im Zustand der Reifeteilung.) Die Zellen der äußeren Schichten der Granulosa sind heller und größer. 38jährige *Frau*. Vergr. 1:250. (Aus STIEVE 1943.)

weiter. Die Lipoideinlagerung braucht an sich bei den Thecazellen noch keine degenerative Erscheinung zu bedeuten. Zwischen ihnen findet sich ein feinstes *kollagenes Fasernetz*. Der ganze Thecamantel mißt 40—50 $\mu$ und geht nach außen zu ohne deutliche Grenze in die fibröse Tunica externa über, die ohne Abgrenzung in das Ovarialstroma sich fortsetzt. In ihr liegen breite, von Flüssigkeit erfüllte Spalten und zahlreiche *Blut- und Lymphgefäße* (BACHMANN 1949).

Die dünne Granulosa im Bereich des Stigmas, die nur aus einer oder zwei Zellagen besteht, ist 2—2$^1/_2$ mm breit. An dieser Stelle ist die ganze Wandung des Follikels nur etwa 200 $\mu$ dick. Die Theca zeigt hier den nämlichen Bau wie an anderen Stellen. Über ihr folgt ein Bindegewebe, das in die Tunica albuginea übergeht, in dem die Fasern parallel zur Oberfläche verlaufen, und das sehr dünnwandige Blutgefäße enthält. Das Keimepithel an der Oberfläche besteht hier aus ganz flachen Zellen.

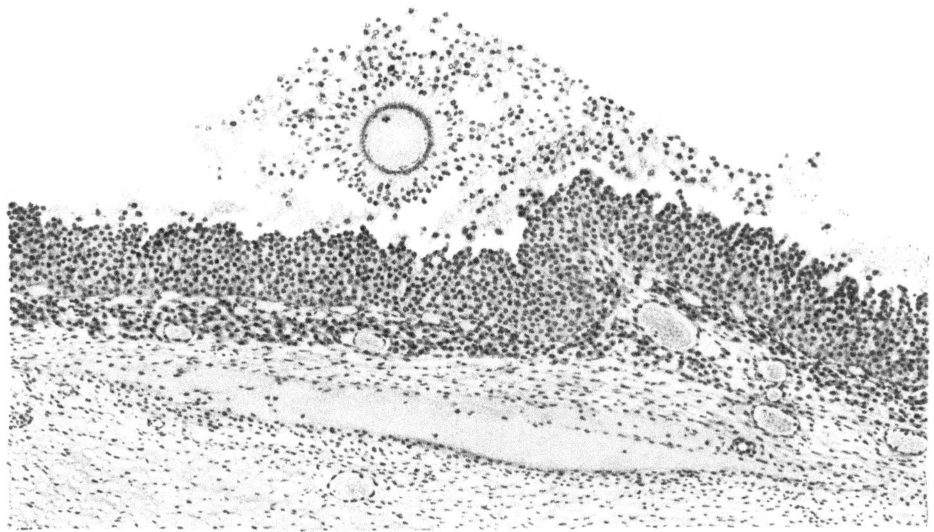

Abb. 40. Sprungreifer Follikel mit zerfallenden Cumulus oviger und freiliegender Eizelle mit Corona radiata.
Vergr. 1·80. (Praparat STIEVE.)

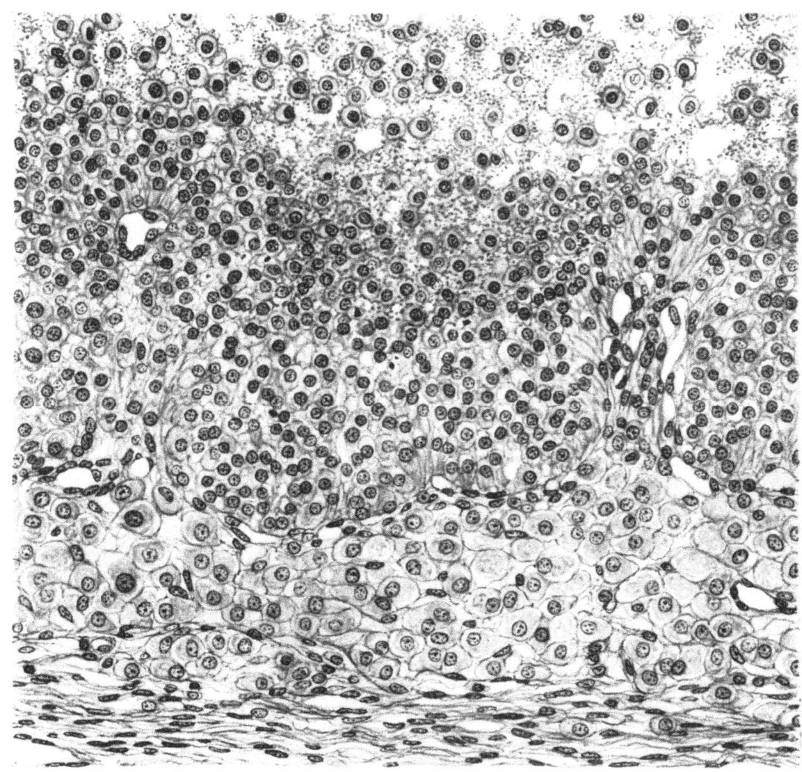

Abb. 41. Cumulus oviger eines sprungreifen Follikels mit einwachsenden Gefaßen. Vergr. 1·250.
(Aus STIEVE 1943.)

4*

Die *Lage des Eihügels* ist keineswegs bezeichnend. Die Angabe (STRASSMANN 1934, GAEHTGENS 1938), daß er stets unmittelbar unter der am stärksten vorgewölbten Stelle des Follikels liegt oder sogar dorthin wandert, ist nicht aufrechtzuerhalten (ALLEN, PRATT, NEWELL und BLAND 1930, STIEVE 1943). Sowohl beim *Menschen* als auch an *tierischen* Ovarien kann bei sprungreifen Follikel der Eihügel an jeder Stelle des Follikels liegen. Da der Eihügel vor dem Follikelsprung zerfällt und das Ei in den Liquor gelangt, kommt der Lage auch keine besondere Bedeutung zu. Bei dem in Auflösung befindlichen Eihügel grenzen

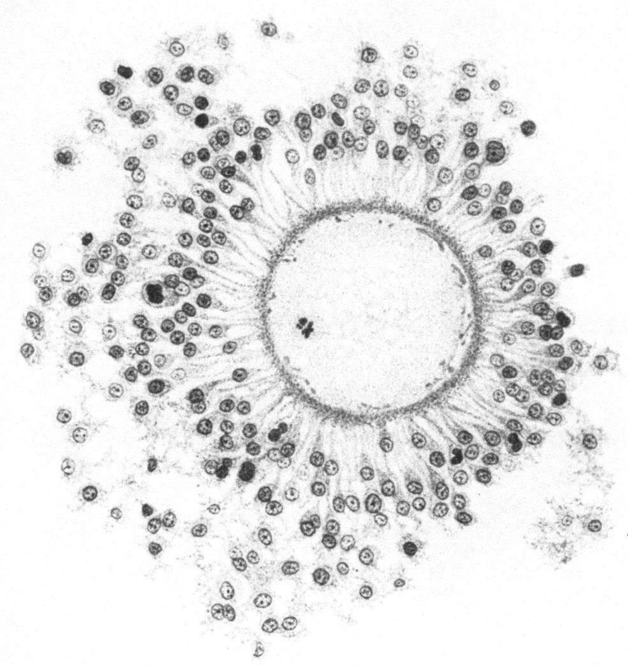

Abb. 42. Eizelle im Stadium der Reifeteilung in einem sprungreifen Follikel einer 32 Jahre alten *Frau*. Vergr. 1:250. (Aus STIEVE 1943.)

die Zellen nicht mehr dicht aneinander, sondern sind durch Zwischenräume, in welchen sich im mikroskopischen Präparat ein feines Gerinnsel vorfindet, getrennt (Abb. 40). Die verdämmernden Zellen sind durch Cytoplasmabrücken miteinander verbunden. Einzelne Zellkerne sind pyknotisch, viele Zellen liegen frei im Liquor. Gegen die Wandgranulosa zu setzt sich der Eihügel deutlich ab. In ihrem inneren Teil ist sie stark aufgelockert und Follikelflüssigkeit dringt zwischen die Zellen ein. Im Bereich des Eihügels wachsen einzelne feine Blutgefäße mit ihren Gitterfaserhäutchen in die Granulosa vor (Abb. 41).

Die Eizelle unterscheidet sich von den früheren Zuständen vor allem dadurch, daß der Kern sich im Zustand der *ersten Reifeteilung* befindet. STIEVE (1936) konnte zum erstenmal bei einer *menschlichen* Eizelle (Abb. 42) diesen Zustand beobachten.

### g) Der geplatzte Follikel.

Unmittelbar nach dem Platzen des Follikels ist der größte Teil des Liquors abgeflossen. Der Follikel sinkt zusammen, und seine Wand ist stark gefaltet (Abb. 43). An der Stelle, an welcher der Follikel sich über den Eierstock

vorwölbte, erkennt man dann eine grabenförmige Vertiefung, in deren Mitte die
Rißöffnung liegt. Sie wird durch geronnenen Liquor und Blutgerinnsel verschlossen (Abb. 44). Auch die aufgerissenen Blutgefäße sind mit Blutgerinnsel

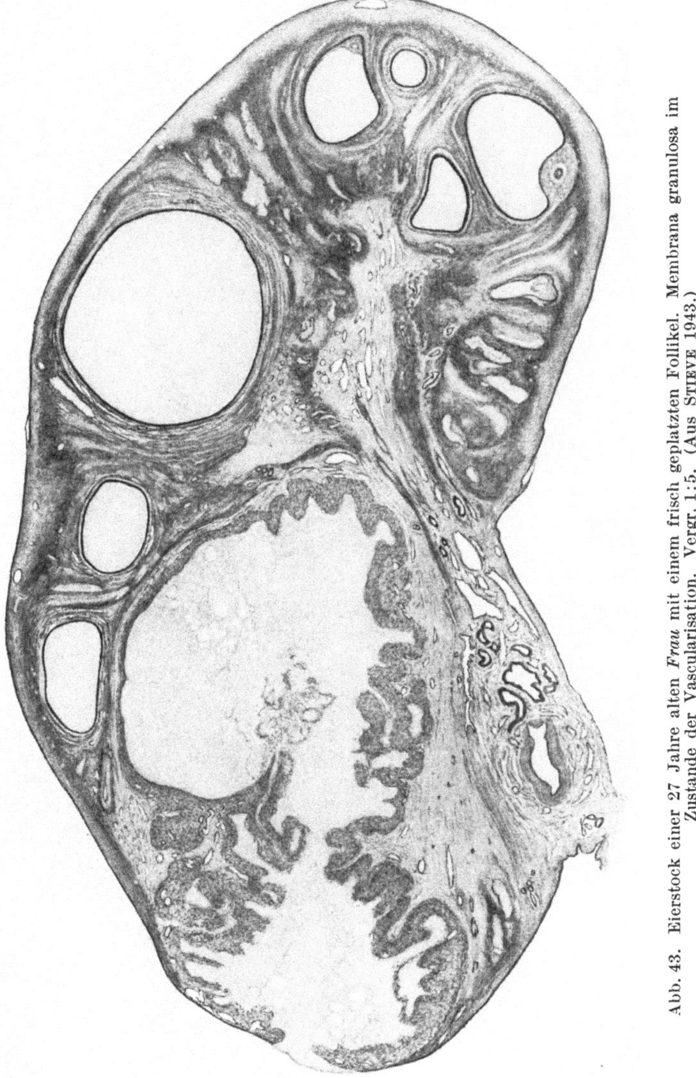

Abb. 43. Eierstock einer 27 Jahre alten *Frau* mit einem frisch geplatzten Follikel. Membrana granulosa im Zustande der Vascularisation. Vergr. 1:5. (Aus STIEVE 1943.)

verstopft, etwas später wächst junges gefäßreiches Granulationsgewebe aus der
Umgebung hinein und schließt die Rißstelle ab (Abb. 45).

In der Umgebung der Aufbruchstelle sind am Schnitt die *Gefäße* prall gefüllt;
geringer Blutaustritt in die Follikelhöhle und in die Bauchhöhle sind damit
eigentlich normale Vorkommnisse (Abb. 46). Die Granulosa ist in Falten gelegt
und an den Stellen, wo in der Theca große Gefäße liegen, ist sie stark vorgewölbt.

Die *Zellkerne* erscheinen etwas vergrößert, und sehr oft trifft man *Zweikernigkeit* an. Die Zellen sind gut begrenzt, etwas vergrößert, fein granuliert und enthalten nur sehr wenig *sudanophile Körnchen*. In den äußersten Schichten der

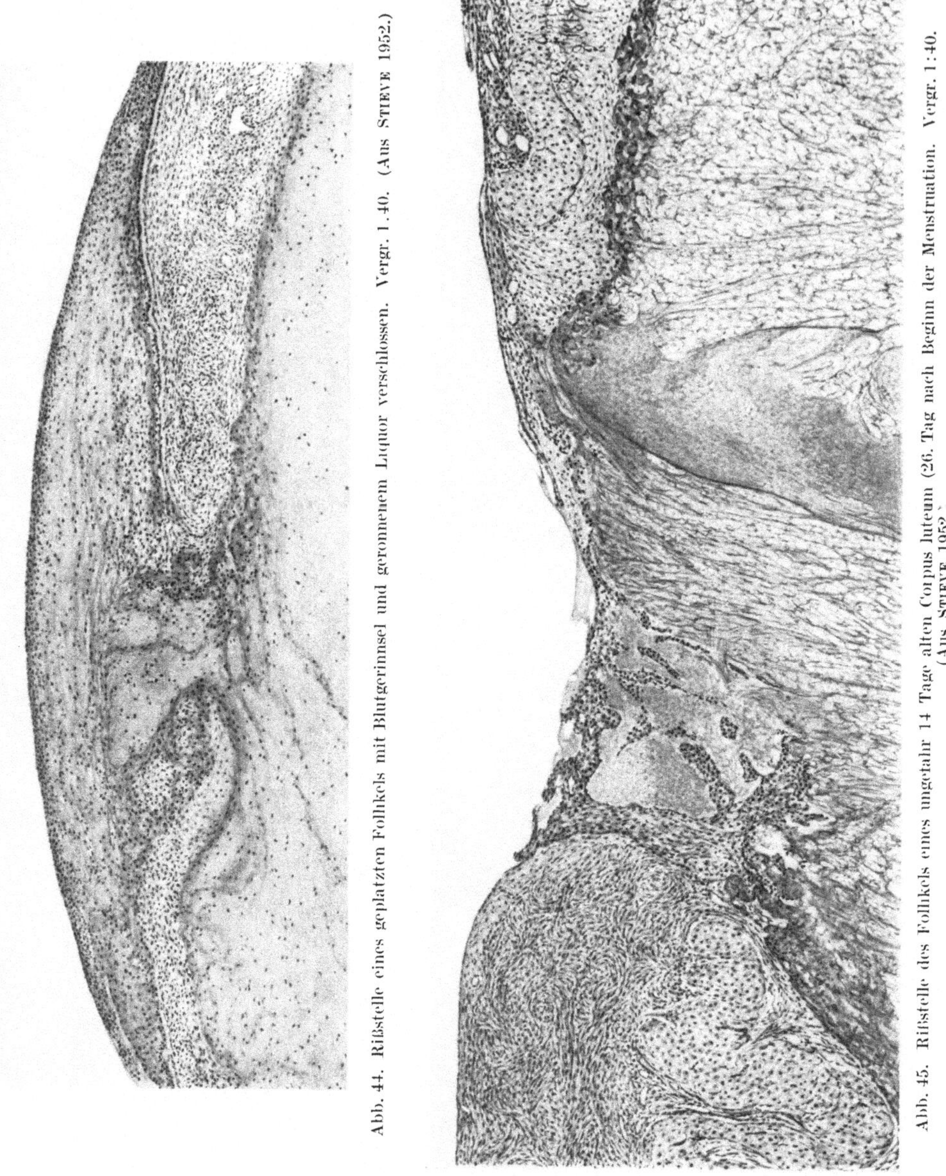

Abb. 44. Rißstelle eines geplatzten Follikels mit Blutgerinnsel und geronnenem Liquor verschlossen. Vergr. 1:40. (Aus STIEVE 1952.)

Abb. 45. Rißstelle des Follikels eines ungefähr 14 Tage alten Corpus luteum (26. Tag nach Beginn der Menstruation. Vergr. 1:40. (Aus STIEVE 1952.)

Granulosa sind bereits *Capillaren* zu erkennen, sonst erscheint sie noch gefäßfrei. Die vorher straff gespannten *Bindegewebsfasern* der Tunica externa zeigen eine deutliche Wellung, wie sie für die nicht zugbeanspruchte Faser typisch ist (PETRY 1950).

STIEVE hat den Irrtum beseitigt, der in der Annahme bestand (R. MEYER 1911, 1932), daß die Zellvermehrung erst nach dem Follikelsprung stattfindet, so daß man auch von einem Proliferationsstadium des Gelbkörpers sprach. Das Verhalten des geplatzten Follikels und das der jüngsten Gelbkörper sprechen infolge *Fehlens von Mitosen* ganz gegen diese frühere Ansicht.

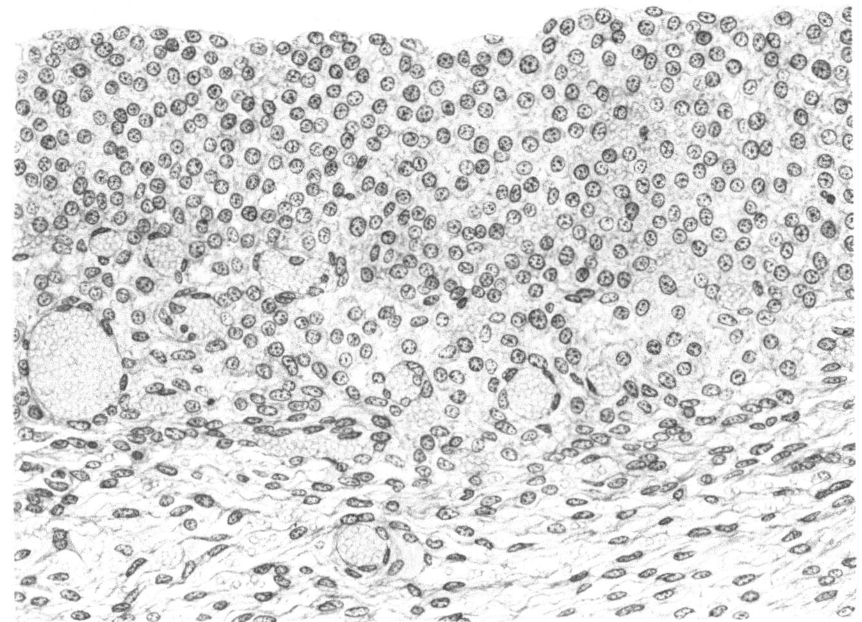

Abb. 46. Wand eines frisch geplatzten Follikels mit hyperämischen Gefäßen in der Theca. Vergr. 1:250. (Präparat STIEVE.)

## VI. Die Ovulation.

Unter Ovulation verstehen wir anatomisch das Platzen eines reifen GRAAF-schen Follikels und den dadurch bedingten Austritt der Eizelle und der Follikelflüssigkeit aus dem Eierstock. Sie bildet das Ende der Follikelreifung und den Beginn der Umbildung der Membrana granulosa zum Corpus luteum.

Die Frage des *Zeitpunktes der Ovulation*, der mit den Vorgängen der Follikel- und Eireifung eng verbunden ist, soll hier nur soweit Berücksichtigung finden, als anatomische Grundlagen in Betracht kommen. Wenn die anatomischen Erkenntnisse darüber sehr lückenhaft waren, so lag der Grund darin, daß günstiges *menschliches* Untersuchungsmaterial immer nur in unzureichender Menge zur Verfügung stand und weiter darin, daß Erkenntnisse aus vergleichenden Untersuchungen nur mit größter Vorsicht und vieles aus der Keimdrüsenbiologie überhaupt nicht auf den Menschen übertragen werden kann. Ich möchte wiederum darauf hinweisen, daß die Eierstöcke nah verwandter Tierarten im anatomischen Aufbau und im biologischen Verhalten oft sehr verschieden sind (z. B. Marder-Iltis, Hermelin-Wiesel). Auch Domestikation und Einflüsse der Ernährung können bei freilebenden Tieren Veränderungen in der Keimdrüsenbiologie verursachen. Es sind daher auch die Befunde am *Affen*ovarium, wie sie HARTMAN (1924, 1931), ZUCKERMAN (1937) u. a. erhoben haben, keineswegs ohne weiteres auf den *Menschen* zu übertragen. YERKES und ELDER (1936) haben z. B. beim *Schimpansen* festgestellt, daß die Ovulation regelmäßig um den 14. Tag ante menstruationem stattfinde und konnten daher eine Konzeption vor dem 16. Tag des Cyclus niemals beobachten. Bei *Rhesusaffen* scheint nach den Untersuchungen von HARTMAN eine gleich strenge Gesetzmäßigkeit zu bestehen, nur mit dem Unterschied, daß bei dem etwas kürzeren Cyclus der Follikelsprung bereits am 10.—16. Tag des Cyclus erfolgt.

Beim Follikelsprung wirken offenbar mehrere Faktoren zusammen, jedoch ist der *Mechanismus*, durch welchen er verursacht wird, noch nicht ausreichend geklärt. Zweifellos ist eine starke *Druckerhöhung* innerhalb des Follikels von größter Bedeutung (SMITH 1934). Nach den Untersuchungen von PETRY (1949) soll aber der mechanische Faktor nicht allein imstande sein, den Follikel zum Platzen zu bringen, sondern es sollen auch, wie bereits SCHOCHET (1918) vermutete, *Proteinasen* eine Rolle spielen, welche die kollagenen Fasern der Follikelwand im Bereich des schlecht durchbluteten Stigma folliculi abbauen und dort das Bindegewebsgefüge verändern, womit eine Herabsetzung dessen Zerreißgrenze verbunden ist. Infolgedessen genügt schon eine kleine Druckerhöhung im Follikelinnern, die Berstung herbeizuführen. Während die Capillaren der Theca nach PETRY in einem dichten Bindegewebsnetz verankert sind und dadurch offengehalten werden, verlieren sie im Bereich des Stigmas diese Sicherung und werden vom Follikel zusammengedrückt. Erst in diesem blutleeren Zustand scheint sich die erwähnte Veränderung an den Bindegewebsbündeln der Albuginea zu vollziehen. Für eine Druckerhöhung im Follikel dürfte auch die *Hyperämie der Blutgefäße*, besonders im Hilusgebiet des Ovariums, eine Bedeutung haben (CLARK 1900, HEAPE 1905, HILL, ALLEN und KRAMER 1935, PEARSON 1944). KELLER (1943) schreibt vor allem die Ovulation einem erhöhten inneren Druck zu, welcher ein Resultat der Blutfüllung sein soll, die verursacht wird durch contractile Venen und glatte Muskelzellen im Hilus des Ovariums. Er behauptet, daß diese contractilen Strukturen ein plötzliches Ansteigen des Druckes im Innern des Ovariums herbeiführen, welcher die Follikel von der Bindegewebsumhüllung befreit und diesen die Ruptur gestattet. LANDAU (1938) äußert ähnliche Ansichten über den Eierstock bei *Hemicentetes*. Seit der Wiederentdeckung der *Spiralarterien* im Ovarium (REYNOLDS 1947, 1950) wurde das Augenmerk immer mehr auf die *lokale Regulation des Blutdruckes* innerhalb des Ovariums durch diese Gefäße gerichtet. Beim Versuch, den Mechanismus des Follikelsprunges zu klären, wurden auch den *Lymphgefäßen* eine Rolle als Schwellgewebe zugesprochen (WISLOCKI und DEMPSEY 1939, BURR und DAVIES 1951). In Beziehung zu den Gefäßen spielt nach CLAUBERG (1938) das Follikelhormon selbst eine wesentliche Rolle, da es eine starke Hyperämie im Ovarium erzeugt. Keinesfalls sind für den Follikelsprung Muskelzellen in der Follikelwand verantwortlich zu machen, wie von manchen Autoren (GUTTMACHER 1921, CARDINI 1938, NOVAK 1953) immer wieder angegeben wurde. Neueste Untersuchungen von CLAESSON (1947) haben einwandfrei gezeigt, daß weder beim *Menschen* noch bei *Tieren* glatte Muskelzellen an der Follikelwand aufzufinden sind. LOPEZ (1953) untersuchte die Eierstöcke auf die Anwesenheit von *Mucopolysacchariden* und *Mucoproteinen* und DESTRO (1953) hebt das Verhalten und die Bedeutung der stromalen Schleimsubstanzen im Eierstock des *Menschen* und *Kaninchen* bei der Reifung, beim Platzen und bei der Atresie der Follikel hervor und macht auch auf die Bedeutung dieser Mucoide beim biochemischen Mechanismus bei der Befruchtung aufmerksam. Alle Faktoren, die im Zusammenwirken zur Ovulation führen, werden jedenfalls durch Einflüsse von der Hypophyse her gesteuert und durch Ausschüttung einer vermehrten Menge von Vorderlappenhormon veranlaßt.

Beim *Kaninchen*, einem Tier mit provozierter Ovulation, findet der Follikelsprung 9—12 Std nach der Begattung statt. FEE und PARKES u. a. konnten zeigen, daß die Ovulation unterbleibt, wenn innerhalb der 1. Std nach der

Begattung die Hypophyse entfernt wird, was auch SMITH und WHITE (1934) und HILL und PARKES (1932) für das *Frettchen* bestätigen konnten oder, wie WESTMAN und JACOBSOHN (1938, 1942) beobachtet haben, nach 10—20 min der Hypophysenstiel der *Kaninchen* durchtrennt wird. Daraus ist zu folgern, daß der nervöse Reiz, der während der Begattung entsteht, und einige Stunden nach dem Deckakt die Ovulation bedingt, über das Zwischenhirn und die Hypophyse wirkt und zur Ausschüttung einer vermehrten Menge von Follikelreifungshormon führt, das die Follikel reifen und schließlich platzen läßt. Die Anwesenheit einer größeren Menge von Prolan im Blut von Kaninchen in der Zeit nach der Begattung konnte von DUMONT, D'AMOUR und GUSTAVSON (1932), McPHAIL, PARKES und WHITE (1933) auch im Blut nachgewiesen werden, und es gelang letzteren Autoren, durch Überleitung des Blutes aus der Carotis eines gedeckten *Kaninchens* in die Vena jugularis eines ungedeckten, bei diesem ebenfalls die Ovulation auszulösen. BRAMBELL ROGERS und PARKES (1932) konnten den Hormonspiegel bei gedeckten *Kaninchen* um 30% herabsetzen, ohne daß die Ovulation verhindert wurde. Erst bei einer 40%igen Verminderung unterbleibt die Ovulation, wenn nicht die größte Zahl der reifen Follikel entfernt worden ist. MARSHALL und VERNEY (1935) sowie NOWAKOWSKI (1950) konnten durch elektrische Reizung des Tuber cinereum die Ovulation hervorrufen — durch Einspritzung einer Novocainlösung in das Tuber cinereum konnten WESTMAN und JACOBSOHN (1937) den Eintritt der Ovulation dagegen verhindern. SPATZ (1953) glaubt daher, daß im Tuber cinereum ein Sexualzentrum liegt, über das nervöse Reize aus der Peripherie oder aus höheren Zentren zu wirken imstande sind. Im Hypothalamus als psychophysischer Schaltstelle können angeblich sexuelle Erregungen über den Hypophysenstiel in den Vorderlappen der Hypophyse gelangen, der mit der Ausschüttung einer größeren gonadotropen Hormonmenge reagiert, so daß Follikelreifung und Ovulation zustande kommen.

So betrachtet, verliert die lokale nervöse Versorgung des Ovariums viel an Interesse, denn die nervösen Einflüsse wirken offenbar gar nicht über die peripheren Nerven auf die Follikel des Ovariums. Daß die sympathische Innervation des Ovariums nicht von entscheidender Bedeutung ist, geht auch aus den Versuchen von WESTMAN (1942) und HILL (1949) hervor, die nach Entfernung der Nerven des Ovariums oder Exstirpation des Bauchsympathicus die Follikelreifungsvorgänge und die Entwicklung der Corpora lutea unverändert vor sich gehen sahen. HINSEY und MARKEE (1932) durchschnitten virginellen *Kaninchen* das Rückenmark in verschiedener Höhe und injizierten ihnen 8—10 cm³ Schwangerenharn. Alle Tiere zeigten geplatzte Follikel. Auch wenn man das gesamte Lumbal- und Sacralmark sowie die beiden Vagi ausschaltet, tritt noch Ovulation nach den Injektionen ein. Diese Versuche zeigen, daß die Ovulation *vom peripheren Nervensystem weitgehend unabhängig* vor sich geht und die Hormone *direkt* auf die Follikelzellen wirken. NOWAKOWSKI (1950) vermutet allerdings, daß Rückenmarksdurchschneidung bei *Kaninchen* in Höhe von L 1—L 2 die Ovarialfunktion partiell schädigt und das Hypophysenvorderlappenhormon nicht voll wirksam werden läßt. Durchschneidung in Höhe L 4 und tiefer ist ohne Einfluß auf die Ovulation. Auch der Umstand, daß beim transplantierten *Kaninchen*ovarium die Ovulation ebenso provoziert werden kann (DWORZAK und PODLESCHKA 1934, HILL 1949) wie an in situ gelegenen Eierstöcken, spricht gegen direkte örtliche Nerveneinflüsse. Dieses Verhalten deckt sich völlig mit den Erfahrungen, die man an anderen inkretorischen Drüsen machen konnte. Schilddrüsen z. B. reagieren nach beiderseitiger Exstirpation des Halssympathicus auf Kälte oder thyreotropes Hormon genau so wie normal innervierte Organe. Daß das Hypophysenhormon wahrscheinlich direkt unmittelbar auf die Follikelzellen wirkt, geht auch aus den Versuchen von FRIEDMANN (1932) hervor, der Extrakte aus Schwangerenharn bei *Kaninchen* direkt in die Follikelhöhle spritzte. Der injizierte Follikel luteinisierte, ohne daß an anderen Follikeln irgendwelche sichtbaren Veränderungen erkennbar waren. Solche direkten nervösen Wirkungen wären auch nicht gut denkbar, da *Nervenfasern innerhalb der Bildungen des Ovariums* nur soweit nachgewiesen werden können, als sie von Capillaren und Blutgefäßen versorgt sind. Da das Follikelepithel stets nervenfrei gefunden wird, wäre ein Einfluß der Nerven auf dieses und noch weniger auf die Eizelle selbst verständlich. Die lokale Wirkung des vegetativen Nervensystems ist jedoch von größter Bedeutung für die Durchblutung des Organs. Die Größe der Durchblutung stellt aber in der Regel eine Voraussetzung für stärkeres Wachstum und die gesteigerten Stoffwechselprozesse dar, womit indirekt eine Einflußnahme der Gefäßnerven auf die Follikelreifung und Ovulation zu folgern ist. Mangelhafte Follikelreifung, sowie Atrophie der Follikel und der Corpora lutea, die gelegentlich nach Durchtrennung sämtlicher zum Ovar ziehender Nerven gesehen wurden (WALTHARD 1937), könnten durch Verminderung der Durchblutung leicht ihre Erklärung finden. Andererseits ist nicht von der Hand zu weisen, daß eine Hyperämie, wie sie infolge von Kohabitation im Ovarium (STIEVE 1943, 1952) oder durch die hyperämisierende Wirkung des Follikelhormons in Erscheinung tritt (CLAUBERG 1936), durch eine Mehrzufuhr von Prolan und durch bessere Nähr- und Sauerstoffversorgung die Follikelreifung beschleunigen kann *(violente Ovulationen)*.

Das *Kaninchen* besitzt mit dem *Feldhasen*, dem *Streifenwiesel*, dem *Wiesel, Nerz, Frettchen* und der *Katze* im Gegensatz zu den übrigen Säugern die Eigentümlichkeit, in der Regel nur nach der Kopulation zu ovulieren *(provozierte Ovulation)*. *Hündinnen* ovulieren in der Zeit von 10—12 Tagen nach dem Sichtbarwerden der prooestralen Blutung, das *Schwein* in der Zeit von 30—35 Std, die *Kuh* von 24—40 Std, die *Stute* in der Zeit von 4—7 Tagen nach Einsatz der Brunsterscheinung. Das *Rind* ovuliert im Mittel alle 21 Tage, und zwar unabhängig davon, ob das Tier gedeckt wird (KUPFER 1920). Gewöhnlich fallen hier Brunst und Ovulation zusammen.

MORICARD (1936, 1949) glaubt, daß der Reifungsprozeß der Eizelle ebenfalls vom Vorderlappen ausgelöst wird, da eine mitosefördernde Wirkung des Prolans von ihm festgestellt werden konnte, das über den Follikelsaft mittels der Follikelzellen in die Eizelle übertritt. Die Bildung der ersten Polzelle soll beim *Kaninchen* erst dann auftreten, wenn die Eizelle vom Follikelsaft umgeben ist, woraus er eine besondere Beziehung zwischen beiden erkennen will. Tierexperimentelle Untersuchungen von EVERETT (1948), PFEIFFER (1950) und ROBINSON (1954) lassen darauf schließen, daß auch der Progesteronbildung im reifen Follikel für das Zustandekommen der Ovulation eine Bedeutung zukommt.

Alle Faktoren, die die Follikelreifung bestimmen, beeinflussen somit auch den Ovulationsvorgang, und die Hypophyse steuert das Tempo dieser Erscheinungen. Dadurch, daß auch der ausgewachsene GRAAFsche Follikel und die Eizelle erst die Reifung durchmachen müssen, was immerhin 12—24 Std dauern dürfte, können äußere Faktoren ad hoc den Follikelsprung nicht bewirken.

Zur Zeit der Ovulation muß die *Eizelle*, die inzwischen eine Größe von 110—130 $\mu$ erlangt hat, die notwendige *Reife* erlangt haben. Vergleichende Untersuchungen machen es wahrscheinlich, daß die Reifungsvorgänge in der Eizelle wenige Stunden vor dem Follikelsprung beginnen. Sie sind gekennzeichnet durch eine *mitotische Teilung des Eikernes* und *Ausstoßung des ersten Polkörperchens*. Beim *Menschen* konnte STIEVE (1926, 1943) erstmalig, sowie ALLEN, PRATT, NEWELL und BLAND (1930) in einem normalen, sprungreifen Follikel das erste Polkörperchen in der Eizelle beobachten. Befindet sich der Eizellkern nicht mindestens im Zustand der Vorbereitung zur ersten Teilung, so berechtigt nichts, besonders nicht die Größe des Follikels, ihn für sprungreif zu halten. Andererseits darf aber auch nicht jeder Follikel, in dessen Eizelle der Vollzug der ersten Teilung festgestellt werden kann, als unmittelbar vor der Ovulation stehend angesehen werden, da sich auch in atretischen Follikel, bei *Tieren* offenbar noch häufiger als beim *Menschen*, ausgestoßene Polkörperchen finden. BESOLD hat bei der *Ratte*, GUTHRIE und JEFFERS (1938) bei *Fledermäusen* Reifeteilungen schon zu Beginn der Follikelreifung beobachtet und angenommen, daß diese Frühteilung des Eizellkernes das erste Zeichen der bevorstehenden Atresie bedeutet. Da es sich bei der Reifeteilung um grundsätzliche Vorgänge handelt, dürfen wir annehmen, daß sie im Prinzip beim *Menschen* und *Säugetier* in gleicher Weise ablaufen. Sofort nach Ausstoßung des ersten Polkörperchens formiert sich im peripheren Teil der Eizelle die Kernspindel der zweiten Reifeteilung. LONG und MARK (1911) beschreiben, daß die Chromosomen der ersten Teilung zu Tetraden und jene der zweiten zu Dyaden angeordnet sind. Im Metaphasestadium dieser Teilung, in welchem die Chromosomen in einer Äquatorialplatte inmitten der Spindel gruppiert sind, erfolgt der Follikelsprung. Die Eizelle wird herausgeschleudert und gelangt in das abdominale Ende der Tube. Bei den *Centetiden* dringen die Samenfäden nach den Beobachtungen von STRAUSS (1938) durch die Theca der reifen Follikel in die schwammige Granulosa ein und befruchten die noch im geschlossenen Follikel gelegene Eizelle.

Alle Anatomen und Biologen sind sich darüber einig, daß die zweite Reifeteilung erst dann zu Ende läuft, wenn eine Imprägnation erfolgt, d. h. wenn ein Spermium in die Eizelle eindringt (FISCHEL 1929, GROSSER 1924, E. ALLEN, PRATT, NEWELL und BLAND 1930, WESTMAN 1934, PINCUS 1936, BLANDAU und YOUNG 1939, HARTMAN und CORNER 1941, SLUITER 1954). Ist das nicht der Fall, so geht die Eizelle schon nach wenigen Stunden zugrunde. Nach GREEN und WINTERS (1935) sollen die unbefruchteten Eizellen vom *Schaf* nach der Ovulation eine Lebensdauer von 24 Std haben. DAWSON (1951) und HAMMOND (1945) konnten nachweisen, daß ovulierte Eizellen beim *Kaninchen* nach längstens 6 Std ihre Befruchtungsfähigkeit verloren haben. Dies erscheint begreiflich, da jede Mitose in sehr kurzer Zeit abläuft und ein Mitosestadium offenbar nicht längere Zeit sich in Ruhe verhalten kann. Im Gegensatz zu früheren Autoren (DÖDERLEIN 1929), die an eine Befruchtungsfähigkeit der menschlichen Eizelle von 14 Tagen glaubten, ist also anzunehmen, daß auch das *menschliche* Ei außerhalb des Follikels *nur wenige Stunden befruchtungsfähig* bleibt und bereits nach 12 Std derartige Eizellen in der Tube schon zu degenerieren beginnen, womit auch die positiv chemotaktische Einwirkung auf die Spermien verloren geht. SHETTLES (1953) konnte allerdings in vitro überhaupt keinen Anschein einer Beeinflussung der Spermien durch menschliche Eizellen finden. PINCUS (1930) und HARTMAN (1931) haben an wenige Stunden alten *Kaninchen-*, *Opossum-* und *Affen*eiern beobachtet, daß diese sich im Eileiter, ähnlich wie das *Vogelei* während der Wanderung durch den Ovidukt, mit einer *Eiweißschichte* umgeben, die bereits in dünner Ausbildung das Eindringen der Samenfäden unmöglich machen. Das ist ein weiterer Umstand, der einer Befruchtung der älteren reifen Eizelle entgegensteht.

Da andererseits auch die Befruchtungsfähigkeit der menschlichen Spermien aus mehreren Ursachen begrenzt ist und in der Tube auf längstens 48 Std beschränkt wird, so geht daraus hervor, daß im Befruchtungsoptimum Ovulation und Kohabitation *möglichst nahe beisammen* liegen müssen. Zugunsten dieser Auffassung sprechen auch Beobachtungen, wie sie DÖRING (1950) auf Grund von Erfahrungen bei der Cyclusanalyse mit Hilfe der basalen Temperaturmessung gemacht hat. Aus der Tatsache, daß eine Empfängnis nur zur Zeit der Ovulation möglich ist, haben zur Ermittlung einer möglichen unfruchtbaren Zeit folgende Fragen eine grundsätzliche Bedeutung erlangt: 1. Wann erfolgt die Ovulation. 2. erfolgt sie stets zur gesetzmäßigen Zeit innerhalb des Cyclus und 3. gibt es zusätzliche paracyclische Ovulationen?

In der sehr umstrittenen Frage des *Ovulationstermins* steht fest, daß der Follikelsprung unter *physiologischen Verhältnissen in der Mitte des Cyclus* erfolgt, so daß dadurch die KNAUSsche Lehre von der periodischen Fruchtbarkeit der Frau als durchaus richtig erwiesen scheint (HARTMAN 1936). Die basalen Temperaturmessungen von U. VOLLMANN (1940, DÖRING (1949, 1950), BICKENBACH (1950) u. a., sowie die Bestimmung des Ovulationstermins nach dem Mittelschmerz von R. VOLLMANN (1940) bestätigen diese Anschauungen. Der Anatom, der die Bestimmung des Zeitpunktes des Follikelsprunges aus den Beobachtungen an den Eierstöcken vornimmt, kommt nicht zu den gleichen Ergebnissen. An der großen Zahl von Eierstöcken, die STIEVE verarbeitete, konnte er unter 36 Frauen, bei denen Follikel und Gelbkörper die Möglichkeit boten, den Zeitpunkt der Ovulation annähernd genau zu bezeichnen, den Follikelsprung 13mal zwischen dem 5. und 12. Tag des Cyclus, 14mal zwischen dem 13. und 16. Tag und 4mal zwischen dem 17. und 20. Tag ermitteln. Einmal erfolgte die Ovulation jedoch zwischen dem 1. und 4. Tag und je 4mal zwischen dem 17. und 20., sowie 21. und 28. Tag. Auch BACHMANN (1949) schloß auf Grund eines jungen Gelbkörpers auf eine Ovulation im Postmenstruum. Die Beurteilung des Schicksals eines Follikels nach seinem histologischen Aussehen hat natürlich auch Unsicherheitsmomente. Es ist von einem Follikel, selbst wenn er bereits einen zerfallenen Eihügel und eine Eizelle mit Polkörperchen besitzt, sehr schwer zu sagen, was aus ihm geworden wäre. Man kann nur feststellen, daß er unter normalen Umständen vielleicht in 12—24 Std gesprungen wäre, ob dieses Ereignis aber *tatsächlich* eingetreten wäre, dafür fehlt natürlich der Beweis. Auch ist die Beurteilung des genauen Alters eines Corpus luteum mitunter sehr schwer, so daß der Ovulationstermin nur bei einem frisch geplatzten Follikel histologisch mit absoluter Sicherheit festgestellt werden kann. GROSSER (1927) versuchte, den Ovulationstermin mit Hilfe des Alters bzw. aus dem Entwicklungszustand junger menschlicher Embryonen zu bestimmen, ein Unterfangen, das naturgemäß große Erfahrung und außerordentlich vorsichtige Beurteilung erfordert. Immerhin konnte dieser erfahrene Embryologe bei einer Reihe bis 4 Wochen alter Embryonen so viel mit Sicherheit aussagen, daß ihre Entwicklung keinesfalls im Intermenstruum begonnen haben konnte. Die Ovulation mußte daher früher oder später gelegen haben. Bei 24 in dieser Hinsicht untersuchten Keimlingen ergibt sich, daß der Konzeptionstermin bzw. die Ovulation 10mal zwischen dem 2. und 10. Tag, 4mal in der Mitte des Cyclus vom 11.—17. Tag und 10mal zwischen dem 18. und 24. Tag gelegen haben mußte. Die Beobachtungen von STIEVE und GROSSER schränken die allgemeine Gültigkeit der KNAUSschen Lehre in der strengen von ihm vertretenen Form jedoch stark ein, was hauptsächlich für ovarial labile Frauen gelten wird. Diese Einwände werden besonders von klinischer Seite gestützt. RUNGE (1941), CAFFIER (1943), LINZENMEIER (1947) u. a. berichten über sichere Konzeptionen im Prämenstruum, und nach MANULKIN (1936) kann die Frau zu jeder Zeit im Cyclus befruchtet werden, allerdings mit einem Optimum im Intermenstruum. Diese Befunde sprechen aber auch nicht unbedingt gegen eine grundsätzliche periodische Fruchtbarkeit der Frau und könnten immerhin auch mit Cyclusschwankungen und Cyclusstörungen erklärt werden.

Ein gesetzmäßiger Rhythmus der Ovulation setzt eine Konstanz der Lebensdauer und Aktivität des Corpus luteum voraus. Ein funktionstüchtiges Corpus luteum hemmt durch seinen hormonalen Einfluß die Entwicklung der Follikel und die Ovulation. Ein plötzlicher Zusammenbruch der Funktion des Gelbkörpers, z. B. nach vermehrter Adrenalinausschüttung, kann zwangsläufig einen verfrühten Eintritt der Menstruation und eine Änderung im Rhythmus des ovariellen Cyclus bewirken. Desgleichen können auch Schwangerschaftsgelbkörper unter ungünstigen Bedingungen vorzeitig degenerieren und ihre Funktion einstellen. Die einzelnen Gelbkörper verhalten sich in ihrer Aktivität recht verschieden und besitzen nicht immer eine Lebensdauer von genau 14 Tagen, wie es der Anschauung von KNAUS entspricht, sondern bilden sich gelegentlich, wie STIEVE nachweisen konnte, aus unbekannten Gründen sehr rasch wieder zurück. Da in solchen Fällen der hemmende Einfluß des Corpus luteum auf das Follikelwachstum wegfällt, reift ein Follikel weit rascher heran, als es sonst der Fall gewesen wäre und platzt dann kurz nach der Menstruation. In selteneren Fällen konnte STIEVE beobachten, daß beim Follikelsprung alle Granulosazellen ausgestoßen werden und sich ein Gebilde entwickelt, das er als *Thecakörper* bezeichnet hat. STIEVE (1944) konnte weiter zeigen, daß in den Eierstöcken gesunder geschlechtstüchtiger Frauen gelegentlich nicht nur ein Follikel im Intermenstruum platzt, dessen Corpus luteum die charakteristischen Veränderungen der Gebärmutterschleimhaut bedingt, sondern in allen Zeiten des Cyclus noch weitere Follikel platzen können, deren Einfluß aber auf die Gebärmutterschleimhaut nicht zu erkennen ist. Wesentlich dabei ist also, daß das erste Corpus luteum stets die Phase des Cyclus beherrscht und das zweite Corpus luteum funktionell nicht in Erscheinung tritt (Abb. 47). Über die *Häufigkeit* dieser anatomisch belegten *paracyclischen Ovulationen* kann allerdings nichts ausgesagt werden. Jedenfalls würden sie ohne Zwang die Beobachtungen erklären, daß Frauen im späten Prämenstruum oder im frühen Postmenstruum befruchtet wurden. Die paracyclischen Ovulationen im Prämenstruum sind natürlich auch mit der Temperaturmessung nicht zu erfassen und scheinen nach DÖRING recht seltene Ereignisse zu sein. Zumindest konnte in der Literatur trotz der großen Zahl von kontrollierten Frauen noch kein Fall einer Konzeption aus einer zusätzlichen Ovulation während der Zeit der erhöhten Basaltemperatur (Corpus luteum-Phase) einwandfrei festgestellt werden. Auch SCHRÖDER (1953) verhält sich in der Frage der paracyclischen Ovulationen sehr reserviert, so daß sie noch einer sehr exakten und kritischen Bearbeitung bedarf, wobei vor allem die Merkmale der Altersbestimmung des Corpus luteum eine große Rolle spielen. DÖRING (1951) vermutet, daß die bei paracyclischen Ovulationen (AUGUSTIN 1951) freigewordenen Eizellen vielleicht nicht befruchtungsfähig sind.

Wenn man bedenkt, in welch starkem Maße sich *Einflüsse auf das Nervensystem* über Zwischenhirn und Hypophyse auf die Follikelreifung auswirken können, so erscheint bei der Unkontrollierbarkeit der Hypophysenfunktion, besonders bei labilen Frauen, dem Morphologen ein Vorkommen von violenten Ovulationen in der Weise im Bereich des Möglichen zu liegen, daß infolge der durch den Geschlechtsverkehr verursachten Erregung und Durchblutungssteigerung die Follikelreifung beschleunigt wird und der Follikel bereits innerhalb eines Zeitraumes von längstens 48 Std platzt. in dem die Spermien der vorangegangenen Kohabitation noch befruchtungsfähig sind (STIEVE 1949, ANTOINE 1947). Ein solches regelwidriges Verhalten würde aber noch keineswegs dazu führen, von einer provozierten Ovulation zu sprechen. wie es bei *Kaninchen, Katzen, Frettchen* oder *Nerz* der Fall ist, wo nahezu sprungreife Follikel brünstiger Tiere bis zur Paarung in diesem Zustand verharren und nach ausbleibender Begattung nach Wochen zugrunde gehen. Man könnte in solchen Fällen beim *Menschen* lediglich von einer *Verfrühung der Spontanovulation* sprechen (KNAUS). denn es handelt sich hier um in der Entwicklung stimulierte. aber keineswegs verharrende Follikel.

Selbst ein intaktes Corpus luteum graviditatis verhindert nicht unter allen Umständen das Heranreifen eines Follikels und eine Ovulation, wie gelegentliche Beobachtungen von Ovulationen mit nachfolgender Bildung frischer Gelbkörper und Menstruation während bestehender Gravidität gezeigt haben (WINTZ 1925.

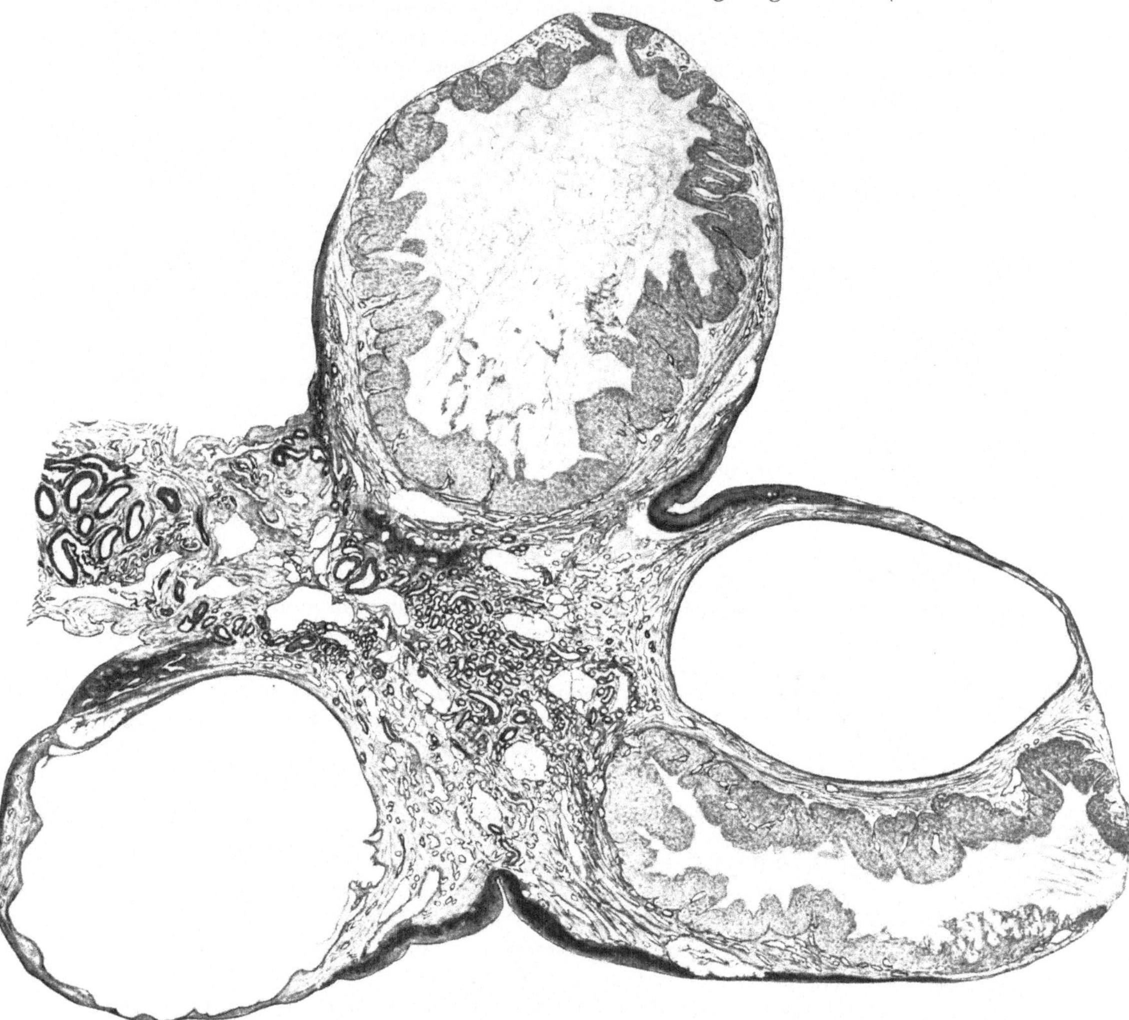

Abb. 47. Eierstock einer 45jährigen *Frau* mit zwei, fast gleichaltrigen Corpora lutea menstr. und zwei atretische Follikel. Vergr. 1:5. (Aus STIEVE 1952.)

FOEDERL 1932). Daher sind die einwandfrei beobachteten Fälle von *Super-fetation* beim Menschen auch als nichts Außergewöhnliches zu betrachten und zwanglos zu erklären (HASELHORST und WATZKA 1950). Ebenso besteht für das Tierreich die Annahme, daß Schwangerschaftsgelbkörper das Heranreifen und Platzen von Follikeln stets verhindern, nicht mehr ausnahmslos zu Recht. Um nur die neuesten Befunde zu nennen, soll eine Superfetation beim *Nerz* (HANSSON 1947), bei der *Maus* (ROLLHÄUSER 1949), bei der *Bisamratte* (STIEVE 1952, MIEGEL 1952, STIEVE-MIEGEL 1954) und beim *Igel* (SCHÜTZ 1953) vorkommen. Früher wurde eine solche schon bei *Katzen* (MARKEE und HINSEY 1935), *weißen Ratten*

(SLONAKER 1934) und bei *Schafen* und *Schweinen* (SMITH, BUCHANAN 1927) beschrieben. HEDIGER (1948) glaubt, daß beim *Feldhasen* die neuerliche Befruchtung in der Regel bereits 1—5 Tage vor dem Wurf stattfindet. COLE (1943) und seine Mitarbeiter berichten, daß *Stuten* regelmäßig während der Tragzeit ovulieren. Das Heranreifen der Follikel und die Ovulation werden ausgelöst durch den Druck des einströmenden gonadotropen Placentarhormons, das mit dem Prolan des Hypophysenvorderlappens identisch ist. Beim *Menschen* setzt die Prolanproduktion von seiten der Placenta sehr früh ein und ist am Ende des 2. Schwangerschaftsmonats besonders hoch. Nach WITSCHI (1950) wird die überwiegende Menge gleich vom Chorion in das mütterliche Gewebe ausgeschieden, und in der 11. Schwangerschaftswoche findet es sich im Gewebe der Mutter in 10mal größerer Menge als im Fetus vor. ASCHHEIM und ZONDEK (1928) konnten durch Implantation von Hypophysenvorderlappen bei *Mäusen* Ovulationen herbeiführen, wobei die Feten lebendig blieben. Damit ist erwiesen, daß die Sperre, die während der Schwangerschaft gegen eine neue Ovulation besteht, durch Vorderlappenhormon aufgehoben werden kann. Daß dies auch unter Umständen bei besonders hohem Hormondruck bei Frauen der Fall sein kann, erscheint sehr wahrscheinlich. Ovulationen und gelegentliche Superfetationen beim *Menschen* finden offenbar auch in dieser Ursache ihre Erklärung.

In der Regel besteht wohl die Annahme, daß die Ovulation und damit die fruchtbare Phase der Frau in das Intermenstruum fällt, zu Recht. Wenn man allein ein solches Verhalten als physiologisch bezeichnen will, so ist es erlaubt, auch von einer *periodischen Fruchtbarkeit* der Frau zu sprechen. Ausnahmen dieser Gesetzmäßigkeit müßten dann als Störungen des normalen Ablaufs der Ovulation bezeichnet werden. Derartige Störungen treten bei dem so empfindlichen Vorgang offenbar nicht selten auf, so daß die Festhaltung an der Lehre der strengen Gesetzmäßigkeit der fruchtbaren und unfruchtbaren Phase der Frau dadurch eine wesentliche Einschränkung erfährt.

## VII. Das Corpus luteum (der Gelbkörper).

### a) Corpus luteum menstruationis [sive periodicum, sive spurium, sive progestativum (DUBREUIL)].

Es ist heute keine Frage mehr, daß der wesentliche Teil des Corpus luteum aus dem Follikelepithel hervorgeht und daher auch als *Granulosaluteinzellendrüse* bezeichnet wird.

Der genaue *Mechanismus* der Corpus luteum-Bildung ist noch nicht völlig klar, doch wird angenommen (NOVAK 1953), daß ihr eine abgestimmte quantitative Balance zwischen Follikelreifungs- und Luteinisierungshormon des Hypophysenvorderlappens zugrunde liegt. Gelegentlich kann auch aus einem nicht geplatzten Follikel ein Corpus luteum entstehen, wie WALLART (1914) und STIEVE (1942) es in *menschlichen* Ovarien und SOBOTTA bei der Maus (1896) beschrieben haben und neuerdings von BURKL und KELLNER (1954) im Eierstock der *Ratte* beobachtet wurde. Hier soll die Umbildung der Granulosa zum Gelbkörper vom Eihügel ausgehen und schließlich sich über die ganze Membrana granulosa erstrecken und zu Gebilden führen, die wie normale Gelbkörper aussehen. Die beiden Verfasser nehmen an, daß von der nicht ausgestoßenen Eizelle ein Impuls ausgeht, der die Umbildung der Granulosa zum Gelbkörper induziert.

Seit der grundlegenden Darstellung von R. MEYER (1911, 1928), R. SCHRÖDER (1930) und WESTMAN (1934) ist in den letzten Jahren unser Wissen über das Corpus luteum weiter sehr bereichert worden. Der Beginn der Gelbkörperbildung erfolgt unmittelbar nach dem Follikelsprung. Von einem Proliferationsstadium.

wie es MEYER (1911 und 1932) berichtete, konnte STIEVE nichts erkennen.
sondern betont ausdrücklich, daß die Zellvermehrungen im Epithel des geplatzten
Follikels sehr selten sind, während dagegen die Vermehrungsperiode bereits im
reifen Follikel stattfindet. Auch MOMIGLIANO (1926) berichtet, daß die Vermehrung
der Luteinzellen schon mit dem Follikelsprung beendet ist. Diese Befunde decken
sich mit den Beobachtungen CORNERS (1942, 1945) bei *Rhesusaffen*, wo die Umwandlung der Granulosa zu Luteinzellen ohne Zellteilungen erfolgt. BACHMANN

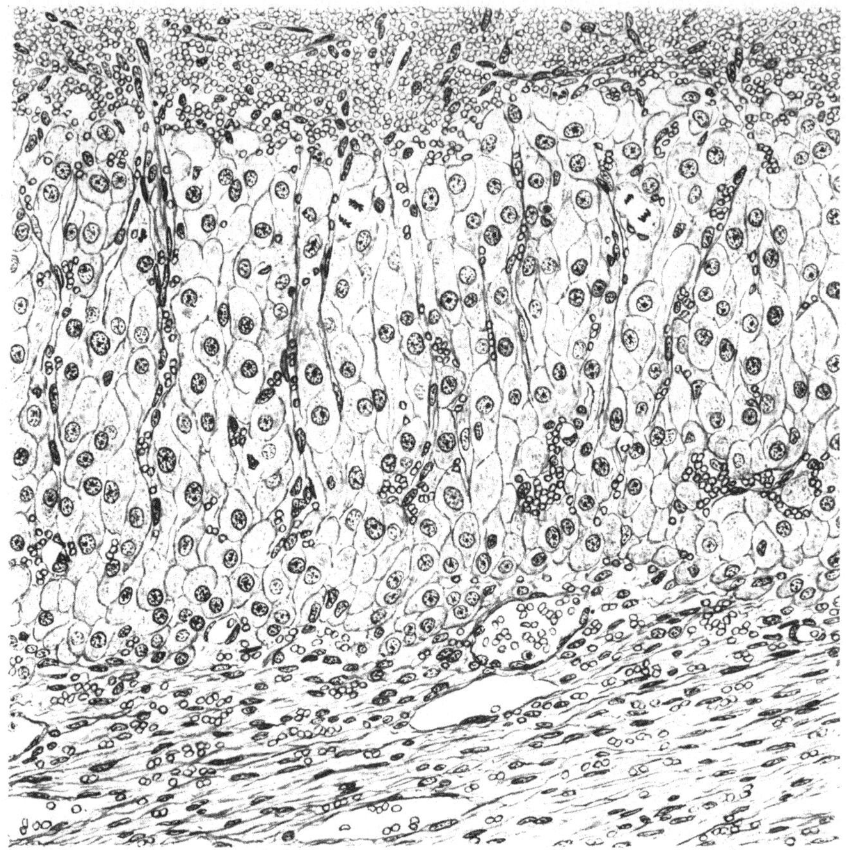

Abb. 48. Ausschnitt aus der Wand eines jungen Corpus luteum im Stadium der Vascularisation. Vergr. 1:250.
(Aus STIEVE 1942.)

(1936) findet nach dem Follikelsprung nur wenige Kernteilungen und glaubt,
daß ihr keine wesentliche Rolle beim Aufbau der Gelbkörper zukommen. Einzelne
*Mitosen* im geplatzten Follikel konnte ich jedoch öfter finden, aber ihre Zahl
steht in keinem Verhältnis zu den zahlreichen Zellteilungen in der Granulosa reifer
Follikel. CHYDENIUS (1929) sah Zellteilungen bis zum Ende der Vascularisation.
TANAKA (1952) konnte im Corpus luteum der *Meerschweinchen* stets bis in die
Hälfte der Gravidität reichlich Mitosen beobachten. Darunter war die halbe
Zahl *atypische*, hauptsächlich *multipolare Mitosen* bis zu 8 Centriolen. Sie stellen
wahrscheinlich die Ursache der reichlichen, kleinen polymorphen Kerne dar.
Durch diese Befunde wird die Ansicht ASCHHEIMs (1932) widerlegt, der meint,
die Granulosaluteinzellen können sich nicht teilen, weil sie während des „Pro-
liferationsstadiums" bereits absondern. Die Entwicklung des Corpus luteum

wird von der Hypophyse her stimuliert und hört nach Hypophysenwegnahme auf (HILL und PARKES 1932).

Nach dem Follikelsprung geht die Entwicklung der Granulosa gleich in das *Vascularisationsstadium* über (Abb. 48 und 49). Die Granulosa ist bis 700 $\mu$ dick und infolge der Entspannung des Stromas stark gefaltet. Die Zellen sind von polygonaler Form, messen 20—35 $\mu$ im Durchmesser und sind reichlich granuliert.

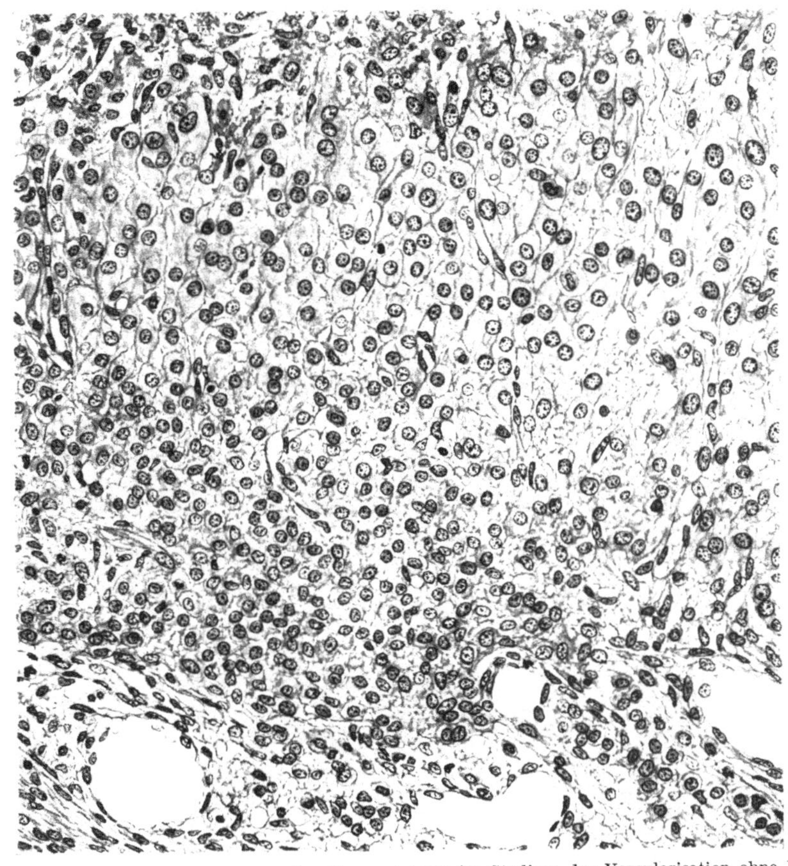

Abb. 49. Schnitt durch ein zwei Tage altes Corpus luteum im Stadium der Vascularisation ohne Blutkern. Vergr. 1:250. (Aus STIEVE 1952.)

Sie liegen locker aneinandergefügt und zwischen ihnen erkennt man kleine bläschenförmige Hohlräume. In den äußeren Lagen verlaufen zahlreiche dünnwandige *Blutgefäße*, die zugleich mit Bindegewebszellen von der Theca her eindringen. Die zumeist länglichen, verzweigten Mesenchymzellen haben einen walzenförmigen Kern und bilden lange schmale Züge, die von der Theca bis in den Hohlraum ziehen. Diese Zellen teilen sich und bilden in der Follikelhöhle zumeist ein zusammenhängendes Netzwerk. Seltener sind sie einzeln gelegen. Ihr Verhalten im Liquor ist ein ähnliches wie die Fibrocyten im Nährboden der Gewebekultur. Auch einzelne *Histiocyten* kann man zwischen den Granulosazellen beobachten (STIEVE).

Die *Liquorbildung* geht offenbar auch nach der Ovulation noch weiter, so daß sich der kollabierte Follikel langsam wieder auffüllt und sich wiederum

über der Oberfläche des Eierstockes erhebt. Voraussetzung dazu ist, daß die
Rißstelle durch Fibrin und Blutreste verklebt oder durch Vorwachsen des Binde-

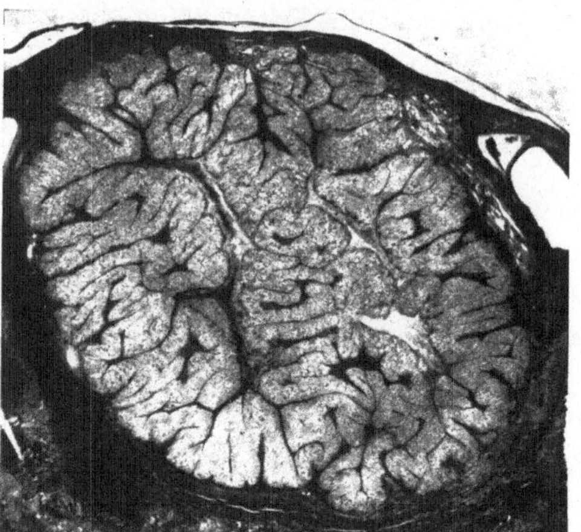

Abb. 50.  Solides Corpus luteum graviditatis (2. Monat).  Vergr. 1·4.

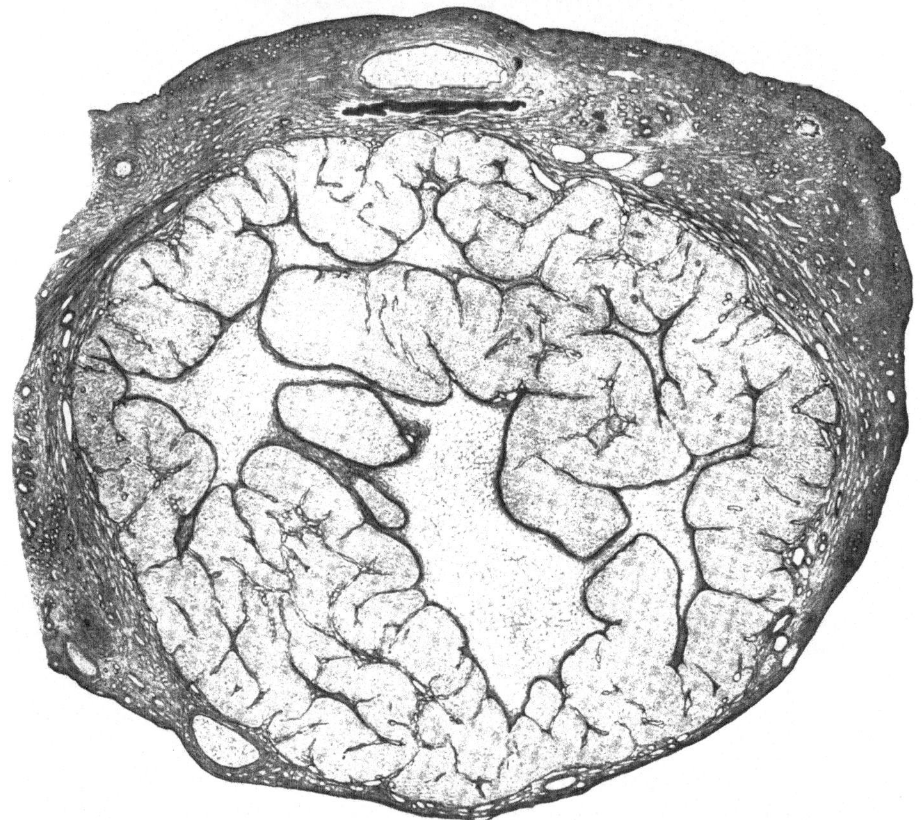

Abb. 51.  Corpus luteum graviditatis (3. Monat).  Vergr. 1:6.  (H. STIEVE prap.)

gewebes verschlossen wird. Es ist denkbar, daß bei jenen Gelbkörpern, wo die
Faltung der Granulosaschichte sehr stark und kaum ein Hohlraum im Gelb-

körper zu erkennen ist, im Gegensatz zu den cystischen Gelbkörpern kein Verschluß der Rißstelle erfolgte, so daß die Auffüllung der Lichtung durch Follikelflüssigkeit unterbleibt. Neben der Größe und Form weisen gleich alte Gelbkörper nicht nur in bezug auf stärkere oder schwächere Faltenbildung, sondern vor allem auch hinsichtlich der Wanddicke erhebliche Unterschiede auf (Abbildung 50—53).

Die Granulosazellen enthalten im Vascularisationsstadium noch außerordentlich wenig Lutein und die ganze Schichte zeigt im Gegensatz zu später ein graurötliches Aussehen *(Corpus rubrum)*. Die Zellen werden aber alsbald voluminöser und nehmen auch eine längliche Gestalt an. Ihre Kerne erscheinen heller und

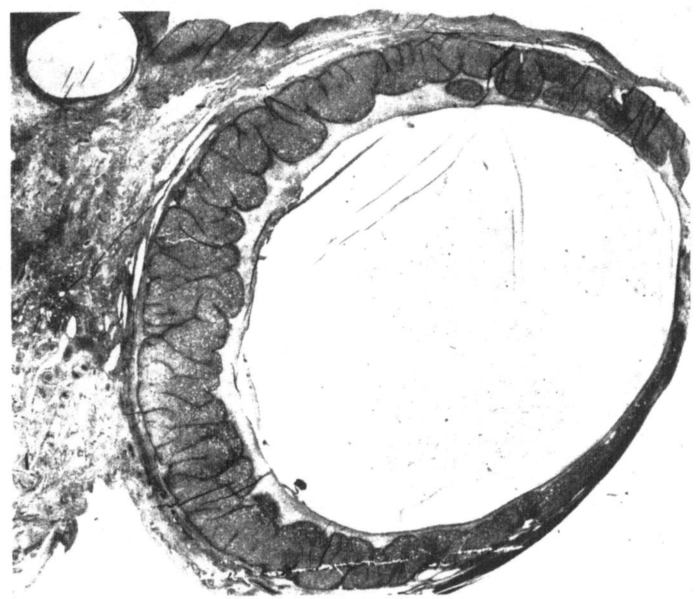

Abb. 52. Cystische Form eines Corpus luteum graviditatis (3. Monat). Vergr. 1:3.

sind durch ein deutliches Chromatingerüst ausgezeichnet. Die Angabe MEYERS, daß diese Veränderungen immer zuerst in den Randschichten auftreten und dann zentripetal fortschreiten sollen, konnten STIEVE (1943) sowie auch andere Untersucher nicht bestätigen und fanden demgegenüber, daß alle Zellen der jüngsten Corpora lutea annähernd gleich groß sind. Jedoch konnten CORNER, HARTMAN und BARTELMEZ (1945) bei 4 Tage alten *Rhesus*gelbkörpern ein Fortschreiten der Luteinisierung von außen nach innen feststellen, was auch in der Zellgröße zum Ausdruck kommt.

Die Grenze zwischen Theca und Granulosa ist unscharf und ein Grenzhäutchen ist nicht zu erkennen (Abb. 54). An mehreren Stellen sind Thecazellen zwischen den äußersten Schichten der Granulosa offenbar mit den Gefäßen in die Wand des geplatzten Follikels hineingewachsen). Die Gefäße sind sehr dünnwandig und liegen den Granulosazellen unmittelbar an. Die zahlreichen Capillaren ziehen hauptsächlich in radiärer Richtung von der Theca zum Hohlraum und gelangen auch in den Fibrocytenkernen und vor allem in das mesenchymzellreiche Fibringerinnsel im Randteil des Hohlraumes hinein. Sobald die Blutgefäße bis in den Hohlraum vorgedrungen sind, fließt Blut in die Randteile desselben ein. Die Blutung erstreckt sich gewöhnlich nur auf eine schmale Randzone, die der Granulosaschichte aufliegt *(innere Deckschicht).* Diese wird sehr rasch vom jungen Bindegewebe durchwachsen und die Mesenchymzellen und auch die benachbarten Luteinzellen

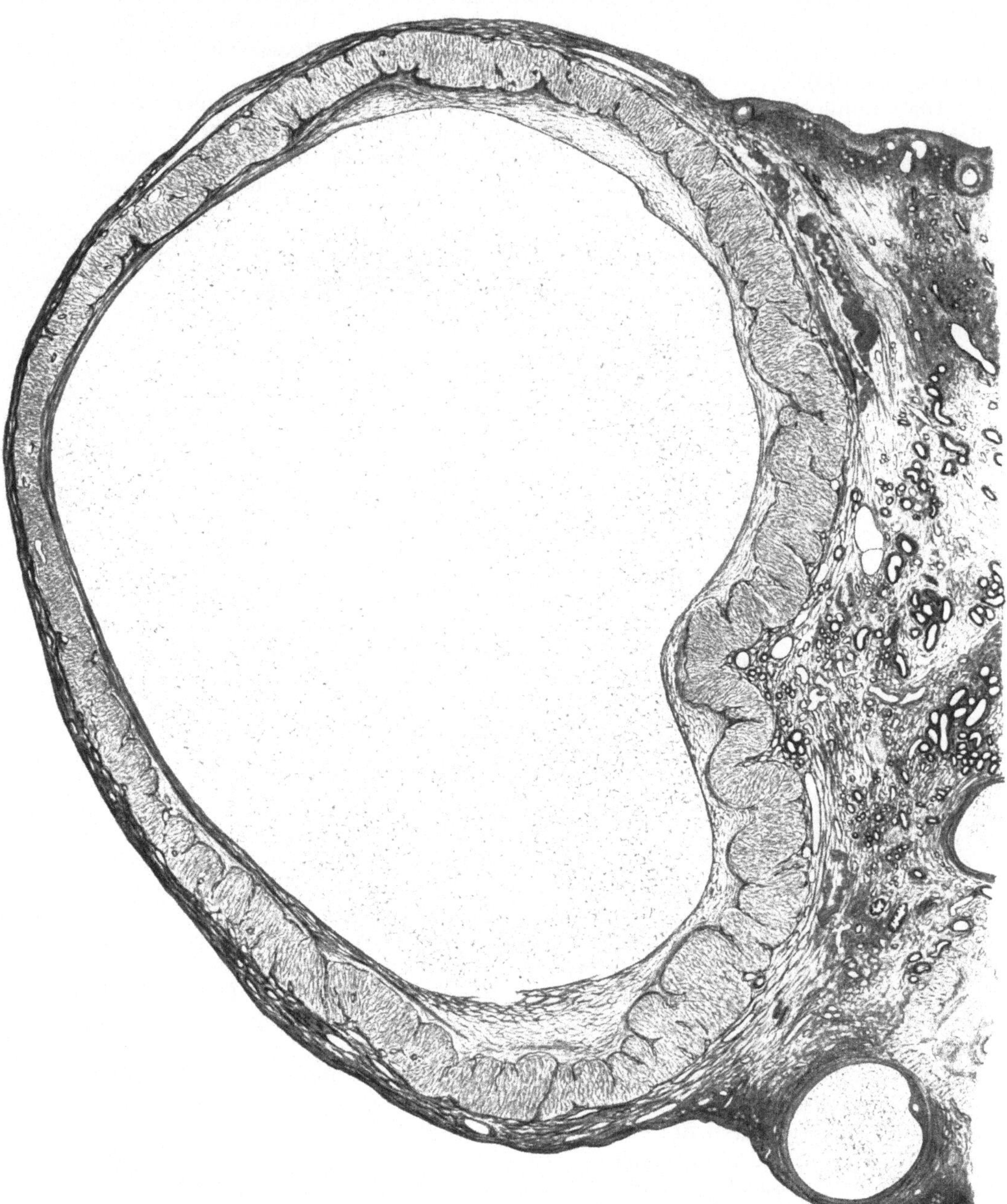

Abb. 53. Cystisches Corpus luteum graviditatis (3. Monat). Vergr. 1·6.

beladen sich bei Anwesenheit von Blut mit *hämatogenem Pigment.* Unmittelbar beim Follikelsprung dürfte es nur gelegentlich zu einer größeren Blutung in die Follikelhöhle kommen (WOLFE), während dagegen RUNGE (1923), R. SCHRÖDER (1930), FALKINER (1936), BACHMANN (1949) zur Zeit der Menstruation häufig

Blutaustritte in das Innere des Gelbkörpers gesehen haben (Abb. 55), so daß ein Blutkern die ganze Lichtung ausfüllen kann und man in extremen Fällen auch von einem Corpus luteum-Hämatom spricht (Novak 1953). Diese Blutungen sind nach Schröder um so geringer, je besser das Bindegewebe im Innern des Hohlraumes sich entwickelt hat. Nach Falkiner beschleunigen sie die Rückbildung des Gelbkörpers.

Mit zunehmender Vascularisation nehmen die Thecazellen, die zur Zeit des Follikelsprunges ebenfalls noch Wachstum und Vermehrung zeigten, an Größe

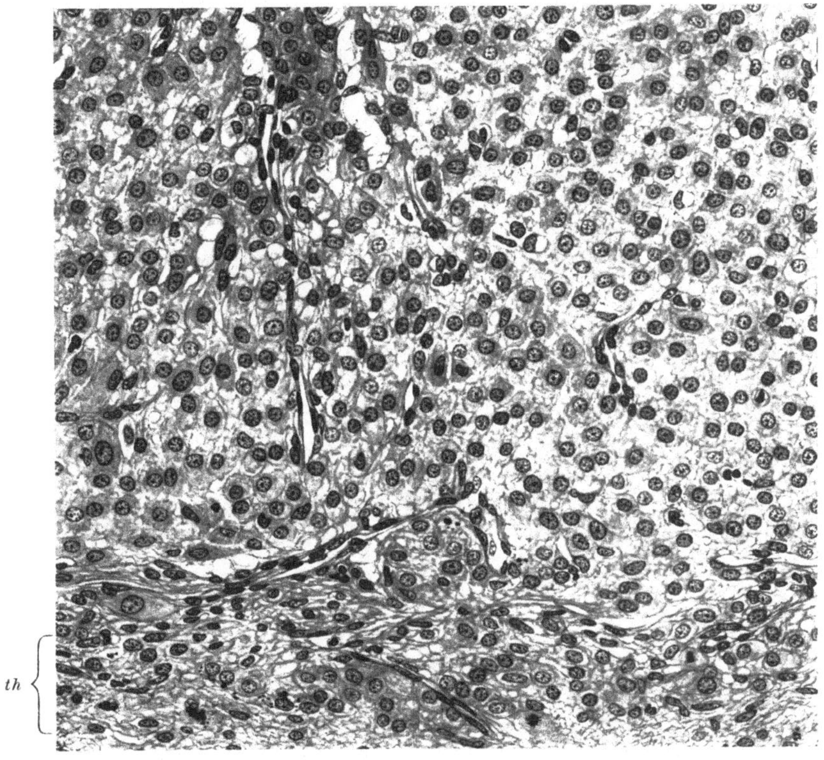


Abb. 54. Schnitt durch ein Corpus luteum in Blüte von einer 27jährigen *Frau* (25. Tag des Cyclus). *th* Gruppen von Thecazellen. Vergr. 1:250. (Aus Stieve 1952.)

ab und verlieren ihr Lipoid. Sie sind an ihrer Oberfläche von einem feinen fibrillären *Gitterfaserwerk* umsponnen, das sich mit den Capillaren zwischen die Granulosaluteinzellen hinein fortsetzt und auch diese umhüllt. Mit der Vascularisation ist auch die *Organisation des Corpus luteum* verbunden, die dann abgeschlossen ist, wenn alle Capillaren bis zum Innensaum der Luteinzellschichte vorgedrungen sind und dieser vom Bindegewebe abgedeckt ist. Damit sind alle Granulosazellen an das Capillarnetz angeschlossen und das Blütestadium des Corpus luteum ist erreicht, das durch seine Bauart aus Strängen von großen Zellen und durch ein dicht verzweigtes Capillarnetz das typische Bild einer endokrinen Drüse vom Balkentypus darbietet. Dieses Stadium soll nach Novak (1953) erst nach ungefähr 10 Tagen, nach Stieve und Schröder (1953) jedoch schon spätestens bereits am Ende des 2. Tages erreicht sein. Mit der Vascularisation läuft die bindegewebige Durchsetzung des Gelbkörpers parallel. Die einzelnen Zellen werden schließlich von feinsten *Gitterfasern* umsponnen (Bachmann

1936). Aus deren Verhalten kann eine verhältnismäßig sichere *Altersbestimmung* des Gelbkörpers vorgenommen werden. Nach beendeter Vascularisation werden

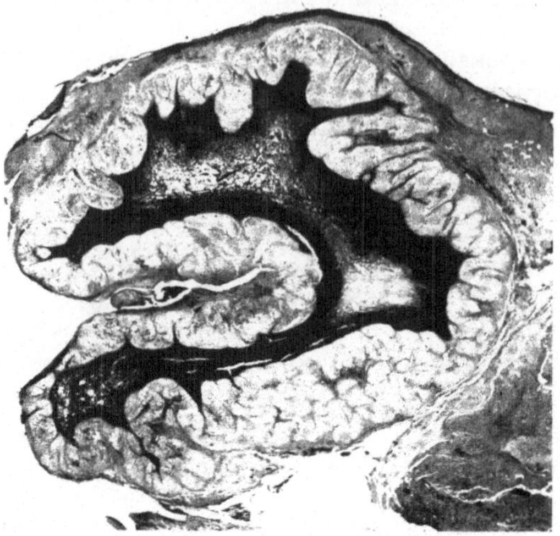

Abb. 55. Cystisches Corpus luteum am 3. Tag der Menstruation mit ausgedehnter, frischer Blutung. Vergr. 1:4.

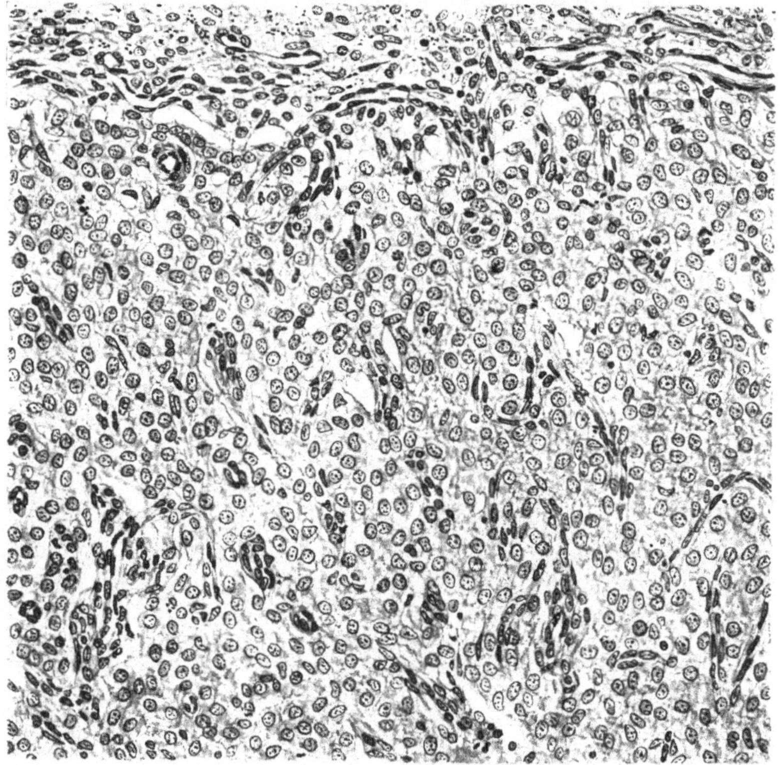

Abb. 56. Schnitt durch einen Teil eines 10—12 Tage alten Gelbkörpers. Blutgefäße haben bereits eine derbere Beschaffenheit und durchziehen auch die innere Deckschicht. Vergr. 1:250. (Aus STIEVE 1953.)

die Gefäße wandstärker und derber und durchsetzen auch die innere Deckschichte (Abb. 56).

Die Granulosaluteinzellen eines 2 Tage alten, im *Blütestadium* stehenden Corpus luteums sind zumeist von· polygonaler Gestalt und haben einen Durchmesser von 40 $\mu$, ihre hellen Kerne messen 8—10 $\mu$. Das Cytoplasma ist fein granuliert und enthält einen GOLGI-*Apparat* eingeschlossen. Einzelne Zellen haben längliche Gestalt und sind in der Richtung der Capillaren gelegen. *Mehrkernige Zellen* sind häufig, ebenso sind *polyploide Riesenkerne* keine allzu seltene Erscheinung. *Mitotische Kernteilungen* sind noch zu beobachten, so daß anzunehmen ist, daß die jungen Granulosaluteinzellen sich noch eine Zeitlang vermehren können. Auch Zellen mit ausgesprochen *regressiven Veränderungen* sind

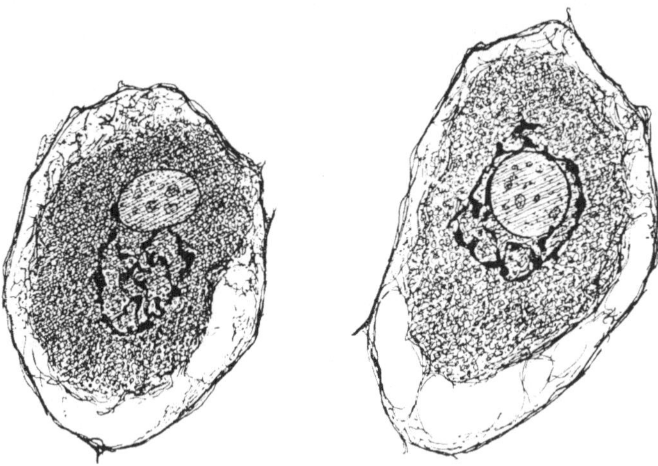

Abb. 57. GOLGI-Apparat, dargestellt mit $AgNO_3$, in Luteinzellen aus dem Corpus luteum des *Schweines (Sus scrofa)*. (Nach CORNER 1928.)

festzustellen. So fallen einzelne Zelle mit großen *Vacuolen* und Einlagerungen von *sudanophilen Substanzen* im Zelleib und solche mit pyknotischem oder zerfallendem Kern auf.

In den Granulosaluteinzellen ist der GOLGI-*Apparat* als weitmaschiges Netzwerk sehr gut ausgebildet (Abb. 57). Nicht immer bildet er ein zusammenhängendes Netzwerk, sondern erscheint fragmentiert. In degenerierenden Zellen schrumpft das GOLGI-Netz und rückt vom Kern an die Oberfläche der Zelle (RIQUIER 1910).

Nach LEVI (1913) sind die *Mitochondrien* in den Luteinzellen des Meerschweinchens im Gegensatz zu der fadenförmigen Gestalt in den Granulosazellen kürzer. In degenerierenden Luteinzellen sind sie nur undeutlich zu erkennen. Eine morphologische Beziehung zu den Fetttröpfchen ist nicht festzustellen (CORNER 1928). CHYDENIUS (1926) und später MOULONGUET (1931) und MALINOWSKY, KUSCHNIR und PETROWA (1932) untersuchten das Verhalten der Mitochondrien im Entwicklungsverlauf des Corpus luteum und fanden im Vascularisationsstadium die Mitochondrien als feine Stäubchen, Körnchen und Fädchen ausgebildet, im Blütestadium dagegen gröbere Körnchen und dicke Fäden, während nach der Menstruation nur wenige zu Klumpen zusammengeballte Mitochondrien im Cytoplasma der Luteinzellen zu finden oder völlig verschwunden sind (HORRENBERGER 1928). Im Schwangerschaftsgelbkörper sollen sich die Mitochondrien wie im Blütestadium verhalten.

Die *histochemischen Untersuchungen* der *fettartigen Substanzen* im Corpus luteum, die von WEISHAUPT (1921), JAFFÉ (1924). WATRIN (1924), IKEDA (1928), STEINFORTH (1927), MILLER (1930) u. a. vorgenommen wurden, haben ergeben, daß die Granulosa reifender Follikel nur wenig, reichlicher die Zellen der Theca interna *Phosphatide* und *Cerebroside*, nach dem Follikelsprung auch *Cholesterinester* enthalten. Im Vascularisations- und Blütestadium sind sie in Form spärlicher feiner Stäubchen in den Zellen eingelagert, während sie in der 2. Woche reichliche und große Tropfen bilden. Nach dem 8. Tage nehmen *Neutralfette, Fettsäuren* und *Seifen* schnell an Menge zu. Das gleiche gilt auch für die teils diffusen, teils körnigen *lipochromhaltigen Lipoide*, die mit dem Sammelnamen „Lutein" belegt wurden. Damit stimmen auch die Untersuchungen über die Verfettung der Luteinzellen vom ersten Beginn an bis zum Ende des Bestehens des Corpus luteum überein, die CORNER (1915, 1921) beim *Schwein* und LONG und EVANS (1922) bei der *Ratte* anstellten. In den ersten Wochen der Tragzeit findet sich beim *Schwein* neben reichlich *Neutralfett* ein hoher Gehalt an *Lipoiden,* vorwiegend an *Phosphatiden,* vor. In der letzten Hälfte der Schwangerschaft vermindert sich die Menge des Fettes und der Lipoide sehr beträchtlich und in der letzten Woche ist Neutralfett nur noch in großen, aber spärlichen Tropfen in manchen Luteinzellen zu sehen. Bei der *Ratte,* wo sich mehrere Generationen von Gelbkörpern im Ovarium gleichzeitig vorfinden können, unterscheiden sich die älteren von den jüngeren durch die größere Zahl und voluminöseren Fetttröpfchen.

Wie schon der Name besagt, ist das Corpus luteum bei manchen Tierarten durch eine gelbliche oder orange *Pigmentation* charakterisiert. Die Intensität der Farbe ist abhängig vom Gehalt des lipoidlöslichen Pigmentes *Carotin,* das mit der Nahrung aufgenommen und in den Luteinzellen sowie auch in anderen Geweben gespeichert wird. Kein Pigment soll das Corpus luteum der *Nagetiere, Hund, Katze, Schaf* und *Schwein* enthalten (CORNER 1928). Andererseits ist das *menschliche* Corpus luteum hellgelb und das der *Kuh* — für welches das von MALPIGHI zuerst gebrauchte Beiwort „luteum" tatsächlich paßt — glänzend orangefarben.

In frischen Luteinzellen junger menschlicher Gelbkörper sind nur wenig blaßgelbe *Pigmentkörnchen* zu sehen. Zwischen den typischen Luteinzellen junger Gelbkörper erkennt man hier und da entlang der Gefäße einige dunkle Zellen erfüllt mit eisenfreien orangegelben Granula. Die Natur dieser Zellen ist noch unklar. An den einzelnen Gelbkörpern können verschiedene Schattierungen von „gelb" beobachtet werden, die wahrscheinlich den verschiedenen Oxydationsprodukten des Carotins entsprechen, von welchen die gelbe Farbe abhängt. Der gelbe Farbton kann auch bei sich rückbildenden Corpora lutea, wenn auch in geringerem Grade, noch längere Zeit, ja sogar noch einige Monate, bestehen bleiben. Die großtropfige Fettphanerose beginnt im inneren Grenzsaum und im Kapselteil des Corpus luteum. Im Schwangerschaftsgelbkörper sind die färberisch nachweisbaren Fettsubstanzen in den ersten Wochen aber sehr gering und fehlen häufig vollständig. Sie treten aber sofort in Erscheinung, wenn die Schwangerschaft frühzeitig zu Ende geht, und zwar um so mehr, je früher der Fruchttod eintritt. Auch in jungen Schwangerschaftsgelbkörpern von *Rhesusaffen* sind die Zellen sehr arm an nachweisbaren Lipoiden und erscheinen daher kleiner als in Menstruationsgelbkörpern (CORNER, HARTMAN und BARTELMEZ 1945). Das Corpus luteum puerperale nach normalem Geburtstermin enthält keine sichtbaren Fette. Das gelbkörnige Pigment der *Makrophagen* an der Peripherie sich zurückbildender Corpora lutea, die mit den *Fluorocyten* (HAMPERL) identisch sein dürften, und in den Stromazellen besitzt aber eine gelbfluorescierende Lipoidgrundlage. Nach REAGAN (1950) geht sie aus der Auflösung der Luteinzellen hervor und hat wahrscheinlich Beziehung zum *Vitamin A,* während nach ROCKENSCHAUB (1950) ihr Auftreten mit dem Abbau von extravasalem *Blutfarbstoff* zusammenhängen soll.

Die chemische Fettbestimmung im Corpus luteum (HERMSTEIN 1925, KAUF-
MANN und RAETH 1927, GIRARDIN 1930) hat ergeben, daß die *Cholesterine* und
*Phosphatide* bis zur Blüte des Gelbkörpers ansteigen und dann abnehmen. In
der Schwangerschaft steigt der *Lecithin*gehalt und erreicht den höchsten Wert am
Ende derselben. Der *Fettsäure*gehalt sowie die gesamte Lipoidmenge unterliegt
erheblichen Schwankungen, die aber keine Gesetzmäßigkeit erkennen lassen
(KAUFMANN und RAETH). Beim *Schwein* und *Rind* sind Cholesterinester und
Lecithin in größerer Menge als beim *menschlichen* Corpus luteum enthalten.

Nach LUSTIG und MANDLER (1933) setzen sich die fettartigen Substanzen des *Rinder*-
gelbkörpers aus etwa 30% Phosphatiden, davon $^1/_5$ Cephalin, 50% Neutralfett und 12%
unverseifbare, wenig freien Fettsäuren, hauptsächlich Cholesterin zusammen. Die flüssigen
Fettsäuren machen etwa 60% der gesamten Fettsäuren aus. Bei 6 Wochen alten Schwangerschaftsgelbkörpern der *Ziege* enthalten die Luteinzellen stets Tropfen höherer Lipoide
(HARRISON 1948).

Bei dem in Luteinzellen sichtbar werdendem Fett handelt es sich offenbar
nicht um Speicherfett, sondern um aus unsichtbaren Verbindungen freigewordenes
Fett. Es wird allgemein die Auffassung vertreten (R. MEYER 1932, SIEGMUND
1931, BARKER 1951), daß die Lipoide, die färberisch am wenigsten nachweisbar
sind, funktionell am meisten Bedeutung haben, und fettartige Substanzen, die
aus ihren unsichtbaren Verbindungen großtropfig ausfallen und sichtbar werden,
keine Rolle bei der Hormonbildung mehr spielen. Sie werden von BARKER
hier und in den Thecazellen als Kondensationsprodukte der Steroide aufgefaßt.
Die Cholesterine und Phosphatide, die im Blütestadium am reichlichsten vorhanden sind, spielen offenbar für die Hormonsynthese die größte Rolle. Lipoide
in Form feinster Tröpfchen finden sich im *Schweine*ovarium (BARKER 1951) in
den Thecazellen am meisten unmittelbar vor der Ovulation, in den Luteinzellen
am 4.—14. Tag nach der Ovulation, also zur Zeit der aktivsten Phase der Steroidhormonproduktion. Die in Aceton unlöslichen Lipoide in den atrophischen
Corpora lutea und den Thecazellen der atretischen Follikel und interstitiellen
Zellen werden als Kondensationsprodukte von Steroiden angesehen.

Die Zellen des Corpus luteum sind zu allen Zeiten reich an *Oxydase* (MORI
1929) und zur Zeit der höchsten Hormonproduktion ist die *Dehydrogenaseaktivität*
am stärksten (FORAKER, CELL und DENHAM 1953). Den Gehalt der Follikel,
der Theca und Corpora lutea an *Alkaliphosphatase* beim Menschen und einigen
*Säugetieren (Schwein, Hund, Kaninchen, Ratte)* untersuchten CORNER (1948)
und GENESI (1953).

Die *Theca* ist sehr gefäßreich. Die Zellen sind stets kleiner als die Granulosaluteinzellen. Ihr Zelleib mißt 12—20 $\mu$ und ihre Kerne 7 $\mu$. Wo die Außenfläche
des Corpus luteum Einbuchtungen aufweist, liegen sie in größerer Menge beisammen, während sie auf den konvexen Seiten wesentlich spärlicher entwickelt
sind. Für diese verschiedene Entfaltung dürften allein Raumgründe maß-
gebend sein.

Eine Fernwirkung der Gelbkörper auf die Theca reifender Follikel kann
angenommen werden (BACHMANN 1949), indem diese gelegentlich in typische
Thecaluteinzellen umgewandelt werden. Noch auffallender ist aber in manchen
Fällen eine direkte *Nahbeeinflussung* festzustellen, so daß bei den an das Corpus
luteum grenzenden größeren atretischen Bläschenfollikel nur auf der Seite die
Thecazellen in Thecaluteinzellen verwandelt werden, die unmittelbar am Corpus
luteum liegt (Abb. 58 und 59), während sie an der gegenüberliegenden Seite
fehlen. Dieses Verhalten ist wohl nur durch den gleichen örtlichen Einfluß zu
erklären, denen auch die dem Corpus luteum eigenen Thecazellen unterliegen.

Im Gegensatz zu anderen Autoren glaubt CORNER (1919), daß die Thecazellen
im Corpus luteum des *Schweines* bis zum letzten Stadium desselben bestehen

bleiben und einen zweiten, wesentlichen Zelltypus dieser inkretorischen Drüse bilden. Nach Rückbildung des Gelbkörpers beladen sich die Thecazellen neuerdings mit Lipoiden und sind dann noch einige Wochen im Corpus fibrosum albicans nachweisbar. Im menschlichen Corpus luteum wird ihre Zahl nach dem Blütestadium immer geringer, und sie verschwinden schließlich vollends. Wenn es beim Follikelsprung und zur Zeit der Menstruation zu Blutungen in die Follikelwand kommt, können die Thecazellen so wie Makrophagen reichliche Mengen von Blutpigment speichern.

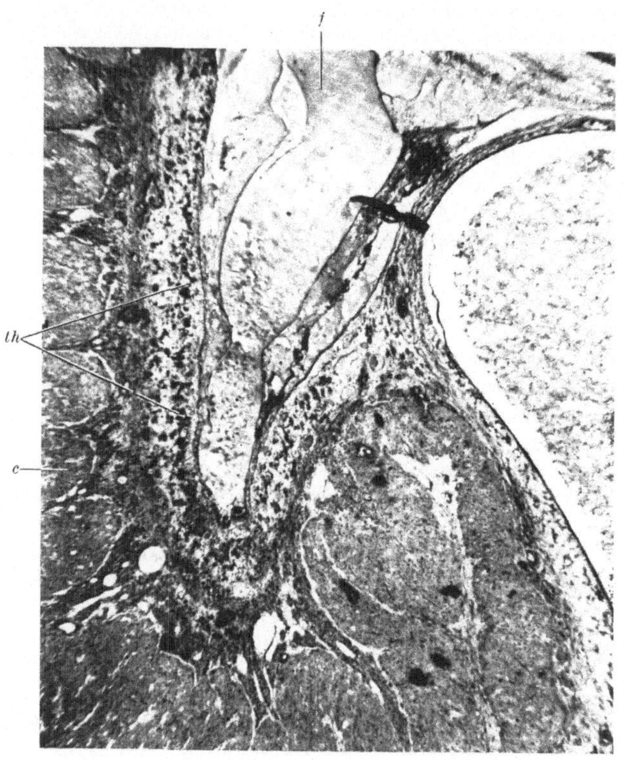

Abb. 58. Hypertrophische Theca *(th)* eines atretischen Follikels *(f)* auf der dem Corpus luteum *(c)* anliegenden Seite bei einer 39 Jahre alten *Frau.* Vergr. 1:20.

SCHRÖDER (1930) und STIEVE (1942) weisen darauf hin, daß hinsichtlich der *Größe der voll ausgebildeten Corpora lutea* bei den Frauen große Unterschiede bestehen. In manchen Fällen soll die Gesamtmasse der Zellen das 3—4fache von anderen, aber ebenfalls funktionstüchtigen Gelbkörpern betragen. Ältere Frauen sollen, besonders nach mehreren Schwangerschaften, größere Gelbkörper als jüngere haben, was in erster Linie auf die verschiedene Größe der Follikel und weiterhin auf die Größe des Gelbkörperkernes und auf die Menge des nach der Ovulation gebildeten Liquors zurückgeführt wird (STIEVE).

Die cytologischen Untersuchungen von BREWER (1942), STURGIS und MEIGS (1936), STIEVE (1943) haben gezeigt, daß ein Corpus luteum menstruationis — von KNAUS periodicum genannt, da auch Ovulationen mit nachfolgender Corpus luteum-Bildung vorkommen, wobei die Menstruation ausbleibt und die Uterusschleimhaut ähnlich wie bei Säugetieren ohne Blutung zurückgebildet wird — die Höhe der *Funktion* bereits am Ende der 1. Woche seines Bestandes erreicht hat und im Laufe der 2. Woche, also 5—6 Tage vor Eintritt der Menstruation, schon deutliche Zeichen einer zunehmenden Verfettung, Rückbildung und Nachlassens seiner sekretorischen Tätigkeit erkennen läßt, bis schließlich seine Funktion um den 14. Tag völlig erschöpft ist. Diese Befunde stehen in Einklang mit den histochemischen Untersuchungen von WATRIN (1924). Auch R. MEYER (1932) und NOVAK (1953) haben auf Grund der Verfettung des Corpus luteum, insbesondere in den inneren Reihen der Luteinschichten, den Beginn der Rückbildung schon zwischen dem 22. und 26. Tag des Cyclus angenommen. Nach

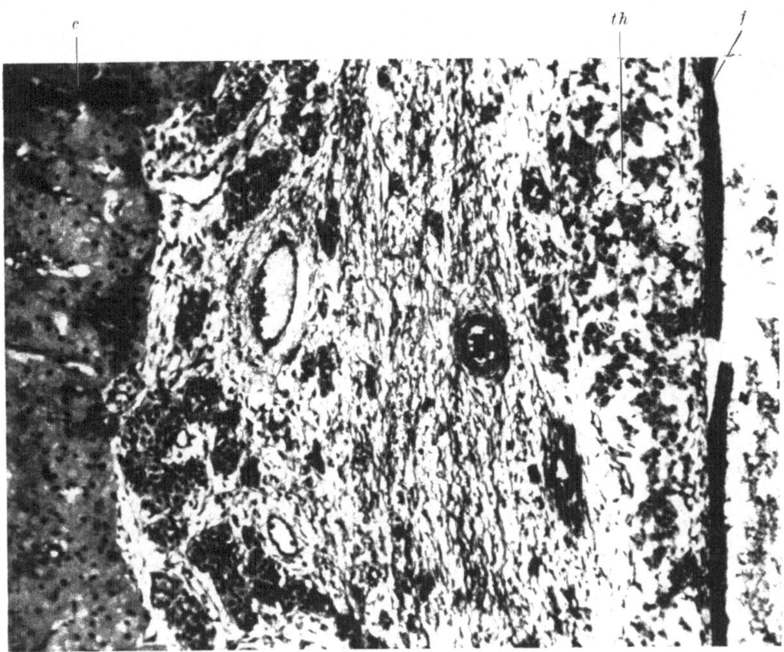

Abb. 59. Hypertrophische Theca *(th)* auf der dem Corpus luteum *(c)* anliegenden Seite eines atretischen Follikels *(f)*. Vergr. 1:92.

neueren Untersuchungen von ROCKENSCHAUB (1951) beginnt die Gelbkörperhormonbildung unmittelbar nach dem Follikelsprung und hat zwischen dem 2. und 6. Tag ihren Höhepunkt erreicht. Vom 7. Tage an läßt sie mehr und mehr nach und am 12. Tag nach dem Follikelsprung ist bereits jede Hormonproduktion des Gelbkörpers beendet. Bei *Kaninchen* beginnt die Rückbildung des Corpus luteum bei Schwangerschaft am 14. Tag und während der Schwangerschaft am 22. Tag nach der Ovulation (LYONS und McGINTY 1941).

Über die Frage der *Funktionsdauer des Corpus luteum menstruationis* gingen die Ansichten weit auseinander und schwankten über Angaben von 9 Tagen (MILLER 1935) bis 3 Wochen (R. MEYER, C. RUGE). Die Lehre vom Primat der Eizelle (R. MEYER), wodurch die Funktionsdauer des Gelbkörpers vom Zeitpunkt des Absterbens der Eizelle abhängig ist, war irreführend. Diese Theorie lehrte, daß das unbefruchtete Ei bis zum Ende der Corpus luteum-Phase am Leben bleibt und mit ihrem Einfluß auf den mütterlichen Organismus das Corpus luteum in Funktion erhält. Diese Auffassung ist heute als überholt zu bezeichnen und mußte zusammenbrechen, nachdem SOBOTTA (1897), GROSSER (1927. 1948). WESTMAN (1934), CORNER, HARTMAN und BARTELMEZ (1945) und KNAUS (1950) die auf wenige Stunden post ovulationem beschränkte Lebensfähigkeit der unbefruchteten Eizelle und die vom Ei völlig unabhängige Entwicklung des Corpus luteum menstruationis nachgewiesen hatten. Durch Prüfung der Pituitrinempfindlichkeit der menschlichen Uterusmuskulatur konnte KNAUS (1927) eine Funktionsdauer des Corpus luteum menstruationis der Frau mit einer Länge von 14 Tagen festlegen. Mittels der gleichen Methode konnte er zeigen, daß die Funktion des Corpus luteum metoestrum des *Kaninchens* nur eine zeitliche Schwankung von einigen Stunden aufweist und eine gesetzmäßige Zeit von 15—16 Tagen beträgt. Damit war zu erwarten, daß für alle *Säuger* sowie für den *Menschen* eine Art spezifische Funktionsdauer des Corpus luteum besteht, die nur unter dem Druck pathologischer Bedingungen eine Abkürzung oder Verlängerung erfahren kann (KNAUS).

Von CORNER (1932, 1945) wurde die Gesetzmäßigkeit in der morphologischen Entwicklung am Corpus luteum der *Rhesusaffen* nachgewiesen, dessen histologischer Aufbau so gleichartig mit dem des menschlichen Gelbkörpers vor sich geht, daß die amerikanischen Biologen mit Hilfe histologischer Schnitte durch *Affen*gelbkörper mit bekanntem Ovulationstermin das Alter *menschlicher* Corpora lutea genau zu bestimmen versuchten. CORNER behauptet bei *Affen* niemals einen degenerierenden Gelbkörper *vor* dem 13. Tag und niemals einen solchen ohne Degenerationszeichen am 15. Tag des Cyclus gesehen zu haben. Damit brachte CORNER zum Ausdruck, daß die Corpora lutea der *Rhesusaffen* eine konstante Funktion von 14 Tagen aufweisen und erst 2—3 Tage vor Einsetzen der Blutung degenerieren. Am 13.—15. Tag nach der Ovulation erlischt die Progesteronbildung und am 1. Tag der Menstruation befindet sich der Gelbkörper in voller Rückbildung. Demgegenüber konnte BREWER (1942) nachweisen, daß die Rückbildung der *menschlichen* Gelbkörper bereits am 22. oder 23. Tage des Cyclus beginnt. DUYVENE DE WIT (1942) prüfte den Progesterongehalt *menschlicher* Gelbkörper und konnte feststellen, daß die im Corpus luteum vorhandene Hormonmenge unmittelbar nach der Ovulation zu steigen beginnt und schon am 6. Tag ihren Höhepunkt erreicht. Dann erfolgt eine allmähliche Abnahme des Hormongehaltes, bis etwa am 18. Tag Progesteron in dem Gelbkörper nicht mehr nachgewiesen werden konnte.

KNAUS (1935), ROCK und HARTIG (1948), PALMER (1946) nehmen an, daß die Funktionsdauer der Corpora lutea konstant ist und immer 14 Tage währt. Dieser Meinung pflichten andere Untersucher (GOECKE 1938, STIEVE 1950, 1952, BESOLD 1950) aber nicht bei. Die einzelnen Gelbkörper verhalten sich in ihrer Aktivität offenbar recht verschieden und besitzen nicht immer eine Lebensdauer von genau 14 Tagen, sondern bilden sich gelegentlich, wie STIEVE zeigen konnte, aus unbekannten Gründen sehr rasch wieder zurück. In der Zeit und im Grade der Rückbildung sind erhebliche Unterschiede zu beobachten. Die Rückbildung betrifft auch die einzelnen Teile des Gelbkörpers nicht immer gleichmäßig. Während einzelne Abschnitte schon weitgehend atrophisch erscheinen, sind andere noch gut erhalten (STIEVE). Das Corpus luteum ist ein sehr anfälliges Gebilde, das besonders durch Störungen in der Blutversorgung stark geschädigt werden kann. Bei ungenügender Durchblutung atrophieren die Zellen sehr rasch. Das in wenigen Tagen aufgebaute Capillarnetz scheint sehr leicht beeinflußbar zu sein, so daß neurovegetative Einflüsse bzw. vermehrte Adrenalinausschüttung hier direkt angreifen und ein Kollabieren des Gefäßnetzes und plötzlichen Zusammenbruch der Funktion des Gelbkörpers bewirken können (ESCHBACH 1953).

Bei tierischen Gelbkörpern kann man im Experiment den Farbwechsel von normal durchbluteten orangefarbenem zum blassen citronengelben Aussehen im Zustand funktioneller Erschöpfung deutlich verfolgen. Desgleichen können auch Schwangerschaftsgelbkorper unter ungünstigen Bedingungen vorzeitig degenerieren und frühzeitig ihre Funktion einstellen.

Es ist dem Geübten trotz mancher Schwierigkeiten im allgemeinen möglich, aus dem mikroskopischen Verhalten des Corpus luteum das bestimmte Alter bis auf ungefähr 2—3 Tage genau und aus diesem Schlüsse auf die stattgefundene Ovulation zu ziehen bzw. den Eintritt der Menstruation zu bestimmen. Als erste Zeichen der beginnenden *Rückbildung*, die bereits an einigen Zellen zu einer Zeit feststellbar sind, da noch *Mitosen* in den Luteinzellen vorkommen, muß das Kleinerwerden der Kerne und die Chromatinverklumpung angesehen werden (Abb. 60). Zugleich treten im Cytoplasma zahlreiche sudanophile Tropfen

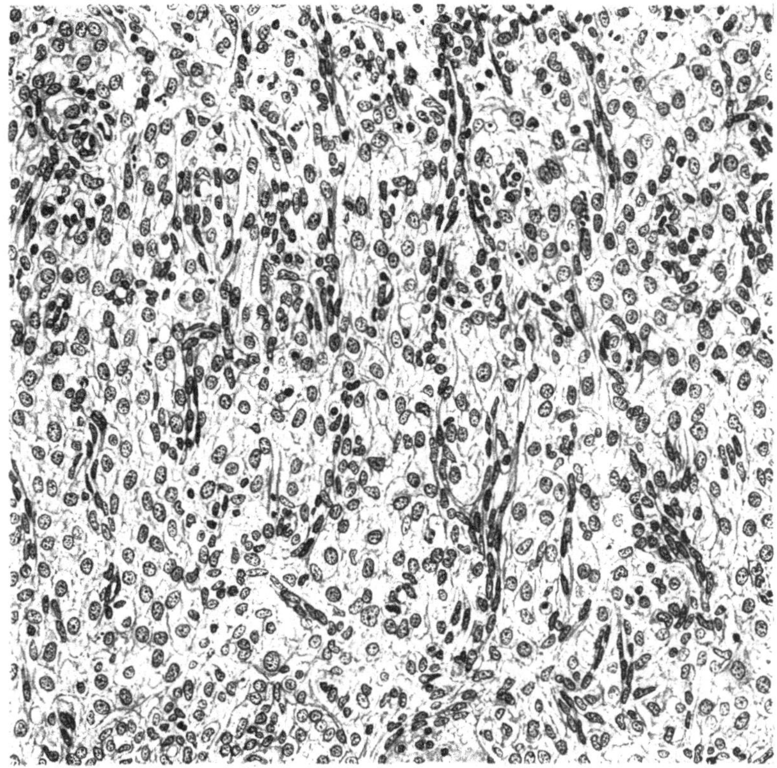

Abb. 60. Schnitt durch ein etwa 14 Tage altes Corpus luteum am Beginn der Rückbildung. 6 Std nach Beginn der Blutung. Vergr. 1:250. (Aus STIEVE 1952.)

auf, die im gewöhnlichen Präparat als helle *Vacuolen* erscheinen. Das Cytoplasma hat dann ein ausgesprochen wabiges Aussehen, wobei die Vacuolen bei fortschreitender Rückbildung immer mehr an Größe zunehmen. Dadurch vergrößern sich manche Zellen, bevor sie sich aufzulösen beginnen (Abb. 61—63). Bereits einige Tage vor der Menstruation erscheinen die Zellen nurmehr unscharf gegeneinander abgegrenzt und messen 10—14 $\mu$. Ihre Kerne haben einen Durchmesser von 5—10 $\mu$. Sie rücken gewöhnlich an ein Zellende, der Netzapparat an das andere, wobei der Kern verklumpt und zerfällt. Nicht selten sind die Zellgrenzen so undeutlich, daß mehrere Kerne innerhalb einer gemeinsamen Plasmamasse zu liegen scheinen. *Mehrkernige Zellen* sind häufig und in vielen ist der Kern klein, pyknotisch und geschrumpft. Einzelne Kerne befinden sich auch im Zerfall. Die dem Hohlraum benachbarten Zellen beladen sich ebenso wie die Mesenchymzellen mit Blutpigment.

Bei der Rückbildung des Gelbkörpers beim *Schwein* nehmen die Lipoid-ablagerungen im peripheren Cytoplasma der Luteinzellen immer mehr zu, bis die Vacuolen so reichlich sind, daß der zentral gelegene Zellkern nur an einigen wenigen Plasmafäden aufgehängt erscheint. Infolge dieser fettigen Degeneration zeigt der Kern Pyknose und verfällt sehr bald der Auflösung. CORNER (1928) glaubt, daß sie sich auch in Fibroblasten verwandeln können und zur Bildung des derben, kollagenen Bindegewebes des Corpus fibrosum beitragen.

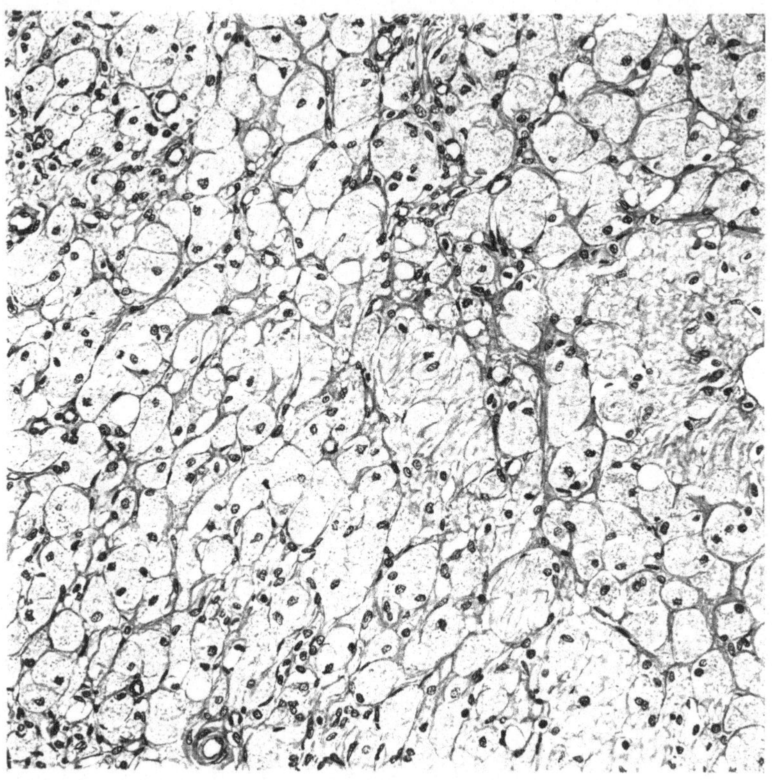

Abb. 61. Ausschnitt aus einem ungefähr 6 Wochen alten Corpus luteum menstruationis von einer 37 Jahre alten *Frau*. Vergr. 1:250. (Aus STIEVE 1952.)

Die *Bindegewebsfasern* zwischen den Luteinzellen nehmen, je älter das Corpus luteum wird, an Zahl zu (BACHMANN 1937). Bei frischen Gelbkörpern finden sich *Gitterfasern* nur in Verbindung mit den einwachsenden Capillaren vor und um-schließen daher verhältnismäßig große Zellgruppen. Im Stadium der Rück-bildung dagegen wird jede einzelne Zelle von einem Gitterfasernetz umgeben. Diese auffallende Zunahme des Gitterfasergewebes geht aber jetzt unabhängig von den Capillaren einher. Die wenigen Thecazellen sind klein, messen nur 10—20 $\mu$ und sind von reichlichen Bindegewebsfibrillen umgeben. Nach außen wird der Gelbkörper durch ein zell- und gefäßreiches Bindegewebe begrenzt. Die Rißstelle ist durch ein junges Granulationsgewebe verschlossen.

Vom 12.—14. Tage nach der Ovulation erfolgen die Rückbildungsprozesse sehr schnell. Die Zellen werden durch Vermehrung des Bindegewebes auseinander-gedrängt und verschwinden allmählich durch Auflösung. Die innere Deckschicht tritt stark hervor und wird allmählich hyalin. Aus den untergegangenen Lutein-

zellen entsteht ein *kolloidales Magma* (BÖRNER und KLINK 1932). Zuerst tritt
ein gallertartiges Bindegewebe auf, das infolge ständiger Vermehrung der Fasern

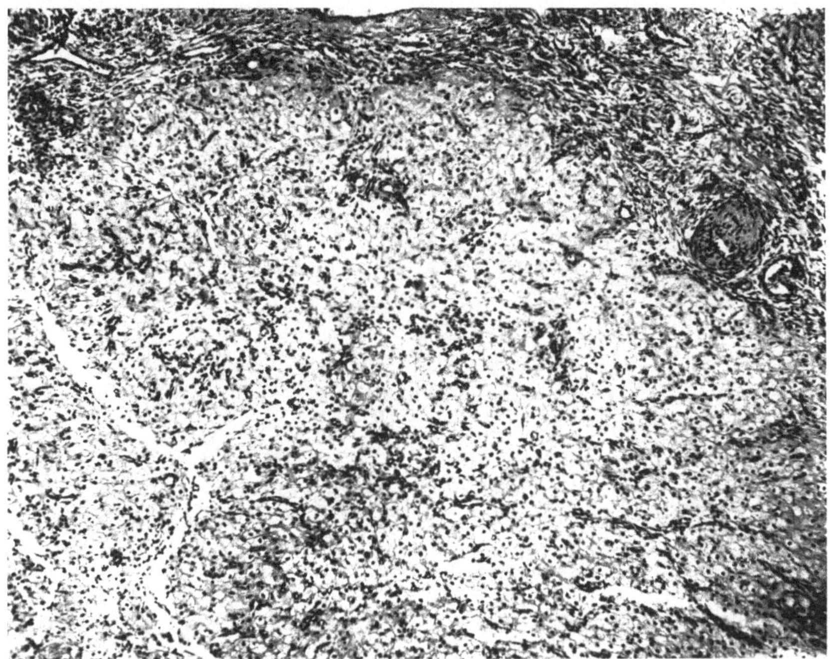

Abb. 62. Ungefähr 8 Wochen altes Corpus luteum menstruationis in vorgeschrittener Rückbildung. 39 Jahre
alte *Frau*. Vergr. 1:230.

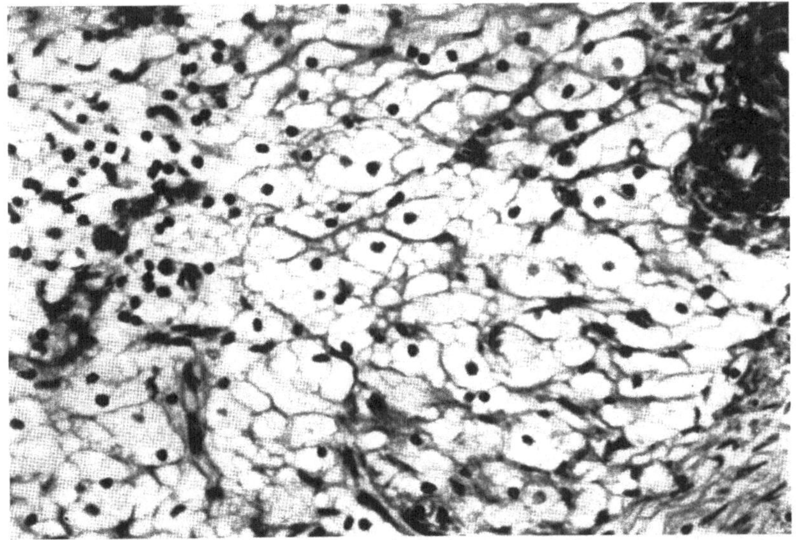

Abb. 63. Ausschnitt aus einem ungefähr 8 Wochen alten Corpus luteum einer 34jährigen Frau. Zwischen den
in Auflosung befindlichen Luteinzellen sind reichlich kollagene Fibrillen eingelagert. Vergr. 1:230.

immer derber wird. Durch hyaline Umwandlung entsteht das *Corpus fibrosum
albicans* oder *candicans* (Abb. 64). Die feinen doppeltbrechenden Fibrillen des

Corpus fibrosum bilden sich an Ort und Stelle. LUCIEN (1928) nimmt an, daß sie auch aus der homogenen, durch Auflösung der Luteinzellen entstandenen Masse entstehen können und bezeichnet diesen Vorgang als „dégénérescence

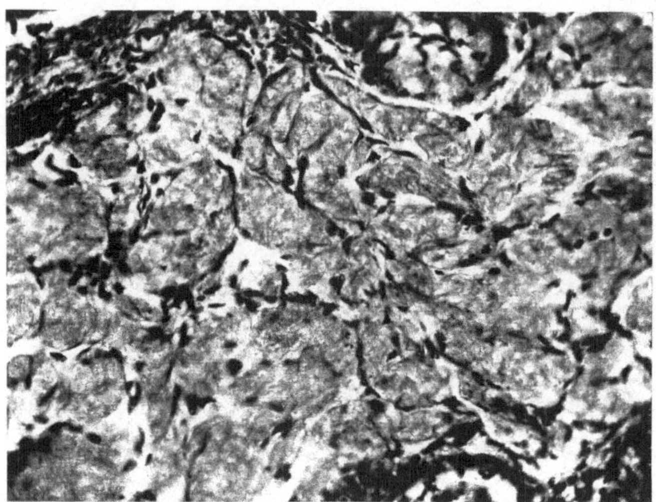

Abb. 64. Ausschnitt aus einem Corpus fibrosum albicans einer 39 Jahre alten Frau von zahlreichen Lymphgefäßen durchsetzt. Vergr. 1:230.

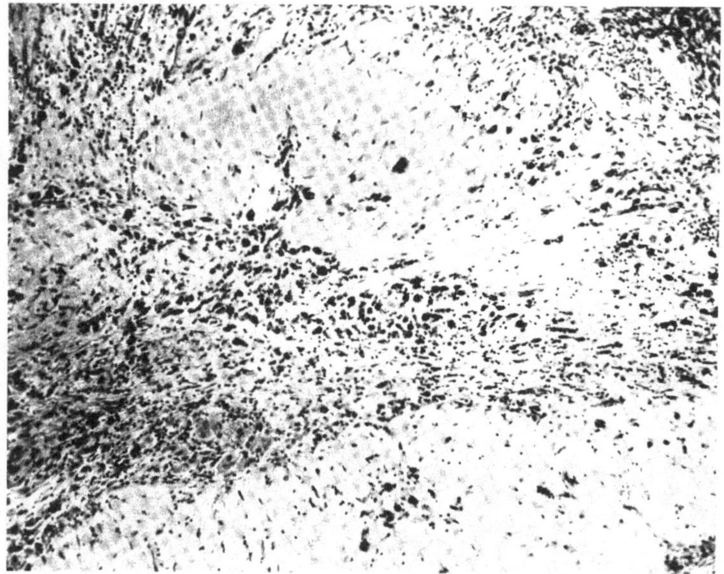

Abb. 65. Corpus fibrosum, durchsetzt mit zahlreichen blutpigmenthaltigen Zellen einer 34jährigen Frau (Corpus fibrosum nigricans). Vergr. 1:92.

métamorphotique". Gelegentlich sind solche an sich sehr zellarmen Corpora fibrosa von reichlichen Hämosiderin- und Hämatoidinsubstanzen, die auch viele Bindegewebszellen erfüllen, durchsetzt, so daß diese Gebilde eine bräunlich-schwärzliche Farbe erhalten und man sie dann als *Corpus fibrosum nigricans* bezeichnet (Abb. 65 und 66). Diese Ablagerungen weisen auf besonders starke frühere

Blutungen im Gelbkörper hin. Das gelbliche, körnige Pigment in den Makrophagen an der Peripherie sich rückbildender Corpora lutea und in den Stromazellen besitzt eine Lipoidgrundlage. Es geht offenbar aus der Auflösung der

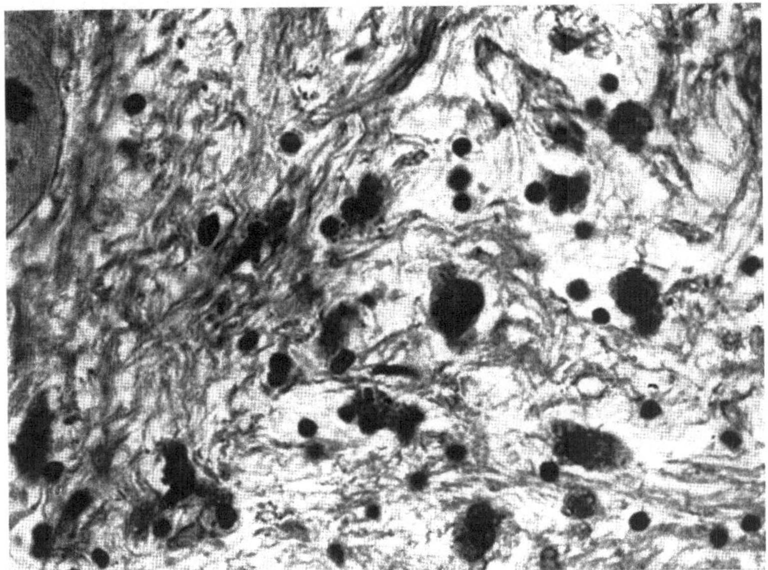

Abb. 66. Hämatoidinhaltige Mesenchymzellen aus einem Corpus fibrosum einer 34jährigen Frau. Vergr. 1:420

Luteinzellen hervor und hat wahrscheinlich Beziehung zum Vitamin A (REAGAN 1950). Das hyaline Bindegewebe wird allmählich resorbiert, womit eine starke Schrumpfung verbunden ist, die eine narbige Einziehung hinterläßt und zu der

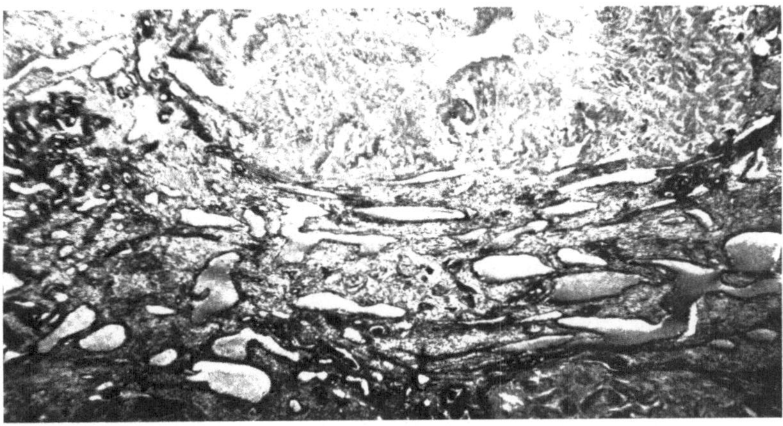

Abb. 67. Plexus weitlumiger Lymphgefäße in nächster Nahe eines Corpus fibrosum albicans. 39 Jahre alte Frau. Vergr. 1:92.

charakteristischen höckerigen Oberfläche des Ovars führt. Auch im sehr fortgeschrittenen Stadium der Rückbildung setzt sich die völlig hyalinisierte und geschrumpfte „Luteinzellschichte" von dem geschrumpften Bindegewebskörper in der ursprünglichen Lichtung des Gelbkörpers noch ab. Der Rückbildungsvorgang verläuft im allgemeinen sehr rasch, so daß innerhalb 4 Wochen nach

Beginn der Rückbildung die Corpora lutea auf Pfefferkorngröße geschrumpft und nach weiteren 2 Wochen die bindegewebigen Reste nurmehr mikroskopisch nachweisbar sind (SCHRÖDER 1930, BARGMANN 1951). Jedoch sind Corpora albicantia in größerer Zahl auch noch in senilen Ovarien zu finden, so daß ihre Rückbildung auch sehr verlangsamt verlaufen kann und sie gelegentlich überhaupt nicht ganz zu verschwinden scheinen. Die *Zeit bis zur abgeschlossenen Rückbildung des Gelbkörpers* scheint daher verschieden lang zu dauern. SCHRÖDER rechnet durchschnittlich mit 10 Wochen von der Ovulation an. Die Gelbkörper der *Ratte* verschwinden nach 3 Ovulationsperioden.

Über die *Lymphgefäße des Corpus luteum* und deren Bedeutung gilt das auf S. 127 Gesagte. Bei der Rückbildung der Corpora lutea verschwinden die Lymphgefäße keineswegs, sondern erlangen eine enge Beziehung zum Corpus albicans, die es in radiärer Richtung durchsetzen und dieses dadurch in einzelne Abschnitte zerlegen (BACHMANN 1949). Histio- und vasogene *Wanderzellen*, die an der Auflösung des fibrösen Körpers offenbar mitbeteiligt sind, begleiten sie (Abb. 67). Nicht nur die feinen Lymphcapillaren, sondern auch die Lymphgefäße scheinen mit den Bindegewebsspalten in offener Verbindung zu stehen.

Im *Klimakterium* erscheinen die Corpora fibrosa ärmer an Lymphgefäßen und auf diesen Umstand führen POLANO (1903) und BACHMANN (1949) die verzögerte Resorption derselben zurück.

## b) Corpus luteum graviditatis [sive verum, sive gestativum (DUBREUIL)].

Bei Befruchtung der Eizelle wird das Corpus luteum durch Zellhypertrophie und durch gelegentlich vermehrte Flüssigkeitsansammlung im Innern des Hohlraumes noch größer und nimmt mitunter ein Drittel oder mehr von der Gesamtmasse des Ovariums ein. Nicht selten hat es eine mehr cystische Form, so daß es auch fälschlicherweise für eine Corpus luteum-Cyste gehalten wurde. In diesen Fällen ist die Luteinzellschichte weniger gefaltet als in jenen ohne Lichtung oder mit geschrumpftem Kern (Abb. 52). Der stimulierende Einfluß auf das Corpus luteum scheint vom Chorionepithel des Trophoblasten auszugehen, welcher auch die Weiterentwicklung und Erhaltung des Gelbkörpers bis gegen das Ende der Schwangerschaft bedingen soll. Im 3. Schwangerschaftsmonat, nach NOVAK (1953) bereits im 2. Monat, setzt ein Nachlassen der Hormonausscheidung aus dem Corpus luteum ein und führt schließlich zu einem allmählichen Versiegen der Hormonbildung gegen Ende der Gravidität. CORNER (1932, 1940, 1945) stellte fest, daß die histologische Differenzierung des Corpus luteum menstruationis zum Schwangerschaftsgelbkörper bei *Affen* erst mit dem 13. Tage post ovulationem einsetzt und sich vorher nicht vom Corpus luteum periodicum unterscheidet. Diese Differenzierung des Schwangerschaftsgelbkörpers wird mit der Implantation des befruchteten Eies am 9. Tage eingeleitet und durch den besonders am 11. Tage post ovulationem aktiv werdenden Trophoblasten ausgelöst.

Den besten Gradmesser für die Leistungen der Luteinzellen stellt nach neuen Untersuchungen von HINTZSCHE (1945) und DÜBNER (1952) das Verhalten der *Kernvolumina* dar. Während die Kerne der Granulosaluteinzellen der Corpora lutea periodica, im Durchschnitt $250\,\mu^3$ nicht überschreiten, erreichen sie in 4 Wochen alten Schwangerschaftsgelbkörpern $300\,\mu^3$, und im 3. Schwangerschaftsmonat sogar $320\,\mu^3$. Vom 4. Schwangerschaftsmonat nimmt das Volumen wieder ab und beträgt am Schwangerschaftsende nurmehr $200\!-\!250\,\mu^3$. *Mitosen* konnte DÜBNER an den Luteinzellen der Schwangerschaftsgelbkörper nicht feststellen. Die Thecazellkerne zeigen dagegen ein umgekehrtes Verhalten. Die größten

Kernvolumina finden sich bei ihnen zur Zeit der Ovulation mit 180—200 $\mu^3$ und gehen in den darauffolgenden Gelbkörpern auf 150 $\mu^3$ zurück. Besonders auffallend ist diese Volumenabnahme im Corpus luteum graviditatis, wo sie im 1. Schwangerschaftsmonat nur noch durchschnittlich 135 $\mu^3$ betragen und im 5. Monat sogar auf 90 $\mu^3$ herabgesunken sind. Dabei wird auch gleichzeitig die *Zahl der Thecaluteinzellen* — nach anfänglicher Vermehrung bis zum 3. Monat — immer geringer und jenseits des 5. Monats sind in der Regel keine Thecaluteinzellen mehr zu finden (Abb. 68 und 69).

Der Unterschied zwischen dem Corpus luteum menstruationis und graviditatis ist nur ein gradueller. Bei *Kühen* gibt es nach HÖFLINGER (1947) keine eindeutigen Merkmale, die eine einigermaßen sichere Unterscheidung zwischen Corpus luteum periodicum und graviditatis ermöglichen. Beim *Rind* verharrt das Corpus luteum periodicum — in selteneren Fällen sind es 2 oder sogar 3 — 10—11 Tage in Blüte und beginnt dann, falls die *Kuh* nicht belegt wurde, sich wieder zurückzubilden (KÜPFER 1920). Das Corpus luteum graviditatis bleibt während der ganzen Tragzeit erhalten, nimmt aber dauernd langsam an Größe ab. Nach der Geburt des *Kalbes* bildet es sich aber rasch innerhalb von 14 Tagen zurück, so daß

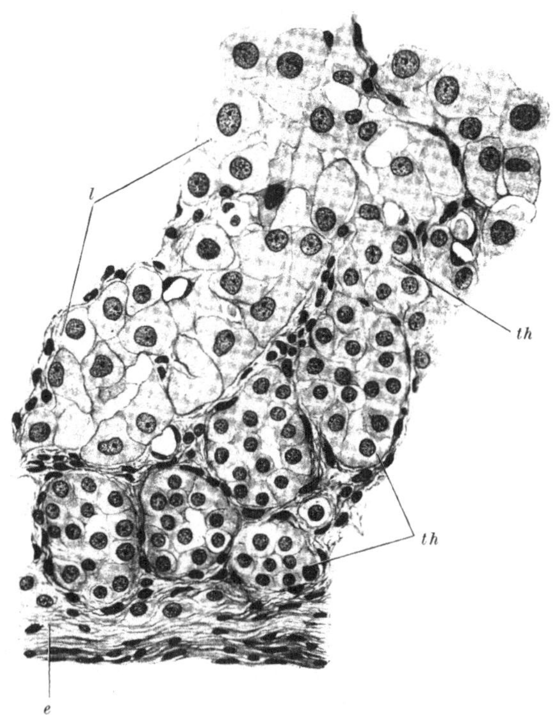



Abb. 68. Corpus luteum graviditatis (Schwangerschaftsdauer 4 Wochen). *l* Granulosaluteinzellen; *th* Thecaluteinzellen; *e* Theca externa; × Übergangszellen. (Nach A. KOHN 1930.)

bereits zu Beginn der 3. Woche nach dem Wurf ein neuer Follikel platzt. Bei keinem Tier wird aber so oft ein Corpus luteum persistens angetroffen wie beim *Rind* (BAIER, HAEGER und LEIDL 1953). Bei der Ziege konnte HARRISON (1948) feststellen, daß das Corpus luteum periodicum den größten Durchmesser am 12. Tag nach der Ovulation erreicht. Am 15. Tage sind die Zellen der Theca interna degeneriert und nur schwer zu beobachten. Luteolipin konnte in ihnen nicht nachgewiesen werden. Das Corpus luteum graviditatis wächst bei der *Ziege* bis zum 35. Tag. Vom 60. Tag an beginnen die Luteinzellen zu schrumpfen und färben sich dunkler.

Im Corpus luteum graviditatis finden sich intra- und extracelluläre strukturlose *kolloidale Einschlüsse* von verschiedener Größe. Diese kugelförmigen Bildungen haben eine große Ähnlichkeit mit den sog. Sphäroidkörperchen, wie sie insbesondere in den Zellen des Nebennierenmarkes beschrieben wurden (BACHMANN 1954, CELESTINO DA COSTA 1954). Ebenso wie diese sind sie McMANUS-positiv. In den Schwangerschaftsgelbkörpern der späteren Monate und den Corpora lutea periodica beim *Menschen* sind sie nur selten, während sie bei *Kühen* z. B. regelmäßig zu beobachten sind. Die Zellen, die diese chromophilen,

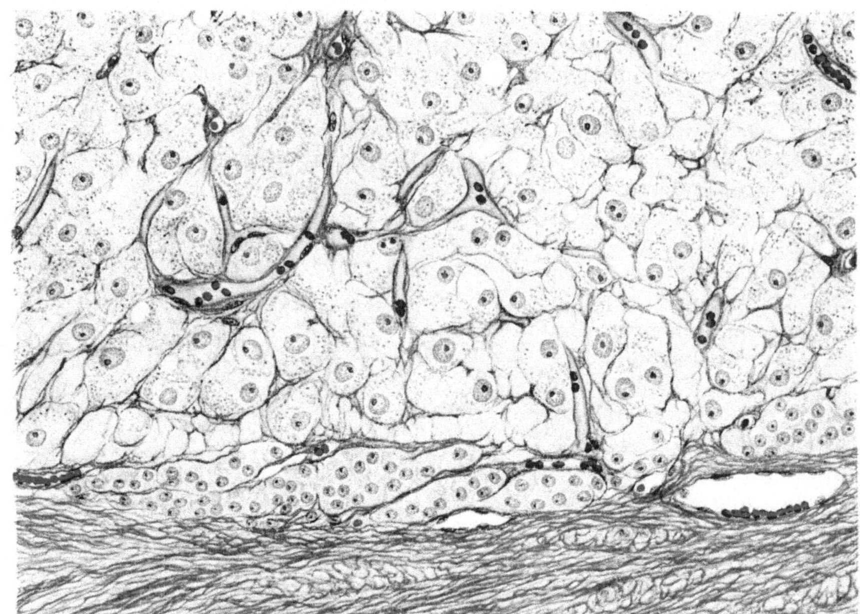

Abb. 69. Lutein- und Thecazellen eines Schwangerschaftsgelbkorpers im 3. Monat. Azanfarbung. Vergr. 1:250. (Praparat von Prof. STIEVE.)

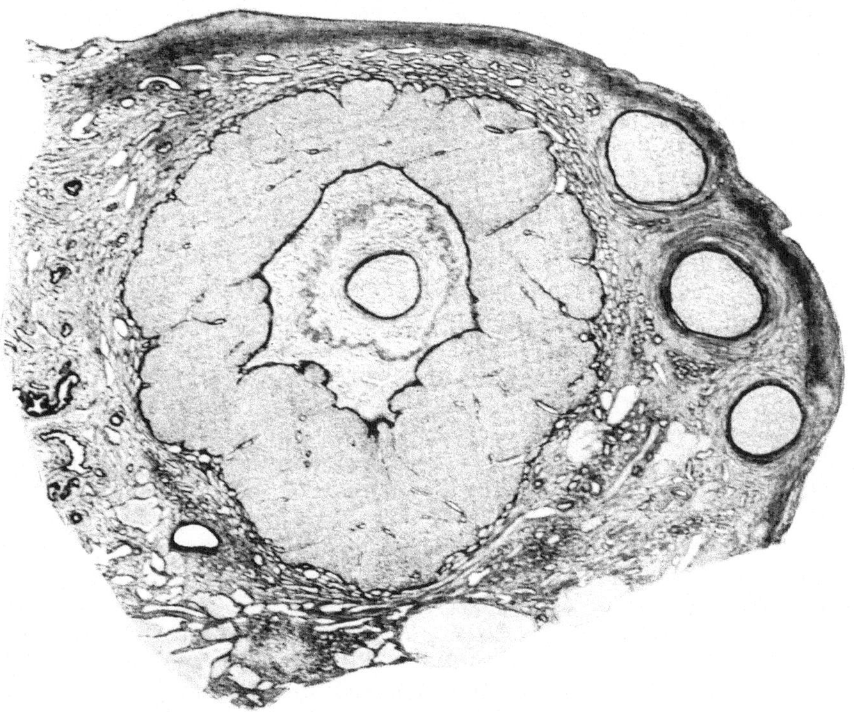

Abb. 70. Corpus luteum graviditatis aus dem 5. Schwangerschaftsmonat. Das Volumen bereits stark verkleinert. Vergr. 1:6. (H. STIEVE praep.)

zum Teil aber auch chromophoben Tropfen aufweisen, zeigen jedoch keine erkennbaren degenerativen Merkmale.

Die ersten *Rückbildungszeichen* des *menschlichen* Corpus luteum sind bereits im 2. Schwangerschaftsmonat an einigen Luteinzellen zu erkennen, aber erst in der zweiten Hälfte der Gravidität gehen Zellkerne zugrunde. In den ersten Monaten treten die *Fetteinlagerungen* zurück. BALLIN (1929) konnte an stark rückgebildeten Gelbkörpern auch *Kalkablagerungen* beobachten. Mit zunehmender Schwangerschaftsdauer tritt eine beträchtliche Verkleinerung der Organgröße ein. Wenn das Corpus luteum graviditatis, trotz Berücksichtigung der sehr starken individuellen Größenverschiedenheiten, im 3. Schwangerschaftsmonat durchschnittlich einen

Durchmesser von ungefähr 2,5 cm besitzt, messen Corpora lutea im 5. Schwangerschaftsmonat dagegen nurmehr 1,2 cm und im 8. Monat oft nur 0,5 cm im Durchmesser (Abbildung 70 und 71). Es kommt vor, daß Gelbkörper schon im 6.—7. Monat nicht mehr nachzuweisen sind, andererseits können sie wieder in anderen Fällen bis zum Ende der Schwangerschaft gut erhalten sein und bilden sich erst dann rasch zurück. In derartigen Gelbkörpern konnte auch am Schwangerschaftsende noch Progesteron nachgewiesen werden (ZANDER 1954). Bei früher Rückbildung entwickeln sich bereits in den letzten Schwangerschaftsmonaten wieder reife Follikel aus, die dann kurz nach der Entbindung platzen können (STIEVE 1930, 1950, DUBREUIL 1954).

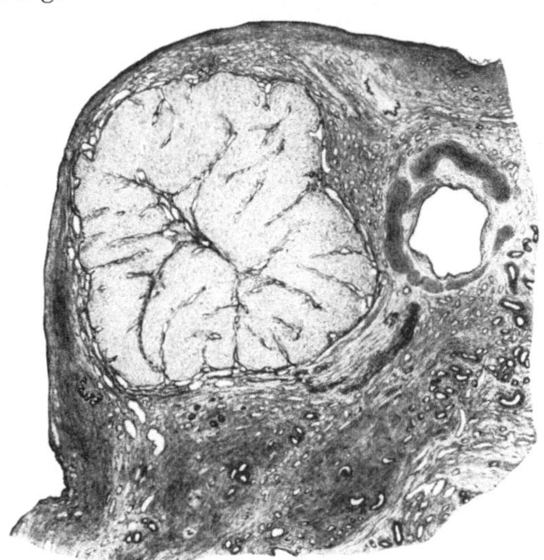

Abb. 71. Stark geschrumpftes atrophisches Corpus luteum graviditatis aus dem 8. Schwangerschaftsmonat. Vergr. 1:6. (Präparat von Prof. STIEVE.)

Von den *tierischen Gelbkörpern* sind wohl am besten jene bei der *weißen Ratte* und dem *Kaninchen* untersucht worden (SOBOTTA 1897, DAWSON 1941, KING, MACANLEY, HISAW, DAWSON 1949, BASSETT 1949, PEDERSON 1951 u. a.). Nach PEDERSON beginnt bei der *weißen Ratte* die Organisation der Gelbkörper aus der kollabierten Follikelwand bereits 4 Std nach der Ovulation. Die Zellen der Theca interna hypertrophieren, vermehren sich und zeigen Anzeichen der Luteinisierung, die bei den Granulosazellen erst nach 6—8 Std beginnen. Die innere Lage der Granulosa weist Degenerationszeichen auf und hat pyknotische Kerne. Es geht aber nur ein geringer Teil zugrunde, die Mehrzahl erlangt engen Anschluß an die rasch einwachsenden Blutgefäße. Die Luteinisierung schreitet mit der Vascularisation von außen her nach zentripetal fort. Nach 12 Std schließt sich das Stigma, und der frühere Hohlraum ist mit Flüssigkeit gefüllt. Nach 20 bis 22 Std erreichen einwandernde Fibroblasten den Hohlraum, breiten sich nach allen Richtungen aus und bilden eine schuppenartige Anordnung. Nachdem der Hohlraum mit proliferierenden Fibroblasten und Blutcapillaren durchsetzt ist, verkleinert sich der Innenraum und wird schließlich vom Bindegewebe ausgefüllt. Bei 50—54 Std alten Corpora lutea ist die Entwicklung vollständig beendet.

In den ersten 5 Tagen der Tragzeit findet bei der *Ratte* eine Verminderung der Luteinzellen trotz Vergrößerung der Gelbkörper statt (BASSETT 1949). Vom 6.—9. Tag soll nach ihm eine plötzliche 30%ige Zunahme der Luteinzellzahl auftreten, ohne daß eine Vergrößerung der Gelbkörper vor sich geht. Hierauf folgt dann eine zweite Volumenszunahme bis zum 15. Tag. In dieser Zeit nimmt die Zelldichte wieder rasch ab.

Bei den meisten Tierarten werden nur solide Corpora lutea gebildet und der Hohlraum wird vollständig von der Granulosa ausgefüllt (Abb. 72 und 75).

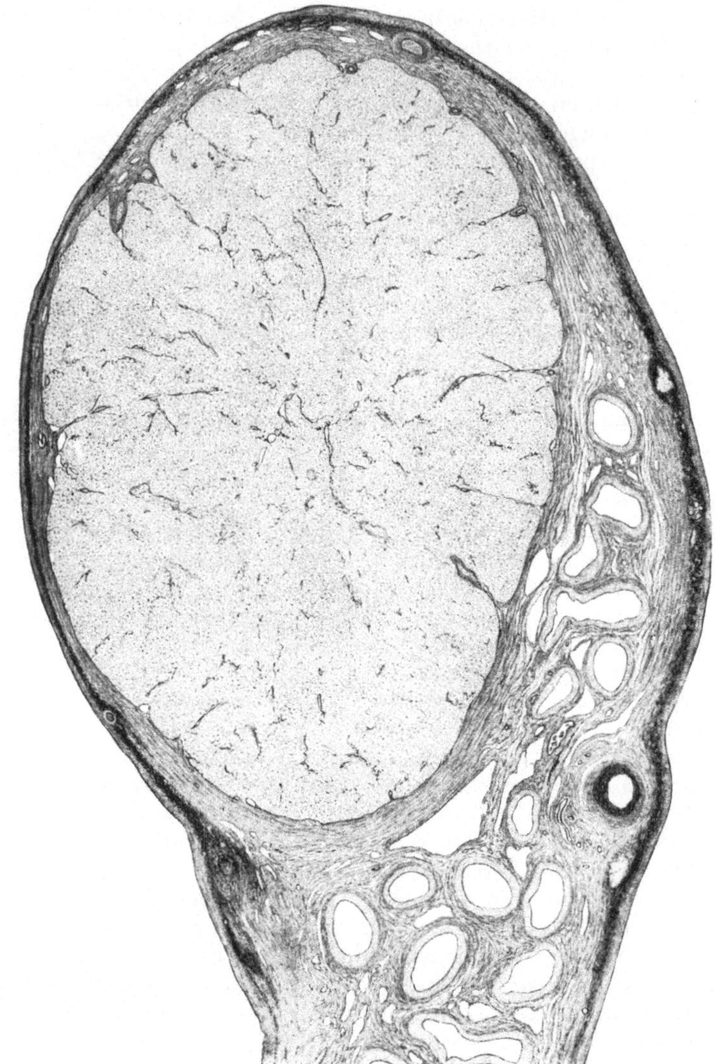

Abb. 72. Corpus luteum graviditatis beim *Schaf (Ovis aries)* (130. Tag der Tragzeit). Solides Organ ohne Hohlraum. Vergr. 1:15.

Vergleichende Untersuchungen der Corpora lutea (FRAENKEL 1952) verschiedener *Säuger (Macacus, Walfisch, Elefant, Seehund, Seelöwe, Känguruh* u. a.) zeigen histologisch einen so gleichförmigen Bau, daß eine Unterscheidung der Tierart aus dem histologischen Bilde des Gelbkörpers in vielen Fällen nicht möglich ist. Wenn auch im Grunsdätzlichen die Gelbkörper bei *Säugetieren* den gleichen Werdegang und Aufbau zeigen wie beim *Menschen* und *Affen*, so gibt es bei einzelnen

Tierarten doch Abweichungen von deren üblichem Verhalten. O'Donoghue (1916) fand beim *Rothalskänguruh* Gelbkörper in zwei verschiedenen Entwicklungsstadien in *einem* Eierstock vor und schließt daraus, daß zwei Ovulationen in kurzer Zeit aufeinanderfolgen. Auch beim Hund scheinen Follikel im Abstand von mehreren Tagen innerhalb einer Ovulationsperiode zu platzen, so daß Gelbkörper mit Altersunterschieden anwesend sein können (Stieve 1950).

Mossmann und Judas (1949) berichten über das Fortbestehen einer großen Anzahl *akzessorischer Corpora lutea* beim *Stachelschwein*, die sich zur Zeit der Brunst und der früheren Schwangerschaften aus atretischen Follikeln entwickelt haben. Wenn aber der Embryo — die Tiere bringen nur einmal im Jahr, im Frühjahr, ein junges Tier zur Welt — das Kiemenspaltenstadium erreicht hat, sind sie aus dem Eierstock, welcher das primäre Corpus luteum *nicht* enthält, so gut wie verschwunden, während sie sich im anderen Ovarium *mit* dem Gelbkörper in großer Menge finden und annähernd das gleiche Stadium cytologischer Differenzierung wie das primäre Corpus luteum erreichen. Diese Verschiedenheit der beiden Eierstöcke bleibt bis zur nächsten Brunst bestehen; dann entarten sowohl die alten akzessorischen wie der primäre Gelbkörper sehr rasch und machen neuen Platz. Die akzessorischen Corpora lutea bilden sich in beiden Ovarien aus Granulosazellen atretischer Follikel, die eine Luteinisierung erfahren, jedoch soll eine Bildung echter Luteinzellen in großer Menge auch aus dem Stroma der Follikelhülle erfolgen, die sich sowohl den primären wie den akzessorischen Gelbkörpern zugesellen. Im gleichen Sinne äußert sich Pederson (1951) für die Corpora lutea der *weißen Ratte*, wo er eine Umbildung sowohl der Zellen der Theca interna als auch der Granulosazellen in typische Luteinzellen beschreibt. Auch für die Zellen der Corpora lutea atretica nimmt er einen doppelten Ursprung an. Wenn bei atretischen Follikeln die Luteinisierung beginnt, bevor die Granulosa vollständig degeneriert ist, können diese gleichzeitig mit den Thecazellen luteinisieren. Ist aber andererseits die Atresie so weit fortgeschritten, daß die Granulosa schon weitgehend degeneriert ist, so luteinisieren nur die Zellen der Theca interna.

Die Fähigkeit der Stromazellen, sich in Granulosa und Granulosaluteinzellen zu verwandeln, wird von Woll, Hertig, Smith und Johnson (1948) auch für den *Menschen* angenommen. Beim *Höckerwal (Megaptera nodosa)* kommt es in den Eierstöcken, die sonst im Bau von den übrigen *Säugetieren* kaum abweichen, stets zur Ausbildung vieler Corpora lutea bis zu 30 Stück von je 3 bis 6 cm Durchmesser. Diese Gelbkörper enthalten einen bindegewebigen schlecht durchbluteten Kern, und nur die oberflächliche Zone der Granulosa ist luteinisiert (Dempsey und Wislocki 1941). Das Vorkommen zahlreicher Corpora lutea trotz Vorhandenseins nur eines Keimlings wird durch diesen besonderen parenchymarmen Bau erklärt. Akzessorische Corpora lutea wurden weiter bei *Stachelschweinen, Stuten* und besonders häufig bei der *wilden norwegischen Ratte* (bei 64% der Tiere) beschrieben (Hall 1952). Sie sind luteinisierte ungesprungene Follikel aller Größen und stellen Satelliten der echten Gelbkörper dar, deren Aus- und Rückbildung sie genau kopieren.

Bei den phylogenetisch sehr alten *Borstenigeln (Centetes escandatus, Ericulus setosus, Hemicentetes semispinosus)* kommt es nicht zur Ausbildung liquorhaltiger Graafscher Follikel, und das Corpus luteum entwickelt sich als pilzartige Ausstülpung in apikaler Richtung durch fortschreitende Luteinisierung der Follikelzellen (Feremutsch und Strauss 1949). Es entsteht dadurch eine Granulosaeversion ähnlich dem Granulosaprolaps, wie er auch beim *Menschen* und anderen *Säugetieren* gelegentlich vorkommt (Corner 1943, Novak 1953).

Im Gegensatz zur *Hauskatze* beschreibt DUKE (1949) beim *Luchs* zwei Arten von Gelbkörpern. Der eine Typ besteht hauptsächlich aus großen vacuolisierten Zellen, zwischen denen Gruppen kleinerer epithelialer Zellen eingestreut sind, während der andere Gelbkörpertyp aus großen, mit einem eosinophilen Pigment gefüllten Zellen besteht, in dem die kleineren Zellen nur selten sind.

CORNER (1945) beschreibt bei *Rhesusaffen* sog. *Corpora aberrantia*, das sind Gelbkörper, die ähnlich den Graviditätsgelbkörpern auch noch nach der Menstruation bestehen bleiben. Wie lange sie erhalten bleiben, ist unbekannt, ebensowenig wissen wir bis jetzt etwas über ihre Bedeutung. Ähnliche Gebilde beim *Menschen* sind nicht bekannt.

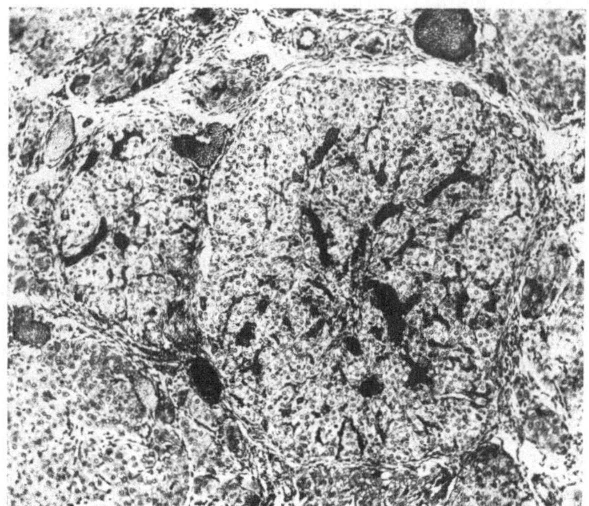

Abb. 73. Frisches, gefäßreiches Corpus luteum aus dem Ovarium eines *Hermelins (Putorius ermineus)* vom 11. Juli. Vergr. 1:80.

Ein sehr eigenartiges Verhalten kann man an den Corpora lutea beim *Hermelin* beobachten (WATZKA 1949), das in engstem Zusammenhang mit der *verlängerten Tragzeit* dieser Tiere steht, und es ist zu erwarten, daß die Gelbkörper anderer Tiere mit verlängerter Tragzeit eine ähnliche Besonderheit zeigen werden. Nach der Vascularisation verkümmern die nach dem Follikelsprung im Sommer entstandenen Gelbkörper (Abb. 73) wieder, um sich alsbald in einen Schlummerzustand von höchst inaktivem Eindruck zu verwandeln (Abb. 74). Abgesehen von der geringen Größe dieser Gebilde sind die Zellen plasma- und körnchenarm, so daß die Zellkerne dicht beisammenliegen. Das ganze Organ ist sehr schlecht durchblutet. Da offenbar das funktionslose Corpus luteum die Uterusschleimhaut nicht in den einnistungsbereiten Zustand versetzt, unterbleibt deren Aufbau und damit auch die Voraussetzung für die Implantation und die Weiterentwicklung der Keimlinge. Sechs Monate lang verharren diese Gelbkörper nach der Ovulation — die im Juni oder Juli erfolgt — in diesem inaktiven Zustand. Erst Mitte Februar beginnen die unscheinbaren Gelbkörper wieder gefäßreicher und besser durchblutet zu werden. Die Zellen nehmen rasch an Größe und Inhalt zu und das ganze Organ entwickelt sich in wenigen Tagen zu großen und offenbar auch sehr leistungsfähigen Gebilden (Abb. 75). Schlagartig setzt jetzt auch die Implantation der Keimlinge ein, die bis zu diesem Zeitpunkt, obwohl sie bereits

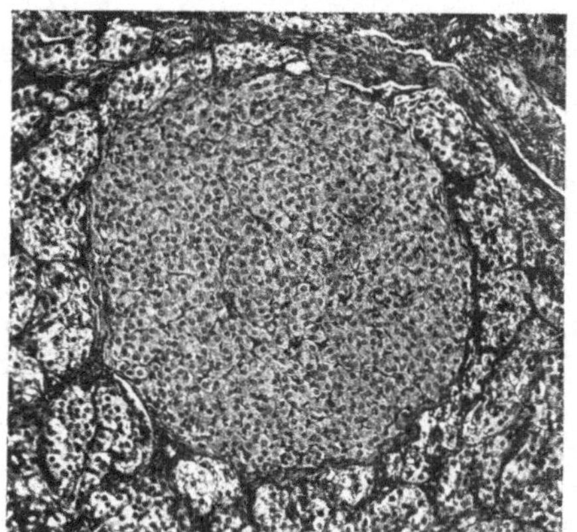

Abb. 74. Inaktives gefäßarmes Corpus luteum aus dem Ovarium eines *Hermelins (Putorius ermineus)* vom 20. Dezember. Vergr. 1:100.

6 Monate alt sind, uneingebettet, frei in der Uteruslichtung liegen. Nach Frühjahrsovulationen im Februar oder März tritt dagegen keine Verkümmerung der gebildeten Corpora lutea ein, sondern sie entwickeln sich sofort zur Blüte. Daher erfolgt hier auch unmittelbar die Implantation, und es unterbleibt die Entwicklungsruhe und damit die verlängerte Tragzeit, wie sie stets nach der Befruchtung im Sommer eintritt. Um derartige Schlummerzustände der Corpora lutea, bei denen das Blütestadium erst später erreicht wird, handelt es sich offenbar auch bei den sog. *Lactationsgelbkörpern,* wie sie FAUVET (1941, 1943) bei *Muriden* beschrieben hat. Diese unterscheiden sich von den normalen Gelbkörpern nur durch die Kleinheit und besondere Färbbarkeit der Zellen, sowie

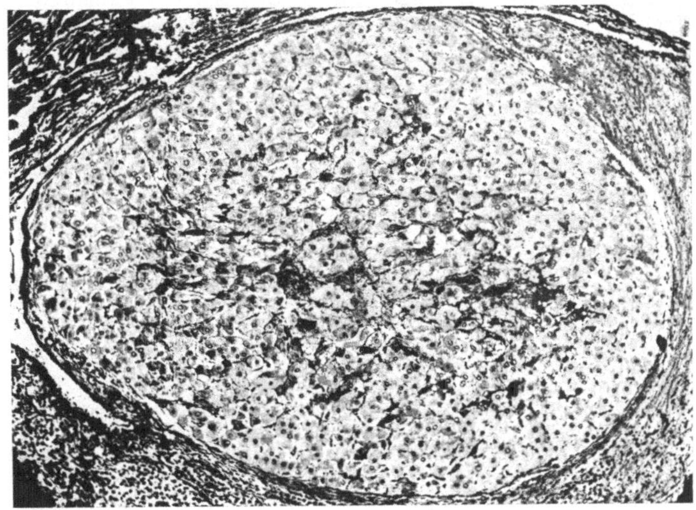

Abb. 75. Corpus luteum vom *Hermelin (Putorius ermineus)* im höchsten Blütestadium. 23. April. Vergr. 1:70

durch die schlechte Blutversorgung. Sie befinden sich in einem inaktiven Zustand, woraus sich die fehlende Nidationsbereitschaft des Endometriums erklären läßt, so daß die Keimlinge noch nach 16 Tagen frei im Lumen des Uterus liegen und erst dann implantiert werden, wenn sich diese verkümmerten Gelbkörper bis zum Blütestadium entwickelt haben. Der Name „Lactationsgelbkörper" ist unzutreffend, da sie mit der Lactation an sich nichts zu tun, sondern nur den Sinn haben, eine Implantation der Keimlinge während der Lactation eines kopfreichen Wurfes zu verhindern, damit dem Muttertier nicht gleichzeitig die Ernährung von 2 Generationen zufällt.

Obwohl die *Funktion des Schwangerschaftsgelbkörpers* als innersekretorisches Gebilde gesichert erscheint, so sollten bei der Betrachtung der Leistung außerdem auch die besonderen Verhältnisse der *Säugetiere* berücksichtigt werden (KOHN 1930), die im Gegensatz zu den gelegten Eiern der *Nichtsäugetiere* nur wenig Nahrungsvorrat mitbekommen und die zu ihrer Entwicklung notwendigen Stoffe aus dem mütterlichen Organismus beziehen müssen. Da diesem aber, namentlich für die früheste Entwicklungszeit, geeignete Nahrungsstoffe kaum zur Verfügung stehen, müssen solche zunächst in einem besonderen Dotterorgan bereitet und auf dem Blutwege an die Stelle des Verbrauchs in Tube und Uterusschleimhaut geschafft werden. Dieses Dotterorgan ist das Corpus luteum und der Verbrauch seiner Erzeugnisse durch den Embryo ist als der wirksamste Anreiz für seine Entfaltung und seinen Bestand in der Schwangerschaft anzusehen. Mit dem

Wegfall der Beanspruchung beginnt auch seine Rückbildung. Das Corpus luteum wäre nach dieser Auffassung demnach in erster Linie dazu berufen, für den jungen Keimling am Beginn seiner Entwicklung eine angemessene Nahrung bereitzustellen. Sobald die hämotrophe Ernährung des Keimes sichergestellt ist, erscheint das Corpus luteum dann weniger wichtig. Bei *Rhesusaffen* kann der Schwangerschaftsgelbkörper bereits am 25. Tag ohne Störung der Gravidität entfernt werden (HARTMAN und CORNER 1947). Eine ähnliche Ansicht äußern auch ALDEN (1942), MARSHALL (1953) und YOUNG (1953), die eine direkte Stoffleitung vom Corpus luteum zur Uterusschleimhaut annehmen, weil transvaginal überwanderte *Ratten*embryonen in Uterushörnern, an welchen der Eileiter unterbunden ist, mangels lebenswichtiger Stoffe absterben. Vielleicht könnte auch der Sinn der Hypertrophie und Hyperplasie der Thecazellen am Beginn der Gravidität in eine ähnliche Richtung weisen. Eine solche nutritive Tätigkeit des Corpus luteum würde sich gut mit den der sonstigen mannigfachen inkretorischen Reiz- und Hemmungswirkungen auf Uterus, Ovarium und Milchdrüse vereinbaren lassen. Es ist bisher immer noch ein Rätsel, warum das Corpus luteum graviditatis bestehen bleibt, so daß man sich zur Annahme eines besonderen hypophysären Wirkstoffes, des *Luteotropins*, gezwungen sah, welches das Corpus luteum erhalten soll (THOMSON und DAVIS 1947, SCHRÖDER 1953). Nach den Untersuchungen von FRIED und RAKOFF (1952) soll auch Prolactin in Verbindung mit Choriongonadotropin bei nicht schwangeren Frauen imstande sein, die Funktion des Corpus luteum um 30 Tage zu verlängern.

## VIII. Die Follikelatresie.

Unter Follikelatresie versteht man den Vorgang, bei dem Follikel uneröffnet (atretisch) innerhalb des Ovariums zugrunde gehen. Über den Follikeluntergang bei *Mensch* und *Tier* liegen bereits zahlreiche ältere eingehende und gründliche Untersuchungen vor (SEITZ 1906, WALLART 1907, NOVAK 1930 u. a.). Eine Rückbildung der Follikel kann man im *menschlichen* Ovar von der Geburt bis zur Menopause beobachten. Aber auch in der Fetalzeit gehen bereits zahlreiche Follikel zugrunde, und es können schon Ureizellen durch Pyknose und Karyolyse verschwinden. RODRIGUEZ-SARIANO (1952) konnte in allen Eierstöcken bei *Neugeborenen* und *Kindern* eine „morphologische Aktivität" des Follikelapparates feststellen. Reifungsprozesse und Rückbildungsvorgänge spielen sich wie bei Erwachsenen ab, jedoch kommt es nicht zu Follikelsprung und Gelbkörperbildung. Während SCHRÖDER (1930) nach der Geburt in kindlichen Ovarien nur ausnahmsweise Follikel von 3—5 mm Größe sehen konnte, beschreibt RODRIGUEZ-SARIANO hier Bläschenfollikel von 6—11 mm Durchmesser.

Die Atresie unterliegt großen Schwankungen und ist vom Alter des Individuums und vom Funktionszustand des Ovariums abhängig. Vor allem ist im *frühen Kindesalter* und in der *Gravidität* ein verstärkter Follikeluntergang zu beobachten. Er läßt sich schon im 2. Monat der Gravidität feststellen, nimmt aber in der Folgezeit allmählich zu und erreicht ihren stärksten Grad erst kurz vor der Entbindung. Im Wochenbett ist er wieder geringer ausgebildet. Die meisten restlichen GRAAFschen Follikel werden nach der Ovulation in ihrem weiteren Wachstum gehindert und bilden sich zurück. So beginnen zwar viele Follikel im Verlaufe eines Cyclus ihre Entwicklung, fallen aber dann in den verschiedenen Stadien ihrer Reife aus und unterliegen der Atresie. Offenbar bildet der Tod der Eizelle den unmittelbaren Anlaß für die Follikelrückbildung und damit verschwindet auch das ihr in Schicksalsgemeinschaft verbundene Follikelepithel. Andererseits zeigen die Untersuchungen von WESTMAN (1934),

STIEVE (1950) und BLOCK (1953), daß eine Aktivität der Follikel auch in der Sekretionsphase existiert. Nach BUJARD (1953) besteht beim *Meerschweinchen* auch in der Gravidität ein oestrogener Cyclus, in dem Follikel heranwachsen, jedoch nicht platzen. Experimentelle Untersuchungen von WESTMAN haben gezeigt, daß die Funktion des gelben Körpers sehr unvollständig ist, wenn man

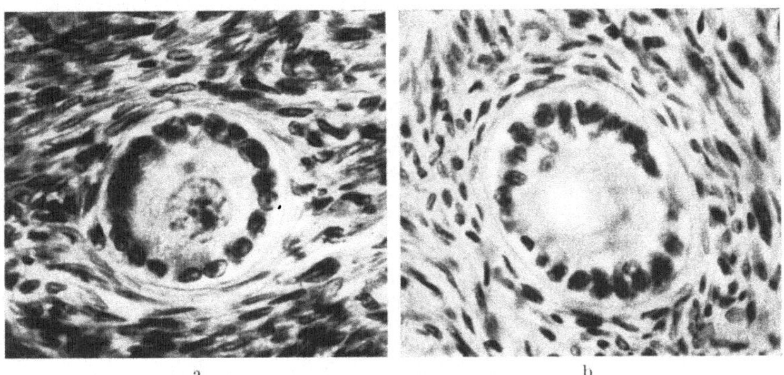

Abb. 76a u. b. Verdickte Basalmembran bei a beginnender, b vorgeschrittener Degeneration von Primarfollikeln bei einer 36 Jahre alten Frau. Vergr. 1.420.

die Sekundärfollikel der Eierstöcke entfernt hat. Diese Ergebnisse würden gut mit der diphasischen Ausscheidung oestrogener Stoffe übereinstimmen (FLUHMANN 1937, GUSTAVSON 1938, FURUHJELM 1940).

Untergehende *Primärfollikel* schwinden spurlos. Als erste Anzeichen ihres beginnenden Unterganges kann oft eine Verdickung und manchmal auch Hyalinisierung der *Basalmembran* an der Basis des Follikelepithels (Abb. 76) beobachtet werden. Der Kern und das Cytoplasma ist von *Vacuolen* durchsetzt, gelegentlich ist überhaupt kein Kern mehr zu beobachten (Abb. 77). In einigen Kernen erscheint das Chromatin verklumpt, in anderen wiederum staubförmig verteilt. Der Zellleib kann geschrumpft sein, so daß Spalträume zwischen dem Follikelrest und dem angrenzenden Stroma auftreten.

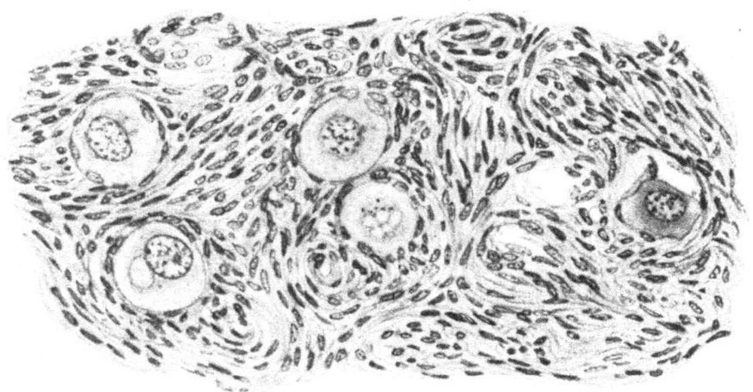

Abb. 77. Primärfollikel im Zustand der Atresie bei einer 39 Jahre alten amenorrhoischen Gefangenen. Vergr. 1:250. (Aus STIEVE 1952.)

Bis zum 25. Lebensjahr nimmt die Zahl der Primärfollikel ziemlich rasch, später bis zur Menopause etwas langsamer ab, jedoch können sich die einzelnen Frauen hinsichtlich der Menge der in ihren Eierstöcken enthaltenen Primärfollikel sehr verschieden verhalten. In der Regel bilden sie sich bis zum 45. Lebensjahr zurück, in einigen Fällen aber bleibt eine größere Zahl von ihnen auch länger erhalten. So fand STIEVE (1951) im Gegensatz zu WALLART und SCHEIDEGGER (1937) bei einer 52jährigen Frau noch eine recht große Zahl und bei einer 64jährigen noch einige wenige Primärfollikel, während andererseits wieder bei erst 40jährigen Frauen keine mehr auffindbar sind.

Im geschlechtstüchtigen Alter liegen die *Bläschenfollikel* in großer Zahl dicht nebeneinander, so daß nur wenig Stroma dazwischen erkennbar ist. Dieses

Aussehen ändert sich mit zunehmendem Alter wesentlich. Durch den vermehrten Untergang von Bläschenfollikel treten diese immer mehr zurück und bestimmen somit sehr das Erscheinungsbild des Eierstocks (Abb. 78 und 79). Die Zahl

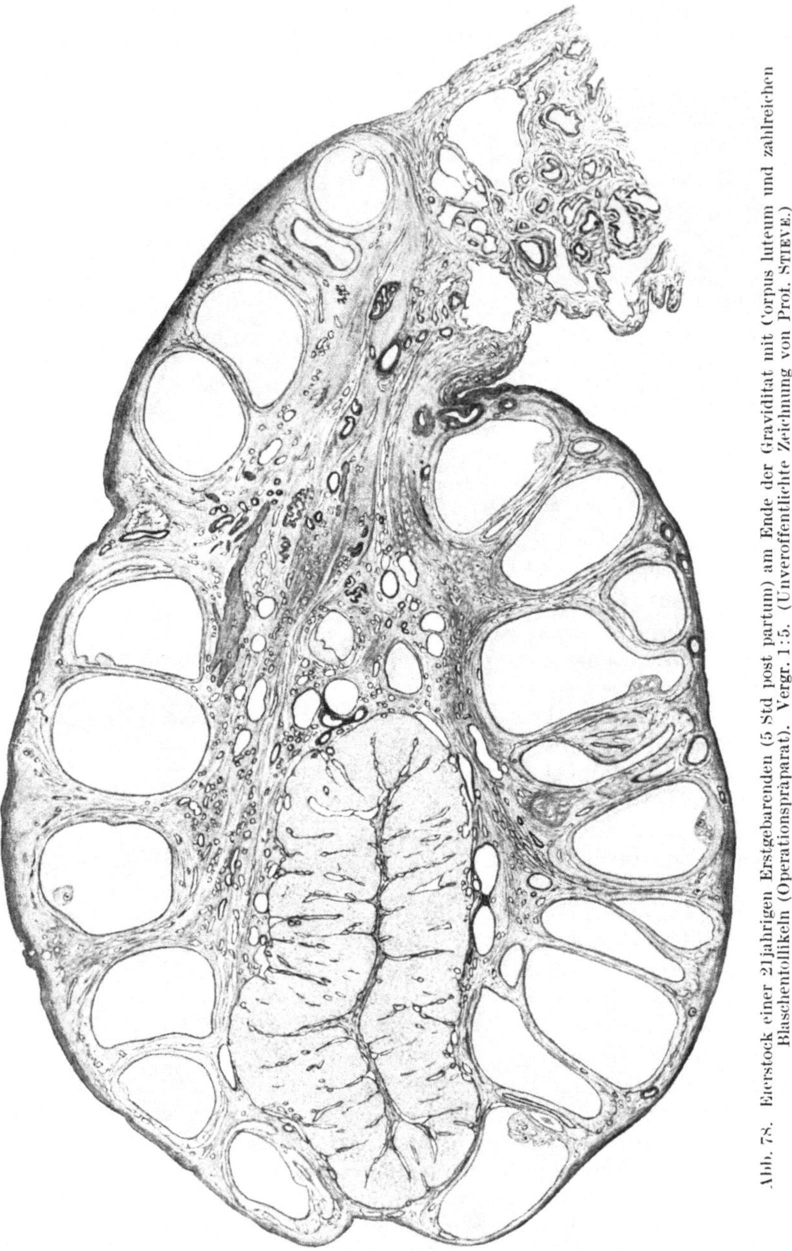

Abb. 78. Eierstock einer 21jährigen Erstgebärenden (5 Std post partum) am Ende der Gravidität mit Corpus luteum und zahlreichen Bläschenfollikeln (Operationspräparat). Vergr. 1:5. (Unveröffentlichte Zeichnung von Prof. STIEVE.)

der Corpora albicantia, die bei jüngeren Frauen immer nur gering ist, weil hier einerseits weniger Bläschenfollikel zugrunde gehen, andererseits diese und die Reste der Gelbkörper rascher resorbiert werden, nimmt daher zu, und es ist nicht immer zu entscheiden, ob sie Reste von Gelbkörpern oder atretischen

Follikel sind. Die langsamere Rückbildung der Follikelreste und Corpora lutea im klimakterischen und senilen Ovarium hängt wahrscheinlich mit der zunehmenden *Sklerose der Gefäße* sowie der *Rückbildung der Lymphgefäße* (BACHMANN 1950) und der damit verursachten schlechteren Durchblutung und Durchsaftung des alternden Eierstocks zusammen.

Sowohl bei der cystischen als auch bei der obliterierenden Form der Atresie, die sich hauptsächlich an kleinen Sekundärfollikel abspielt, kommt es zu *Wucherungen der Thecazellen*. Die Eizelle kann bei Atresien aller Art noch längere Zeit in mehr oder minder gutem Zustand erhalten bleiben. Das Verhalten der Thecazellen anläßlich der Follikelatresie bei einzelnen Tierarten unterscheidet sich beträchtlich und bestimmt im wesentlichen mit das Erscheinungsbild des Ovariums. Nach TIETZE und WEGENER (1935) geht das Follikelwachstum im allgemeinen nur bis 5 mm Größe, dann erfolgt spätestens die Atresie. Bis zur

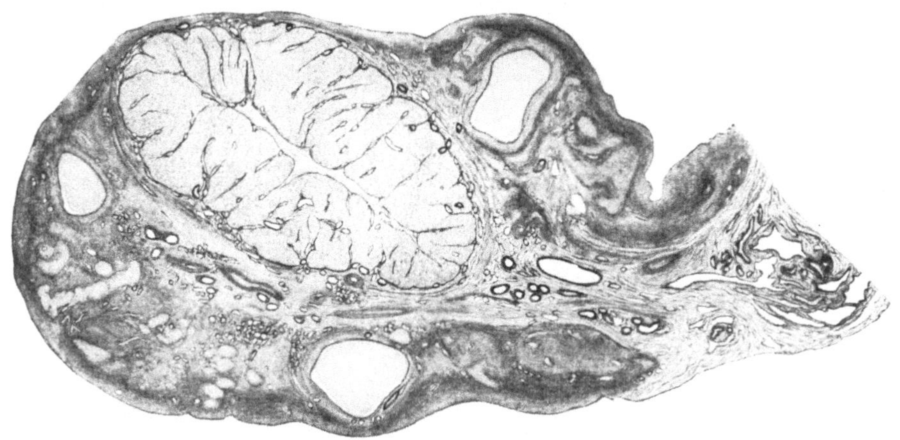

Abb. 79. Eierstock von einer 41 Jahre alten Erstgebärenden am Ende der Schwangerschaft. Während der Geburt verblutet. Im Vergleich zu vorstehender Abbildung relativ kleines Ovar mit nur wenigen Follikeln, die fast alle sich in Atresie befinden. Vergr. 1:5. (Unveröffentlichte Zeichnung von Prof. STIEVE.)

Menopause bilden sich stets, besonders in der Umgebung der rasch wachsenden sprungreifen Follikel und der Gelbkörper, einzelne Bläschenfollikel zurück. Außer in der Gravidität, in der insbesondere die größeren Bläschenfollikel der Atresie verfallen, tritt ein gesteigerter Untergang derselben bei keimdrüsenschädigenden Einflüssen der Umwelt ein, wie dies STIEVE beschrieben hat. HILL und WHITE (1933) konnten beim *Kaninchen* bei reifen Follikel eine Lebensdauer von 7—10 Tagen erheben. Nachher bilden sie sich dann zurück.

Bei *beginnender Rückbildung* sieht man in der Regel zuerst Veränderungen in der Eizelle, die verschieden rasch und stark fortschreiten können. Im Zelleib treten Fetttröpfchen und Vacuolen mit wasserklarem Inhalt auf (Abb. 80). Der Kern ist vergrößert, flüssigkeitsreich und daher besonders hell erscheinend. Das Chromatin ist um den Nucleolus zusammengeballt. STRASSMANN (1933) beobachtete bei der *Katze*, daß sich bei untergehenden Follikel Eizelle und Kern mit Neutralrot und Trypanblau vital leicht anfärben, während intakte Eizellen ungefärbt bleiben. In diesem Frühstadium der Atresie sind in der Granulosa und in der Theca noch keine Veränderungen wahrnehmbar (STIEVE 1948). Im weiteren Verlauf verklumpt das Chromatin des Eizellkernes immer mehr und färbt sich auch mit sauren Farbstoffen an, wobei der übrige Raum innerhalb der deutlichen Kernmembran sehr hell erscheint. Im Bereich des

Eihügels lockert sich das Zellgefüge auf (Abb. 81). Die Zellen sind nicht mehr
scharf begrenzt und gehen ineinander über. Zwischen den Zellen treten Spalten

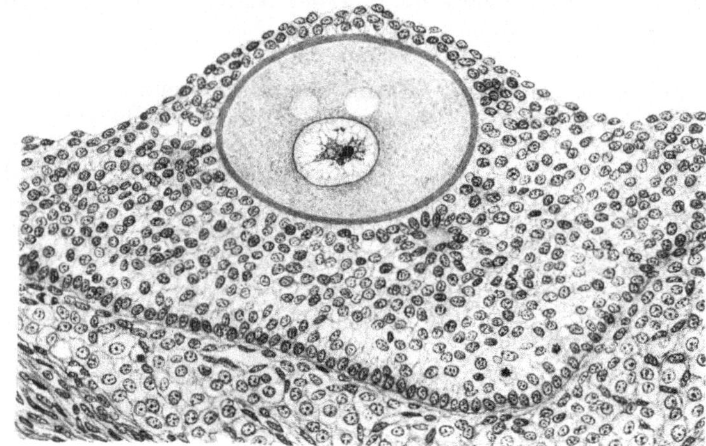

Abb. 80. Eizelle in einem 2,8 mm großen Follikel mit den ersten Anzeichen einer beginnenden Degeneration.
Vacuolen im Zellkern und Zellplasma. Vergr. 1.250. (Aus Stieve 1952.)

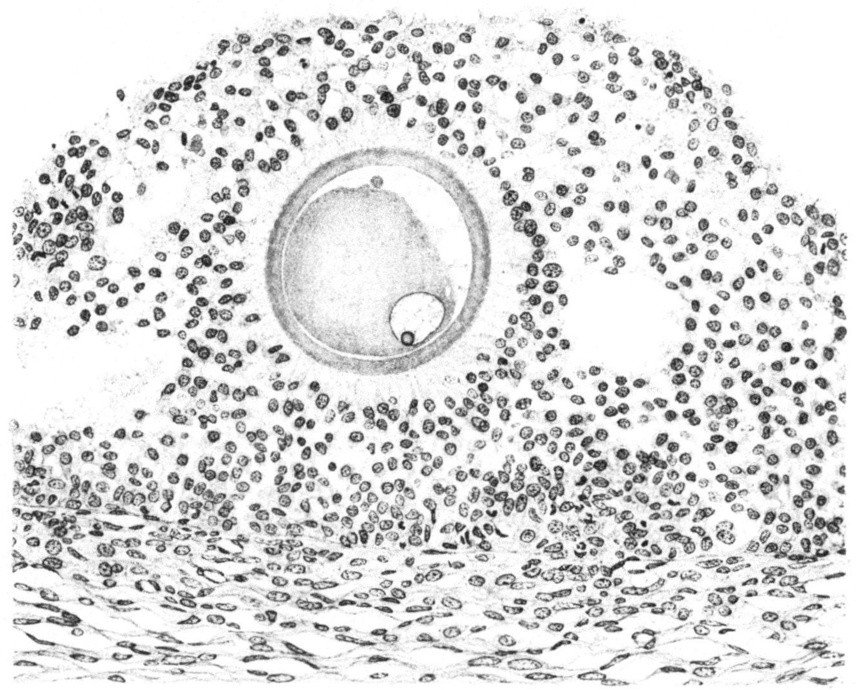

Abb. 81. Zerfallender Cumulus oviger mit degenerierender Eizelle in einem sprungreifen Follikel einer 25jährigen
Frau. Vergr. 1:250. (Aus Stieve 1952.)

mit Eosin färbbarem Inhalt auf. Die gleichen Veränderungen sind auch an den
Zellen der übrigen Granulosa zu beobachten. Mitosen sind in der Regel nicht mehr
erkennbar. Die Zellkerne nehmen ein pyknotisches Aussehen an. Viele Zellen
lösen sich aus dem ursprünglichen Verband, gelangen in den Follikelraum und

schließlich zerfällt die gesamte Granulosaschicht. Die abgestoßenen Zellen des Follikelepithels zerfallen im Follikelhohlraum oder verklumpen vorher untereinander. Cytoplasmateile mit Chromatinresten sind daher in der Follikellichtung reichlich zu sehen. Die Theca bekommt ebenfalls ein lockeres Gefüge, wird faserreicher und die Zellen nehmen eine längliche, spindelige Form an. Im Bereich des Eihügels sind noch polygonale Thecazellen mit rundlichen Kernen zu erkennen. Einige von den Thecazellen enthalten mit Sudan III färbbare Tröpfchen. Gegen die Tunica externa hin, die unmittelbar in das Stroma ovarii

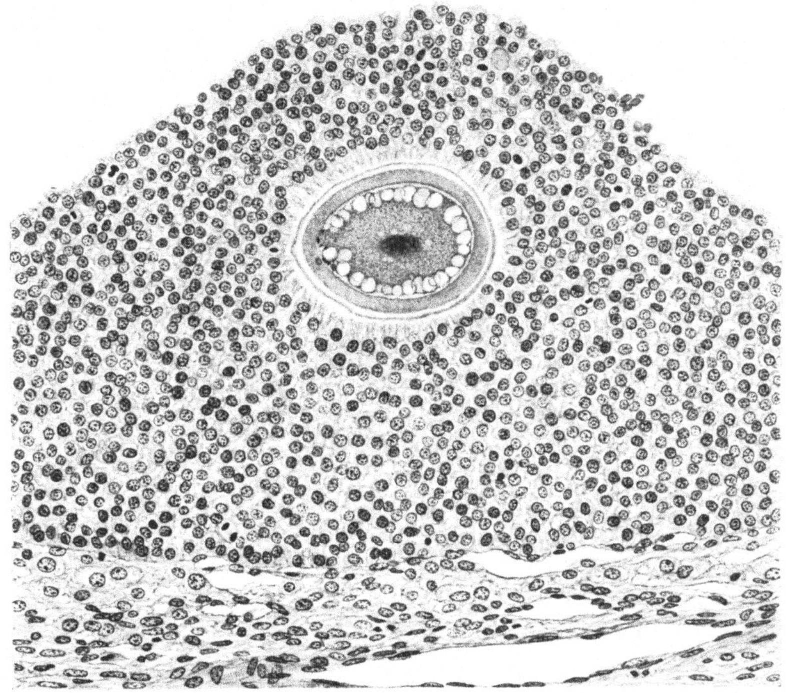

Abb. 82. Stark degenerierte Eizelle mit vollstandig zerfallenem Kern und zahlreichen Vacuolen im Zelleib, jedoch sind im Eihugel noch keine Veränderungen erkennbar. 20 Jahre alte amenorrhoische Frau. Vergr. 1:250. (Aus STIEVE 1952.)

übergeht, bildet sich mehr oder weniger deutlich eine homogene *Glashaut* aus vorwiegend radiär eingestellten argyrophilen Bindegewebsfäserchen aus (PETRY 1950).

Wie BLOCK, MAGNUSSON und ODEBLAD (1953) mittels Autoradiographie gezeigt haben, ist in atretischen GRAAFschen Follikel bei *Kaninchen* der *Phosphorstoffwechsel* wesentlich geringer als bei normalen. Bei Beginn der Atresie findet sich im Epithel des Cumulus oviger der *Ratten*follikel reichlich *Glykogen* vor (DEANE 1952). Auch ist die *Esteraseaktivität*, die sonst im *Ratten*ovar gering ist, zu dieser Zeit größer. *Ascorbinsäure* und *alkalische Phosphatase* erscheinen angereichert, so daß DEANE eine *Steroidbildung* auch in den Granulosazellen atretischer Follikel annimmt.

Bei *fortgeschrittener Atresie* zerfällt der Kern der Eizelle in feine Stäubchen, die Kernmembran löst sich auf oder ist noch als gerunzelte feine Membran erkennbar, innerhalb welcher das Kernkörperchen besonders hervortritt. Bei der Degeneration der Eizellen der *Maus* können aus dem Kernkörperchen *kristallähnliche Gebilde* entstehen (MATHIS 1935). Schließlich zeigt ein unscharf begrenzter Bezirk im Innern des Zelleibes noch die Stelle an, wo der Kern sich befunden hat. Im Cytoplasma treten zahlreiche bläschenförmige Hohlräume auf, die hauptsächlich die Peripherie einnehmen (Abb. 82). Durch Flüssigkeitsaustritt schrumpft schließlich der Zelleib, löst sich von der Zona pellucida ab und zerfällt nach und nach. Das *Oolemma* ist sehr deutlich erkennbar, erscheint homogen, oft verdickt und kann noch längere Zeit der Auflösung widerstehen. Gelegentlich ist an ihm eine Schichtung zu beobachten. Die Corona radiata

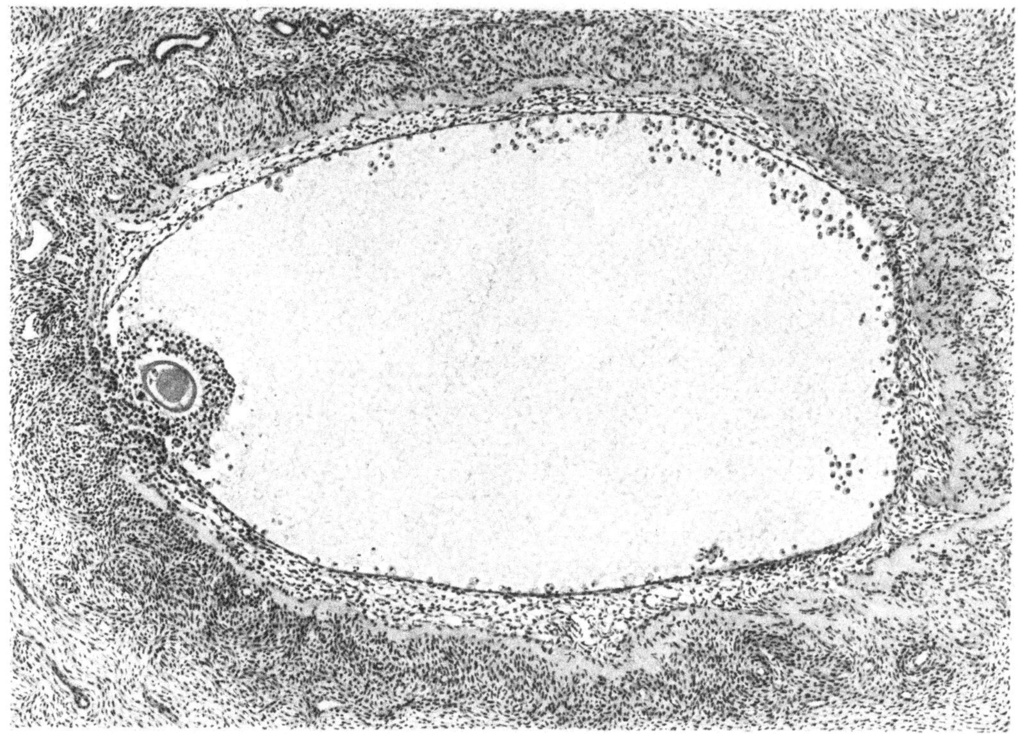

Abb. 83. Kleiner atretischer Bläschenfollikel mit vollkommen zerfallener Granulosa und degenerierter Eizelle. Im Bereich des Eihügels fehlt die Glashaut. Vergr. 1:80.

ist durch einen hellen Flüssigkeitsspalt von ihm getrennt. Ihre Zellen unterscheiden sich jetzt nicht mehr von den übrigen des Eihügels. Von der Granulosa findet man nurmehr vereinzelte Überreste im Liquor (Abb. 83 und 84). Im Eihügel nimmt die Zahl der pyknotischen Kerne immer mehr zu, obzwar gelegentlich in einigen Zellen auch noch Mitosen zu sehen sind. Blutgefäße können von der Theca her in den Eihügel vordringen. Der Follikelhohlraum wird immer kleiner und ist nach außen hin von einer aus feinsten Fäserchen gebildeten Membran abgegrenzt. Schließlich zerfällt auch der Eihügel. Das Cytoplasma löst sich auf, zahlreiche Spalten, Hohlräume und Ansammlungen von Haufen kleiner pyknotischer Kerne sind erkennbar. Auf einen raschen Kernuntergang lassen die zahlreichen Chromatinbröckelchen schließen. Mit der Auflösung des Eihügels werden auch die ihm angelagerten Thecazellen kleiner und nehmen Fibrocytencharakter an.

Bei stark fortgeschrittener *cystischer Atresie* fehlt die Granulosa und man findet in dem oft sehr weiten, von Liquor gefüllten Hohlraum (Follikelcyste)

zahlreiche Plasmaklümpchen mit pyknotischen Kernresten. Einzelne Leuko-
cyten und Histiocyten wandern in die Follikelhöhle ein. Die Eizelle muß dabei

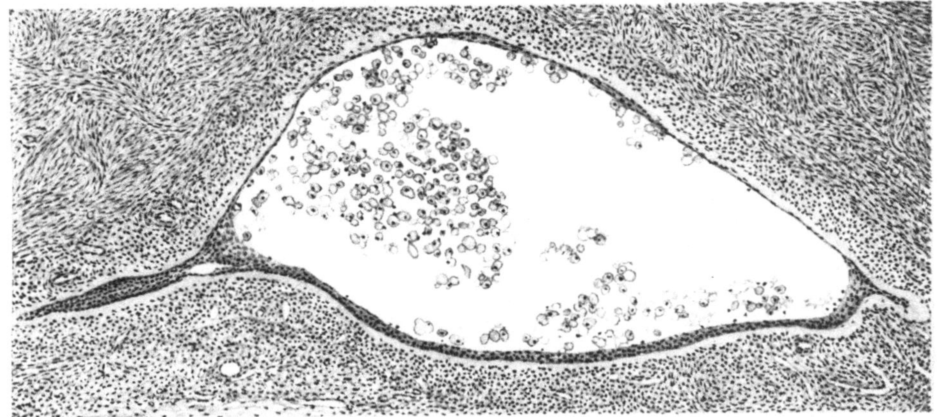

Abb. 84. Atretischer Follikel mit teilweise abgestoßener Granulosa. Abgeloste Follikelzellen sind stark
aufgequollen. Vergr. 1:80.

nicht immer ganz der Auflösung anheimgefallen sein. Die Zona pellucida ist
dann in der Regel etwas gequollen (Abb. 85). Der Cytoplasmaleib erscheint stark

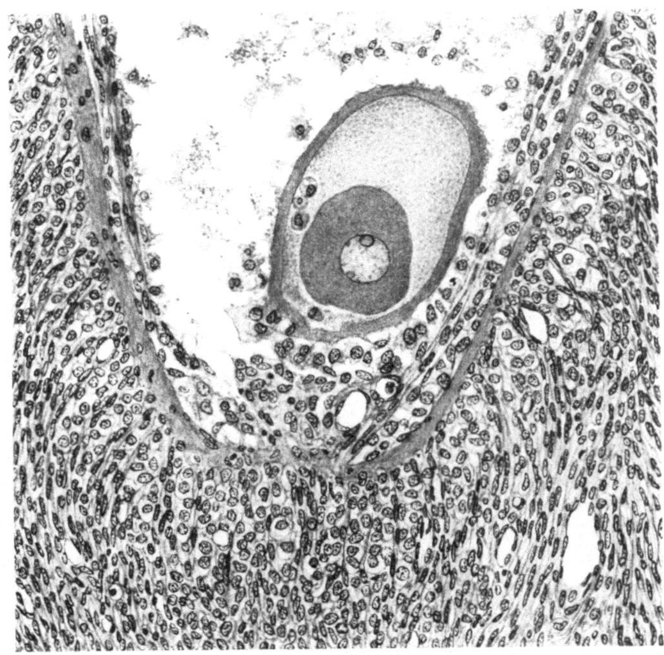

Abb. 85. Ein 9,2 mm großer atretischer Follikel einer 34 Jahre alten Frau. Die Granulosa ist völlig zerfallen,
die Eizelle jedoch noch verhältnismäßig gut erhalten. Vergr. 1:250. (Aus STIEVE 1952.)

geschrumpft und erfüllt nur einen Teil des Raumes innerhalb des Oolemmas,
das auch gefaltet sein kann. Gelegentlich lassen sich noch Kernreste in ihm
erkennen. Häufig wird die Zona pellucida von *Wanderzellen* durchsetzt, die

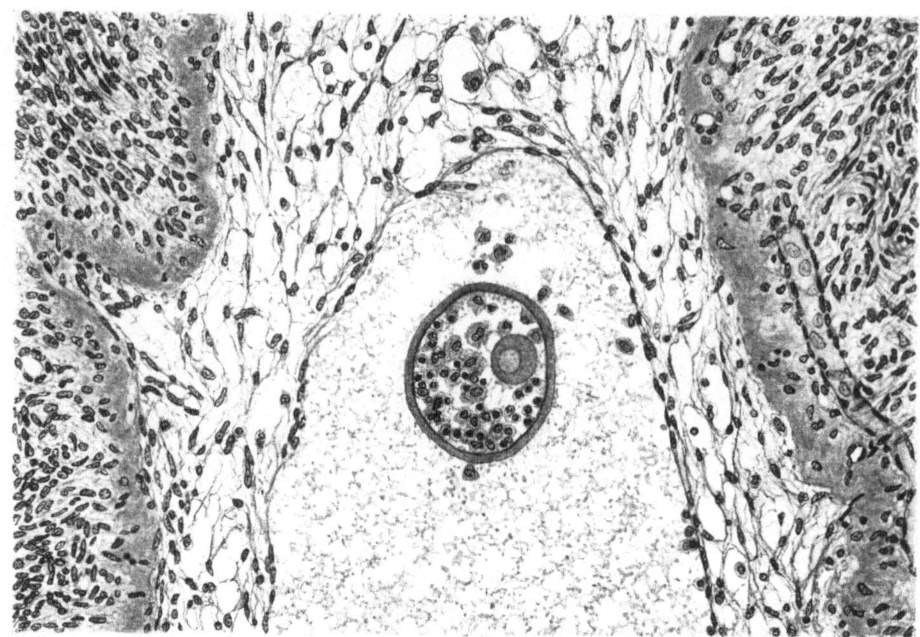

Abb. 86. Reste der Eizelle eines cystisch-atretischen Follikels einer 21jährigen amenorrhoischen Frau. Innerhalb des Oolemma sind reichliche Zellen eingewandert. Vergr. 1:250. (Aus STIEVE 1952.)

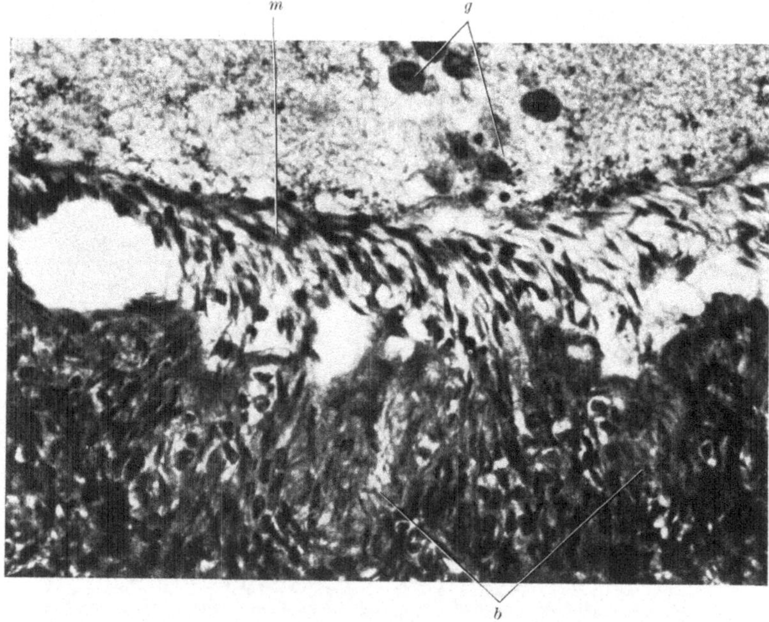


Abb. 87. Durch die Glashaut *b* eines atretischen Follikels einwachsende Bindegewebszellen *m*, die den Follikelhohlraum scharf abgrenzen, *g* abgelöste Granulosazellen. Vergr. 1:420.

mitunter in großer Zahl den Eiraum einnehmen (Abb. 86). Diese lösen dann die Reste der Eizelle und auch das Oolemma rasch auf. Nach HINSELMANN (1929) und ALLEN (1930) sollen es Zellen der Corona radiata sein, die in die

Eizelle eindringen; sie können fallweise dabei auch einen dem Befruchtungsvorgang ähnlichen Reiz ausüben (HÄGGSTRÖM 1921). Das an den Follikelhohlraum grenzende junge gefäßarme Mesenchymgewebe, das durch die Glashaut hineindringt, enthält keine Thecazellen und ist durch eine Membran scharf vom Hohlraum abgesetzt (Abb. 87). Nach außen schließt sich die derbe argyrophile Glashaut an, die schließlich in das Stromagewebe übergeht. Nicht immer ist eine deutliche Glashaut ausgebildet, sondern in solchen Fällen geht die Basalmembran und die Theca interna ohne deutliche Grenze in das benachbarte Stroma über. Je dicker die Glashaut ist, desto langsamer erfolgt die Rückbildung. Besonders lebhaft ist die Wucherung des jungen Bindegewebes im Bereich der Stelle,

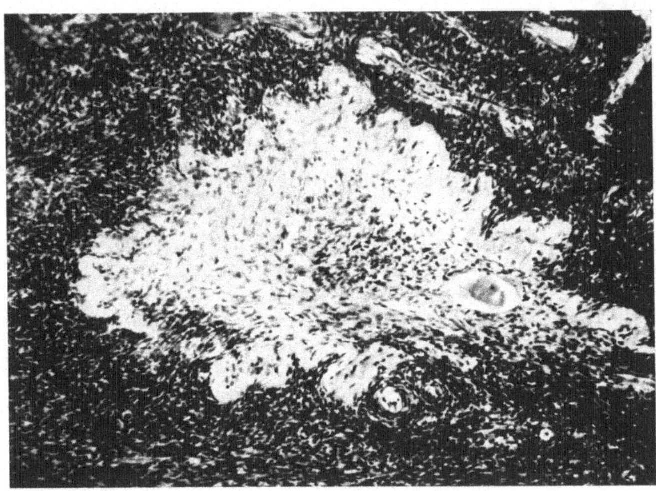

Abb. 88. Geschrumpfte Glashaut und verdichteter Mesenchymkern nach Follikelatresie. Eizellrest noch erkennbar. Im Bereich des Eihügels, in dem die Glashaut fehlt, wächst reichlich Bindegewebe vor und füllt die Follikellichtung aus. Vergr. 1:92.

an der sich der Eihügel befand und die Glashaut fehlt (Abb. 88—90). Dieses lockere Bindegewebe durchsetzt schließlich den ganzen Hohlraum des Follikels. Durch Schrumpfung verkleinert sich dieses Gebilde und nur die Reste sowie die häufig stark gefaltete hyaline Glashaut (GROHE-SLAVJANSKYsche Membran) weisen noch auf einen zugrunde gegangenen Follikel hin. Oft stellt diese mit Bindegewebsfarbstoffen sich intensiv färbbare, PAS-positive Membran, die durch den Wachstumsdruck des umgebenden Gewebes in zahlreiche Falten gelegt wird, das Spätstadium des atretischen Follikels dar (Abb. 90 und 91). Sie wird dann an mehreren Stellen vom umgebenden Gewebe durchwachsen und schließlich resorbiert. Bei jugendlichen Individuen zumindest bleibt keine erkennbare Narbe zurück, sondern das Stroma nimmt an dieser Stelle wieder die allgemein typische Beschaffenheit an. An dem Vorgang der Follikelatresie ist daher das Stroma ovarii in hohem Maße mitbeteiligt und ist an den auftretenden Bindegewebsstrukturen zu verfolgen (PETRY 1950).

Der Verlauf der Atresie bei verschieden großen Follikel kann beträchtliche Abweichungen aufweisen. Bei sprungreifen Follikeln zerfällt der Eihügel zuerst, während die übrige Granulosa zunächst noch erhalten bleibt. Die Eizelle wird hier offenbar sehr rasch aufgelöst und auch das Oolemma geht rasch zugrunde, so daß daraus eizellose Follikel entstehen, die dann erst die charakteristischen atretischen Veränderungen der Granulosa durchlaufen.

VELLOSO DE PINHO (1925) beschreibt, daß bei der *Haselmaus* die Granulosazellen nach der Follikelatresie erhalten bleiben und sich in interstitielle Zellen verwandeln, die nicht zu unterscheiden sein sollen von denen, die aus der Theca interna hervorgehen.

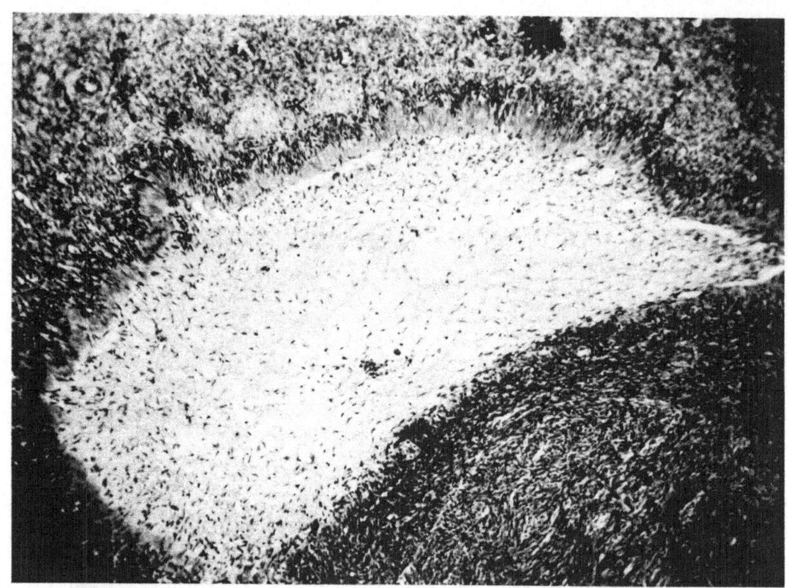

Abb. 89. Innerhalb der verdickten Glashaut ist der Raum des ehemaligen Follikels von einem jungen Mesenchym-gewebe ausgefüllt. An der Stelle des Eihügels (rechts) fehlt die Glashaut. Vergr. 1:92.

Zahlreiche Untersuchungen machen es wahrscheinlich (HEIM 1933, STIEVE 1930, 1942), daß es in atretischen Follikeln auch zu *parthenogenetischen Furchungen der unbefruchteten Eizelle* kommen kann, wie dies früher schon SEITZ (1906),

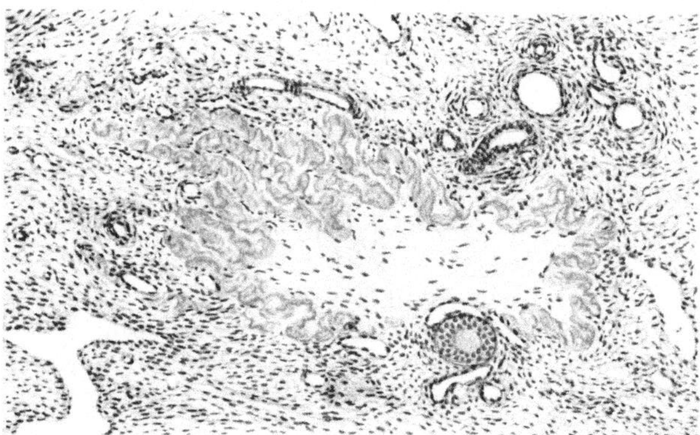

Abb. 90. Stark gefaltete Glashaut nach Follikelatresie bei einer graviden Frau. Azanfarbung. Vergr. 1:80. (Unveröffentlichte Zeichnung von Prof. STIEVE.)

HÄGGSTRÖM (1921) und FRANKL (1931) annahmen. In neuerer Zeit haben auch BARGMANN und SCHEFFLER (1943) einen ähnlichen Fall beschrieben. Bei *Tieren* scheinen solche Teilungsvorgänge viel häufiger zu sein. MATHIS (1935) und MAAK (1939) konnten sie bei der *Maus*, STEFANELLI (1932), LOEB (1932) und BUJARD (1947) bei *Meerschweinchen* und SAGLIK (1938) beim *Gibbon* beobachten.

Einzelne Follikel können auch noch *nach dem Klimakterium* erhalten bleiben. Häufiger als gewöhnlich angenommen wird, tritt auch gelegentlich nach langjähriger Menopause z. B. noch im 6. Dezennium spontane Follikelreifung mit reichlich Mitosen in der Granulosa auf (WESTMAN 1934). Sehr häufig weisen die

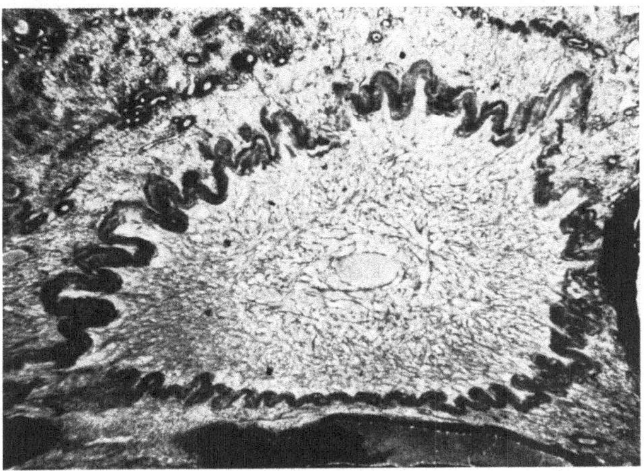

Abb. 91. Fortgeschrittene Follikelatresie mit stark gefalteter Glashaut und zellarmem fibrösen Kern (36 Jahre alte Frau). Die ausgesparte Stelle im Bindegewebe entspricht der früheren Eizelle. Vergr. 1:92.

beiden Eierstöcke, besonders *älterer Frauen*, auffallend starke Größenunterschiede auf. Während das Ovar auf der einen Seite z. B. nur 2—5 g schwer ist, kann das gegenseitige Ovar 15—20 g wiegen (STIEVE 1952). Die großen Bläschenfollikel zeigen hier mehr oder minder Anzeichen der Atresie. Stets geht dabei

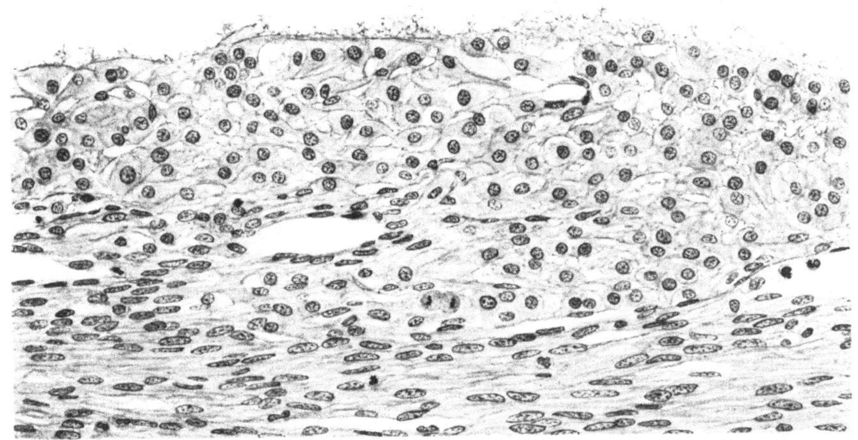

Abb. 92. Ausschnitt aus der Wand einer Thecacyste. Vergr. 1.250

die Eizelle zuerst zugrunde: das Chromatin verklumpt, der Zelleib schrumpft und nur das Oolemma bleibt noch längere Zeit erhalten. Nachher zerfällt der Eihügel, der in seinem inneren Teil nekrotisch erscheint, die Granulosazellen werden abgestoßen und sind daher in großer Zahl im Liquor zu finden, wo sie sich auflösen. An manchen Stellen ist die Granulosa nur mehr als ein- oder zweischichtige Lage ausgebildet oder fehlt überhaupt. Auf diese Weise entstehen Gebilde, die vielfach als *Thecacysten* bezeichnet werden (Abb. 92 und 93).

Auch die Thecazellen bilden sich zurück; ihre Kerne werden pyknotisch, der Zelleib wird immer kleiner und den Mesenchymzellen ähnlich, der Liquor wird

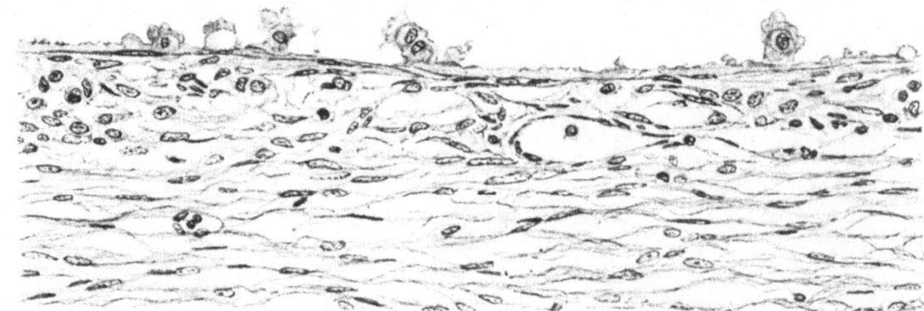

Abb. 93. Ausschnitt aus der Wand der gleichen Thecacyste wie in Abb. 92, jedoch ohne Thecazellen. Vergr. 1·250.

resorbiert und das ganze Gebilde verwandelt sich in ein Corpus albicans und geht schließlich im Bindegewebe des Eierstocks auf.

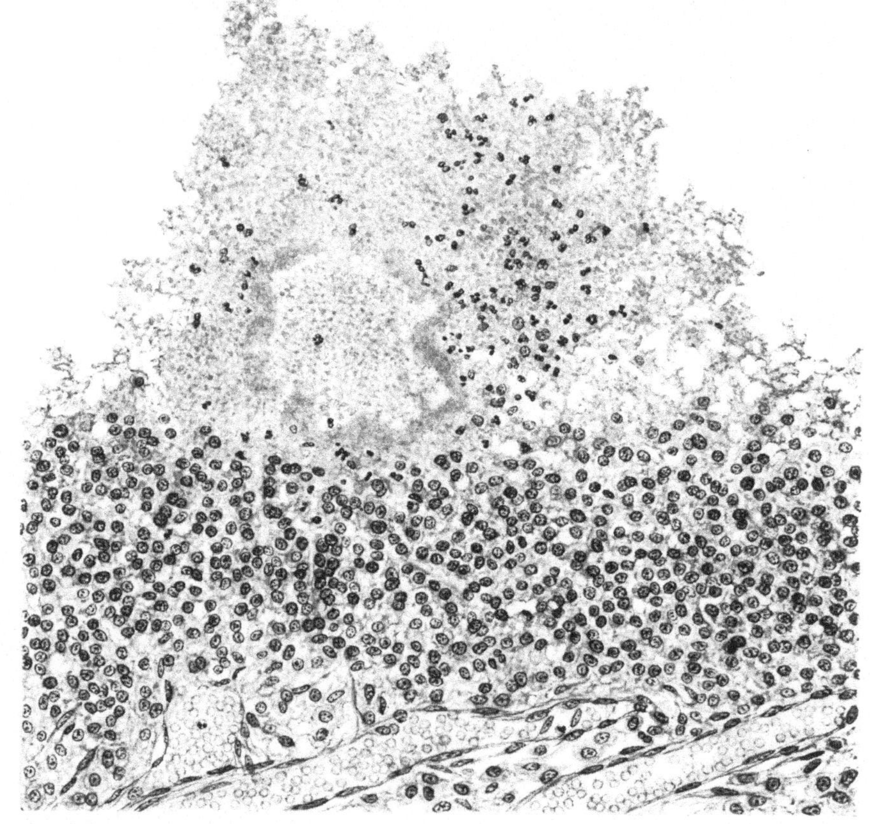

Abb. 94. Wand eines 30 mm großen, sprungreifen Follikels einer 48 Jahre alten Frau. Die Eizelle ist völlig zugrunde gegangen und der Eihügel zerfallen. Vergr. 1:250. (Aus STIEVE 1953.)

Während bei der Follikelatresie im geschlechtstüchtigen Alter die degenerierende Eizelle und vor allem ihre Zona pellucida länger erhalten bleibt und oft auch dann noch zu sehen ist, wenn nur noch Reste der Glashaut zu erkennen sind, scheint im *alternden Ovarium* ein restloser *Untergang der Eizelle* im zerfallenden Eihügel der sprungreifen Follikel häufig vorzukommen (BOGEN 1950), so daß oft scheinbar eizellose Follikel anzutreffen sind (Abb. 94). Darauf führt STIEVE (1951) auch das verhältnismäßig häufige Vorkommen von 2 Corpora lutea ungefähr gleichen Alters im alternden Ovarium zurück und erklärt diese Tatsache damit, daß hier die Eizelle im sprungreifen Follikel zugrunde geht, dann ein neuer Follikel rasch heranreift und wenig später platzt. Er nimmt an, daß die Eizellen bei älteren Frauen besonders hinfällig sind und spricht von einer Oocytenschwäche, die sich hauptsächlich um die Zeit der Reifeteilung geltend macht

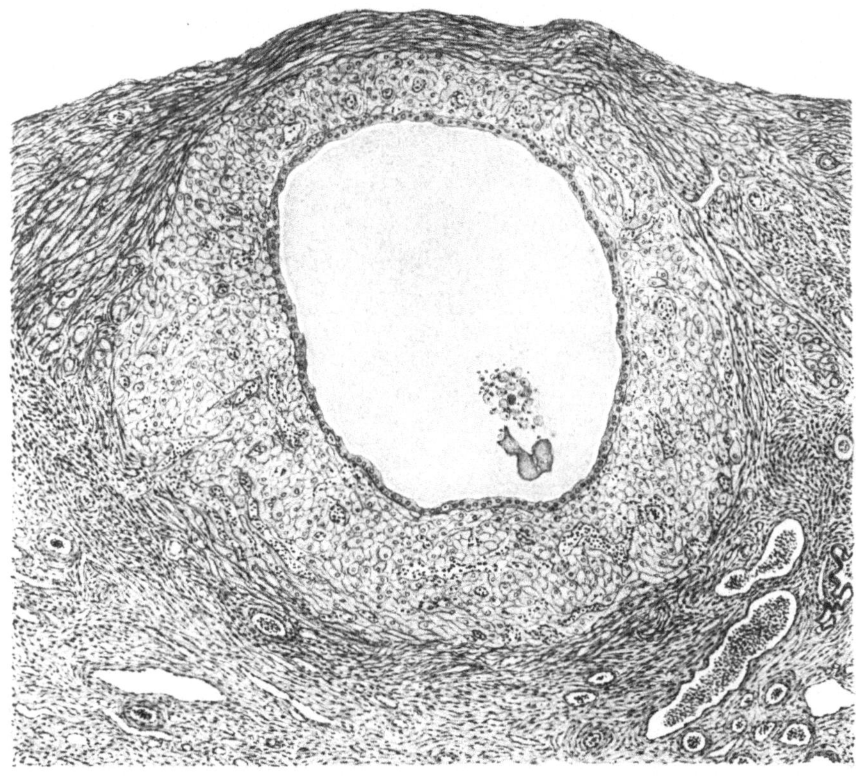

Abb. 95. Thecazellvermehrung in der Wand eines atretischen Follikels einer Graviden im 3. Monat. Von der Membrana granulosa ist nur einschichtige Zellage erhalten. Vergr. 1:70. (H. STIEVE präp.)

Die Überalterung der Eizellen soll auch die Ursache der Unfruchtbarkeit sein (WITSCHI 1952). Weniger geschädigte Eizellen können zur Ovulation gelangen und auch befruchtet werden, entwickeln sich dann aber nicht normal, sondern lassen mißbildete Früchte hervorgehen. KLEBANOW und HEGNAUER (1951) und STIEVE (1951) erklären damit die Unfruchtbarkeit bzw. das vermehrte Auftreten von Mißbildungen, wie sie auch in den späten Jahren des geschlechtstüchtigen Alters der Frauen vorkommen. Ebenso wie in den ersten Jahren der geschlechtsreifen Zeit kommt es auch in den letzten durch das frühzeitige Absterben der Eizelle im reifen Follikel zu anovulatorischen und da sich in der Regel auch kein Corpus luteum entwickelt, zu monophasischen Cyclen. Die Uterusblutung erfolgt nach Untergang des Follikels dann aus dem Proliferationsstadium.

Aus Beobachtungen an den Eierstöcken der verschiedensten Tierarten geht hervor, daß die Eizellen im ruhenden Follikel, insbesondere der Primärfollikel, gegen Schädlichkeiten verhältnismäßig widerstandsfähig sind, in der Zeit aber, in der sie sich auf die erste Reifeteilung vorbereiten, sind sie außerordentlich empfindlich, so daß STIEVE diese Zeit als die „sensible Periode" der Eizelle bezeichnete. Dies deckt sich mit den Erfahrungen auch an anderen Zellen,

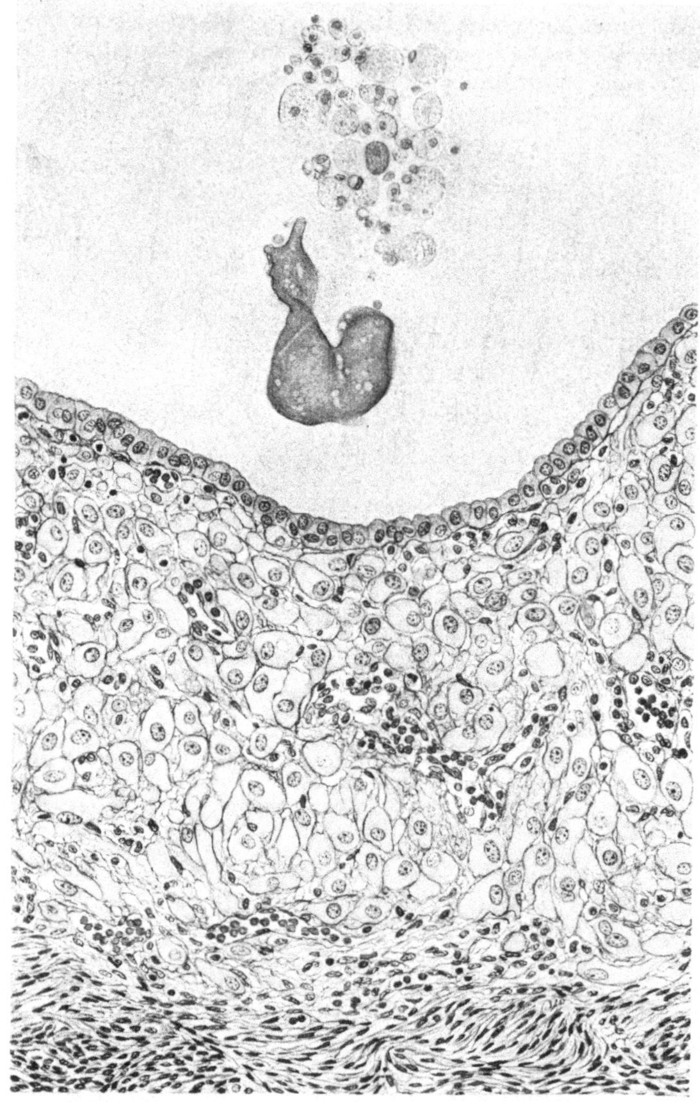

Abb. 96. Stärkere Vergrößerung eines Wandabschnittes aus Abb. 95. Einige in der Lichtung gelegene Granulosazellen sind stark gequollen. Vergr. 1:250.

die in der Prophase der Teilung eine erhöhte Permeabilität der Zellwand aufweisen und gegen schädigende Einflüsse besonders empfindlich sind. Derartig veränderte Oocyten gehen dann unmittelbar vor oder während der Reifeteilung zugrunde.

In fast sämtlichen senilen Ovarien findet man in der Rinde *Cysten* und *Schläuche* von wechselnder Größe. Sie entstehen durch Wucherung vom Oberflächenepithel. Mitunter sind auch Gruppen granulosaartiger Elemente nachweisbar. Die sog. WALTHARDschen *Nester*, welche den Ausgang der BRENNER-*Tumoren* darstellen sollen, entstehen vom Serosaepithel. Sie treten nach TEOH (1953) bevorzugt in der Zeit der Menopause auf. In der Mehrzahl stellen sie solide, aus geschichteten Zellen bestehende Knötchen unterhalb des Oberflächen- epithels dar, die durch zentrale Degeneration sich auch in Cysten verwandeln und ver- kalken können (Abb. 13).

Eine besondere Erwähnung verdient noch das unterschiedliche Verhalten der Zellen der *Theca interna*. Bei der Atresie während der Schwangerschaft

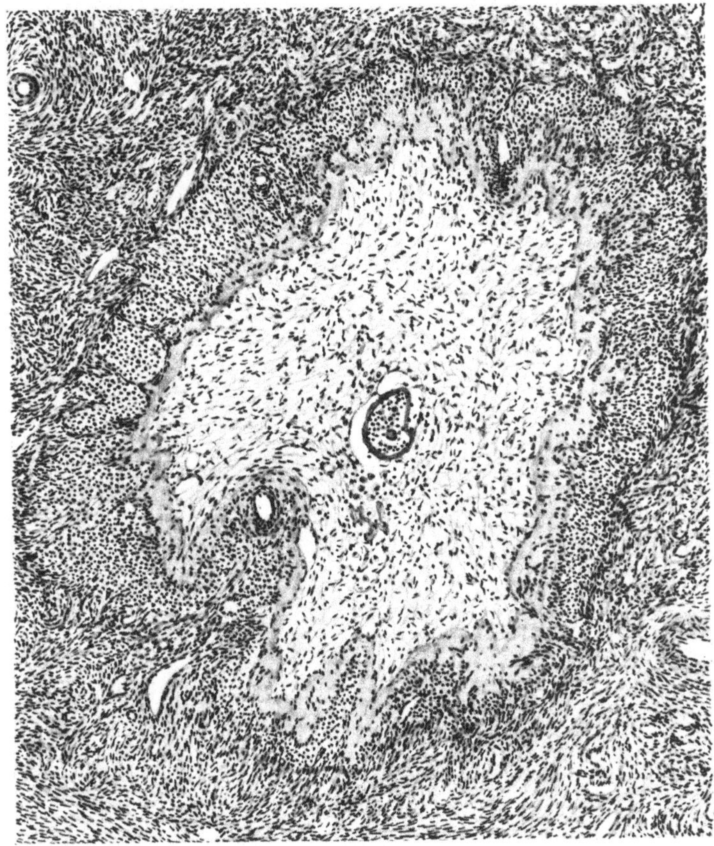

Abb. 97. Degenerierter Follikel mit dem Rest der Zona pellucida. Der Raum des früheren Follikels ist von einem jungen Mesenchymgewebe erfüllt, außerhalb der Glashaut sind die Thecazellen gewuchert. Vergr. 1:80.

ist an ihr eine ausgesprochene Hypertrophie und Hyperplasie zu erkennen (Abb. 95—99), während bei den Atresien, die durch äußere Lebensumstände herbeigeführt werden, die Thecazellen sich einfach in Mesenchymzellen zurück- verwandeln. Nur im Bereich des Thecakeiles am Eihügel bleiben sie länger erhalten und beladen sich auch mit fettartigen Stoffen. Die Zahl der mit Sudan III anfärbbaren Zellen schwankt bei der Follikelrückbildung innerhalb weiter Grenzen. In manchen Fällen vermehren und vergrößern sich die Zellen der Theca interna besonders stark, umgeben die Glashaut dann in einer dicken Lage, die von Gefäßen und Bindegewebe durchsetzt ist und führen so zur Bildung eines *Corpus atreticum thecale* (KOHN 1930), das von manchen Autoren leider auch „Corpus luteum falsum" genannt wird (Abb. 95, 97 und 99). Manchmal können Reste der Eizellen in solchen Thecakörpern noch sehr lange erhalten bleiben.

Die Thecazellen sind zu Strängen und Balken angeordnet, von Gitterfasern umsponnen, gut begrenzt und besitzen einen rundlichen hellen Kern. Die Zellen bleiben aber immer kleiner als die Thecazellen bei Schwangerschaftsgelbkörpern.

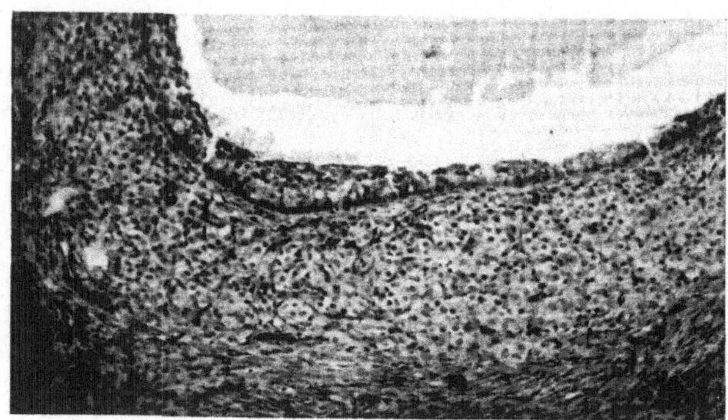

Abb. 98. Wand eines atretischen Blaschenfollikels in der Nähe des Eihügels mit mächtig entwickelter Thecaschichte. 32 Jahre alte, gravide Frau. Vergr. 1:92.

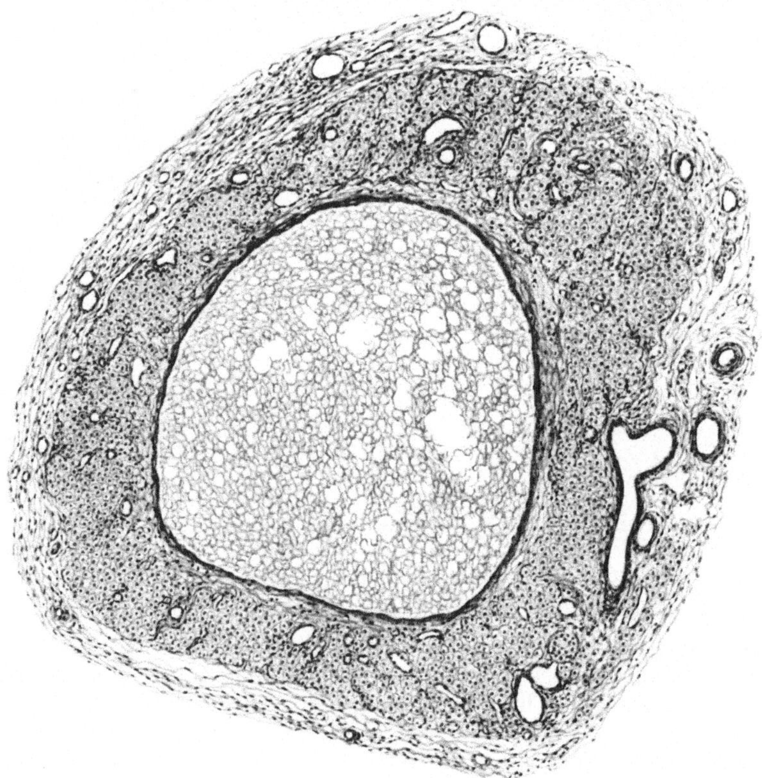

Abb. 99. Thecazellvermehrung in der Wand eines atretischen Follikels bei einer Graviden am Ende der Schwangerschaft. Vergr. 1:80. (Unveröffentlichte Zeichnung von Prof. STIEVE.)

Nach den Untersuchungen von BLOTEVOGEL (1932) befinden sich bei der *Maus* und beim *Pavian* nahezu die Hälfte der vorhandenen Follikel im Zustand des Zugrundegehens, wobei beträchtliche Seitenunterschiede bestehen können. Eine Beziehung der Atresie zur Raumbeengung im Ovarium konnte er nicht finden und nimmt vielmehr eine endogene Ursache dafür an. Völlig unklar ist, warum z. B. bei *Nagetieren, Insectivoren, Chiropteren* sowie den *katzen-* und *marder*artigen Raubtieren die interstitiellen Zellen so massenhaft entwickelt sind, während sie bei *Huftieren* und *Primaten* trotz erheblicher Follikelatresie vollständig oder fast vollständig fehlen.

Trotz vielfacher Bearbeitung des Themas sind die die Follikelatresie einleitenden und begleitenden Vorgänge immer noch nicht genügend bekannt. Vor allem ergeben sich ursächliche Unterschiede zwischen der Atresie der Primärfollikel, der Tertiär- und reifen Follikel. Die Rolle der Zona pellucida, des Eies und der Nährzellen in der Corona radiata ist bei der Atresie überhaupt noch nicht geklärt. Vielleicht spielt auch der Einbau der Follikel in das Bindegewebsnetz eine Rolle (PETRY 1950). Obgleich sicherlich zahlreiche endogene und Umweltfaktoren die atretischen Vorgänge beeinflussen, scheint nach PLISKE (1940) wenigstens beim *Erdhörnchen* der Verteilung und Degeneration der *Blutgefäße* eine Bedeutung zuzukommen. Zu ähnlichem Schluß kommt KELLER (1943) auch beim *menschlichen* Ovarium. Auf Ernährungsgründe führt STIEVE (1951) auch den vermehrten Follikeluntergang in der nächsten Umgebung reifender Follikel und junger Gelbkörper zurück, da diese die Nährstoffe an sich ziehen sollen.

Von den Ursachen der Follikelatresie wäre noch auf das *vegetative Nervensystem* zu verweisen. STIEVE (1942) konnte bei geschlechtstüchtigen Frauen nach psychischer Belastung schwere atretische Veränderungen an den Follikeln aller Stadien sehen, wobei die Primärfollikel am spätesten von der Rückbildung ergriffen wurden (s. Kapitel XIV).

## IX. Die interstitiellen Zellen.

Unter dem *Begriff* „weibliche Zwischenzellen" werden von den einzelnen Forschern sehr wesensungleiche Gebilde verstanden. Manche Autoren zählen den Zwischenzellen epitheliale und bindegewebige oder sogar vasogene Elemente zu. Stroma-, Theca-, Markstrang- und Markzellen des Ovars sowie Zellen der Corpora lutea (THOMOPOULOU und LI 1954) und Corpora atretica, kurz alle zelligen Elemente, die sich irgendwie zwischen den Follikeln bemerkbar machen, wurden einfach „Zwischenzellen" genannt. So faßt auch PATZELT (1947, 1955) unter diesen Namen alle Lipoide enthaltenden Zellen des Eierstocks zusammen, wenn auch deren Aussehen ein verschiedenes ist. Er kommt zu der Feststellung, daß diese lipoidhaltigen Zellen bei den Säugern aus verschiedenen Abkömmlingen des Eierstockes, nämlich aus Keimsträngen, Thecazellen und Mesenchymzellen hervorgehen, ohne daß eine deutliche Abgrenzung untereinander möglich wäre. Kurz entschlossen hat man diese für die innere Sekretion in Anspruch genommen und mit entsprechenden Namen wie „Glandula interstitialis", „Zwischendrüse". oder auch „Pubertätsdrüse" belegt (BOUIN 1900, BOUIN und ANCEL 1903, LIPSCHÜTZ 1919, STEINACH 1920 u. a. m.).

Die letzteren Namen nehmen bereits eine inkretorische Funktion vorweg, so daß diese Bezeichnungen auch irreführend sein können. Solange die morphologische Stellung der Zwischenzellen nicht geklärt ist, fehlt auch für ihre physiologische Bewertung die zuverlässige Grundlage, denn wie will man über die funktionellen Leistungen der „Zwischenzellen" reden, ohne überhaupt recht zu wissen, was darunter zu verstehen ist? Man sollte daran festhalten, daß unter diesem Begriff eine bestimmte Art von modifizierten Stromazellen zusammengefaßt wird, wie sie z. B. in der Tunica interna thecae vorkommen und von

Seitz als Thecaluteinzellen bezeichnet wurden. Sie verhalten sich zu den spindelförmigen Zellen des Stromas wie die Granulosaluteinzellen zu den Zellen der Membrana granulosa eines Follikels. Wenn sie nicht zugrunde gehen, können sie sich wahrscheinlich wieder in Stromazellen verwandeln (Novak 1930, Stieve 1930, Burkl und Kellner 1954), was allerdings von anderen Forschern auch bestritten wird (Wolz 1912).

Zwar sind die meisten Forscher davon überzeugt, daß die weiblichen Zwischenzellen *mesenchymaler Natur* sind (Romeis 1922, Testa 1929, Fischel 1930, Novak 1930, Stieve 1930, Politzer 1933, Seiferle 1936, Kingsbury 1939, Dubreuil 1950, Aron und Aron 1952), doch glauben andere, daß sie vom *Keimepithel* bzw. Marksträngen oder sogar vom *Follikelepithel* herstammen (Nussbaum 1880, Benoit 1926, A. Kohn 1926, Geller 1930, Salazar 1932, Dawson und McCabe 1951). Kohn gibt an, daß die Zwischenzellen im embryonalen *Pferde*ovar, das zum großen Teil aus diesen besteht, sich nach der Geburt aber wieder zurückbilden (Tourneux 1904, Born 1874), aus den *primären* Keimsträngen hervorgehen.

Dawson und McGabe (1951) wollen die Möglichkeit der direkten Abstammung der interstitiellen Zellen des *Ratten*ovars vom Keimepithel über vom Oberflächenepithel einwachsende Stränge nicht ausschließen. Sie vermuten, daß ein Teil dieser Zellen auch bei Follikelrupturen entsteht, indem die Granulosazellen an dieser Stelle in das Ovarialstroma eindringen. Zu dieser Auffassung kamen sie, weil die von ihnen beobachteten Thecazellstränge zeitweise mit der Granulosa der Follikel zusammenhängen, aber nur die extrafollikulären Zellbalken bekommen die histochemischen Eigenschaften der Theca.

Die *Zwischenzellen des menschlichen Ovars* sind von rundlicher, polyedrischer oder eiförmiger Gestalt und messen 15—20 $\mu$ im Durchmesser. Mitunter zeigen sie aber auch gezackte Zellgrenzen, wie sie die Granulosaluteinzellen niemals aufweisen (Abb. 68). Der Zelleib ist oxyphil granuliert und gelegentlich je nach dem Reichtum an sudan-osmophilen Lipoiden erscheint er wabig. Am stärksten ist der Lipoidgehalt in den interstitiellen Zellen, welche aus der Theca atretischer Follikel hervorgehen. Die Lipoidvacuolen stellen scharf begrenzte Hohlräume dar, die durch Cytoplasmascheidewände voneinander getrennt sind. Die Lipoideinlagerungen werden von Kingsbury (1939) als Degenerationserscheinungen gedeutet und sind nicht als Zeichen besonderer Funktion anzusehen. Zur Zeit des Follikelsprunges erscheinen sie besonders reich an *Oxydase* (Mori 1929). In Ovarien *alter Mäuse* findet sich in den interstitiellen Zellen ein gelblichbraunes, acetonunlösliches, fluorescierendes *Pigment* vor, das identisch mit dem Farbstoff der braunen Degeneration der *Mäuse*nebennieren erscheint (Deane und Fawcett 1952). Die gleichen Pigmenteinschlüsse sah ich auch in den interstitiellen Zellen an Stellen rückgebildeter Corpora lutea in Eierstöcken des *Fuchses* (Abb. 100).

Der rundliche, durchschnittlich 12 $\mu$ lange *Zellkern* besitzt 1—3 Nucleolen und zeigt ein feinnetziges Chromatingerüst, das häufig um die Kernmembran etwas dichter angeordnet erscheint. *Kernteilungen* sind oft zu beobachten. Die *Mitochondrien* sind zahlreicher als in den Granulosazellen (Chydenius 1930). Die größten Thecaluteinzellen findet man bei Graviden. Zuweilen trifft man einzelne *epitheloide Zellen* oder Gruppen derartiger Zellen auch mitten im Stroma; sie sind offenbar identisch mit jenen Elementen, die von His als „Kornzellen" beschrieben wurden. Wenn Theca- und Luteinzellen sowie Leydigsche Zwischenzellen oft überraschende Ähnlichkeiten zeigen, so würde es naheliegen, solche Erscheinungen im Sinne einer Verwandtschaft aller spezifischen Bildungen des Eierstocks zu deuten, die sich aus einem einheitlichen, vom Keimepithel gelieferten Zellblastem durch verschiedenartige Differenzierung herausgestalten (KOHN 1926).

Die *Entwicklung* der interstitiellen Zellen erfolgt in Schüben und steht innig mit der Follikelatresie in Zusammenhang. Unter physiologischen Verhältnissen ist die Umbildung von Stromazellen in Thecaluteinzellen am stärksten im frühen Kindesalter und in der Gravidität ausgebildet, wo auch die Follikelatresie außerordentlich lebhaft erscheint. WINIWARTER (1923) und FISCHEL (1930) konnten die Zwischenzellen zuerst bei etwa 40 mm langen *menschlichen* Embryonen feststellen, während ASCHNER (1914) sie erst bei 5 Monate alten Keimlingen beobachten konnte. Sie liegen hier im Mesovarium und den benachbarten Gebieten.

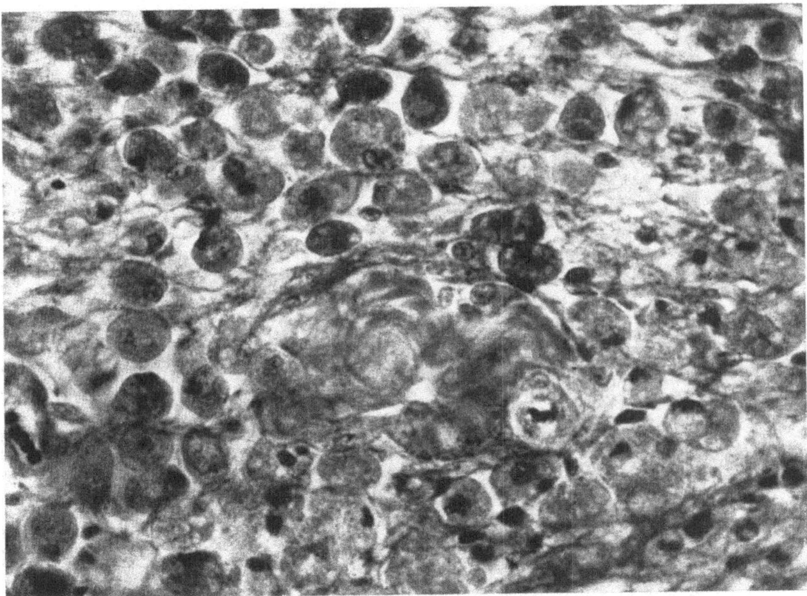

Abb. 100. Interstitielle Zellen mit bräunlichem, fluorescierenden Pigment an der Stelle eines rückgebildeten Corpus luteum des Ovariums eines ungefähr 10 Tage lang graviden *Fuchses (Canis vulpes)*. Vergr. 1:420.

Nach WINIWARTER sollen sie sich in der folgenden Zeit wieder zurückbilden. Im 4.—6. Fetalmonat sind sie aber wieder reichlicher vertreten. Bei *Neugeborenen* sind sie sehr spärlich (BERNARDO-COMEL 1931). Im Cytoplasma der fetalen interstitiellen Zellen finden sich *sudanophile Körnchen* in wechselnder Menge. Der chromatinarme Kern liegt meist exzentrisch. Manche Zellen haben einen pyknotischen Kern und befinden sich in Auflösung und ihre Stoffe gelangen in die *Lymphspalten*. Bei Kindern im Alter von 2—4 Monaten findet eine starke Entwicklung der GRAAFschen Follikel und damit auch der interstitiellen Zellen statt. Sie umgeben halbmond- oder kreisförmig die degenerierende Membrana granulosa. In Ovarien von 3—14jährigen *Kindern* schieben sich nach ASCHNER (1914) immer größere Massen indifferenten Stromagewebes zwischen die atretischen Follikel ein. Damit entwickelt sich allmählich jener Zustand, wie man ihn bei erwachsenen Frauen antrifft. ASCHNER kommt zu dem Ergebnis, daß die interstitiellen Zellen ihre höchste Entfaltung in den allerersten Lebenstagen zeigen, in der Pubertät merklich abnehmen und mit Eintritt der Geschlechtsreife, also mit Auftreten des ersten Corpus luteum, auf ein Minimum herabsinken. Die in der Schwangerschaft beobachtete Wucherung der Thecaluteinzellen ist

eine regelmäßige Begleiterscheinung der in dieser Zeit vermehrten Follikelatresie.
Im Bereich des Cumulus oviger sind sie zahlreicher gegenüber der übrigen Follikelwand (Abb. 28 und 101).

Wie bereits ausgeführt wurde, kommt es gelegentlich bei der Atresie kleiner
und mittlerer Follikel zu einer derartigen mächtigen *Vermehrung der Thecazellen*,
daß diese eine dicke, aus radiär und epitheloid angeordneten Zellsträngen bestehende Wand bilden (Corpus atreticum thecale, Abb. 95 und 99). Es sind
dies die gleichen Gebilde, die DUBREUIL (1950) als „Thecaadenome" beschreibt,

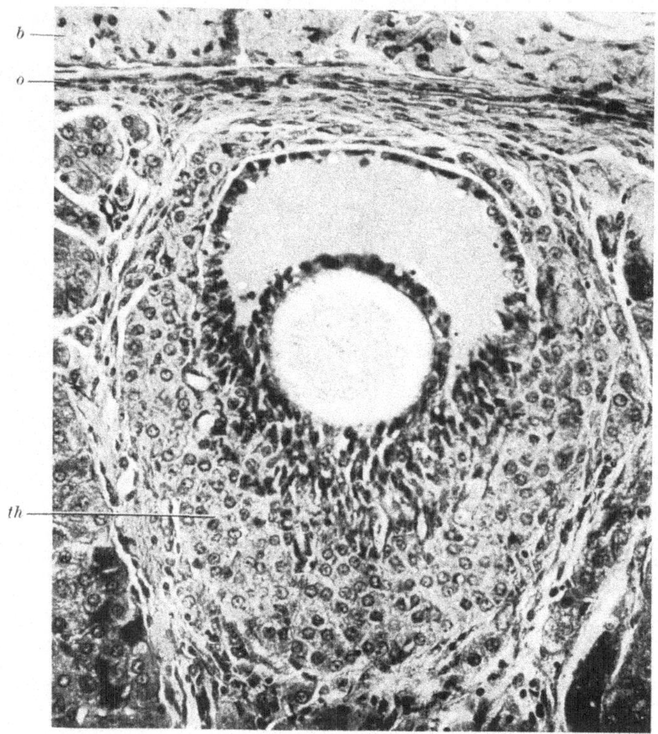



Abb. 101. Atretischer Bläschenfollikel in einem *Hermelin*ovarium. Die Thecaschichte (Thecakeil) ist unter dem
Cumulus oviger am stärksten entwickelt. *b* Bursa ovarica; *o* Oberflächenepithel; *th* Thecazellen. Vergr. 1:230.

die besonders in der Zeit der Schwangerschaft auftreten sollen. Im *menschlichen*
Gelbkörper sieht man in Nischen zwischen den Falten und auch entlang größerer
in das Corpus luteum einstrahlender Gefäße, zahlreiche dicht gelagerte typische
Thecaluteinzellen. Sie sind trotz mancher Ähnlichkeit mit den Granulosaluteinzellen leicht von ihnen zu unterscheiden. An der Konvexität der Falten sind die
Thecazellen spärlich oder werden auch völlig vermißt. Man bekommt den Eindruck, als könnten sie sich nur dort entwickeln, wo ein geringer Gewebsdruck
besteht, also in den konkaven Einbuchtungen der Granulosa. KINGSBURY (1939)
glaubt, daß die spätere Entfaltung und Vergrößerung der interstitiellen Zellen
bei der Follikelatresie durch das Nachlassen des Druckes des kollabierten Follikels
mitbedingt ist. Nachdem die Basalmembran der Granulosa nicht mehr nachweisbar ist, besteht keine scharfe Grenze mehr zwischen den Theca- und den
Luteinzellschichten. Sie bleiben im allgemeinen bis zur Rückbildung des Corpus
luteum graviditatis, die sich um die Mitte der Gravidität vollzieht, erhalten.
Verläuft die Rückbildung des Corpus luteum langsam, schwindet auch die thecale

Randzone langsam; verläuft sie aber sehr rasch, so geht auch die Entdifferen-
zierung der Thecazellen entsprechend schneller. Im Stadium der vorgeschriebenen
Rückbildung lassen sich keine oder nur undeutliche Reste davon erkennen.
Ihre Ausbildung läuft also mit der aktiven Periode der Luteinzellen parallel.
Sie zeigen ebenso wie diese eine hohe Hormonempfänglichkeit.

Im Stadium der *Rückbildung der Thecazellen* werden sie kleiner, ihre Kerne
erscheinen dunkler und ihr spärliches Cytoplasma enthält nur wenig oder überhaupt kein Lipoid. Einige Zellen verfallen einer kolloidalen Entartung und hinterlassen nach ihrer Auflösung ein oder zwei tropfenförmige homogene Körper,

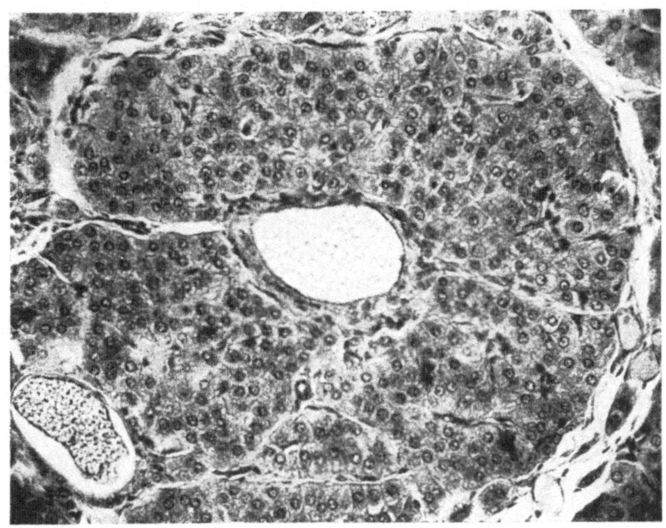

Abb. 102. Thecakörper nach Atresie eines Follikels im Ovarium des *Hermelins (Putorius ermineus)*. Der in der
Mitte befindliche Hohlraum entspricht dem Restraum des ursprünglichen Follikels. Vergr. 1:230.

die allmählich verschwinden. Die meisten Zellen erfahren eine langsame Ent-
differenzierung, durch die sie wieder zu unscheinbaren Stromazellen werden,
aus denen sie entstanden sind.

Im Tierreich sind die interstitiellen Zellen mengenmäßig sehr verschieden
entwickelt. Im tierischen, faltenlosen Corpus luteum sind zugeordnete Thecaluteinzellen nicht oder nur in spärlicher Menge nachzuweisen. Sonst bilden
sie aber bei *marderartigen Raubtieren* und *Nagetieren*, bei *Dachs, Fuchs, Katze,
Fledermaus* und den *Bären* große Verbände und stellen oft die Hauptmasse des
Ovariums dar. PATZELT (1955) macht darauf aufmerksam, daß bei den wild-
lebenden Arten gegenüber den zahmen die Zwischenzellen reichlicher entwickelt
sind. Die *Wildkatzen* z. B. haben eine größere Masse an Zwischenzellen als die
*Hauskatze* und bei den *Caniden* sind sie beim *Fuchs* sehr zahlreich, während
der *Haushund* viel weniger aufweist. Die Rückbildung der Follikel führt bei
diesen Tieren in der Regel zur Bildung von Corpora thecalia, so daß diese in
großer Zahl oft dicht gedrängt nebeneinander liegen können (Abb. 102 und 103).
Sie füllen in der Rindensubstanz die Zwischenräume zwischen den Follikeln
und Corpora lutea aus, nehmen aber auch in der Markzone ein umfangreiches
Gebiet ein. Dort, wo sie solche Massen bilden, sind sie reichlich mit Capillaren
versorgt. Die einwachsenden Gefäße teilen diese ursprünglich kompakten, orga-
noiden Zellverbände immer mehr in einzelne getrennte Züge und Gruppen von
Thecazellen, an denen die oben angeführten tierischen Ovarien so ungemein

dicht bevölkert sind. Das Erscheinungsbild — ihre epitheloide Anordnung.
das wabige Cytoplasma, das durch Herauslösung der osmophilen fettartigen Einlagerungen bewirkt wird, der rundliche Zellkern — ist den Nebennierenrinden-
zellen sehr ähnlich. Bei vielen anderen *Tieren (Schwein, Kuh, Pferd)* fehlt dieses
interstitielle Gewebe in der geschlechtsreifen Zeit, und es gibt nichts im Ovarium, was ihm gleichzustellen wäre. Wir kennen weder die Ursachen noch die
Folgen dieses so verschiedenartigen Verhaltens. PATZELT (1955) macht beim *Fuchs*
auf einen auffallenden Funktionsdimorphismus aufmerksam. Während im Winter

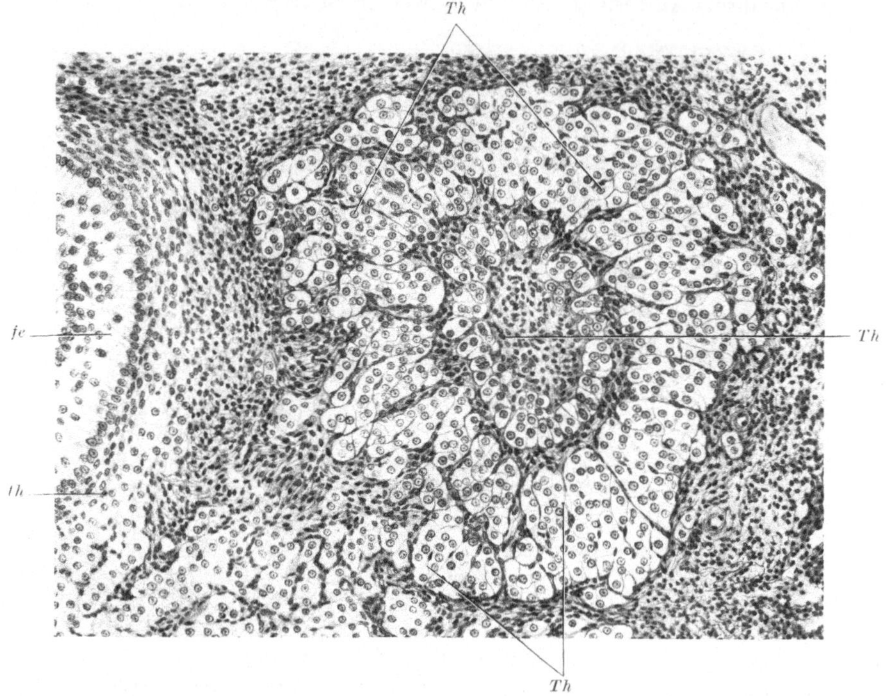


Abb. 103. Corpus atreticum thecale aus dem Ovarium einer *Katze* (Felis domestica. *fe* Follikelepithel;
*th* circumfollikulare Thecazellen; *Th* Thecazellen des Corpus atreticum. Vergr. 1:170. (Aus KOHN 1930.)

die Zwischenzellen sehr substanzarm sind und nur wenig Lipoide gespeichert
haben, zeigen sie im späteren Frühjahr ein hypertrophisches Aussehen (Abb. 104a
und b).

Bezüglich der *Funktion der interstitiellen Zellen* herrscht noch keine Klarheit (s.
Kapitel XIII). Der Meinung namhafter Forscher, welche die Existenz einer interstitiellen Eierstocksdrüse leugnen (STIEVE 1921, KOHN 1930, RANDER MESTRE 1931,
PUGA 1931, KINGSBURY 1939, WALLART 1939 u. a.), steht eine große Zahl ebenso
angesehener Forscher gegenüber, die den Zwischenzellen als einer interstitiellen
Drüse des Ovariums eine große Bedeutung zusprechen (LIMON 1902, BOUIN
1909, STEINACH und HOLZKNECHT 1917, ZONDEK und ASCHHEIM 1926, SLUITER
1945, SELYE 1947, DUBREUIL 1950, ROCKENSCHAUB 1950, HUBER 1953, BURKL
und KELLNER 1954 u. a.). Schon der Umstand, daß die interstitiellen Zellen
bei *Ungulaten* und *Affen* nur sehr spärlich sind oder sogar fehlen, macht es
unwahrscheinlich, daß sie die hormonale Tätigkeit einer Pubertätsdrüse ausüben können. Alle Versuche, eine Klarstellung zu erreichen, sind bisher nicht
beweisend genug gewesen. Wenn nach Röntgenbestrahlung bei *Meerschweinchen*

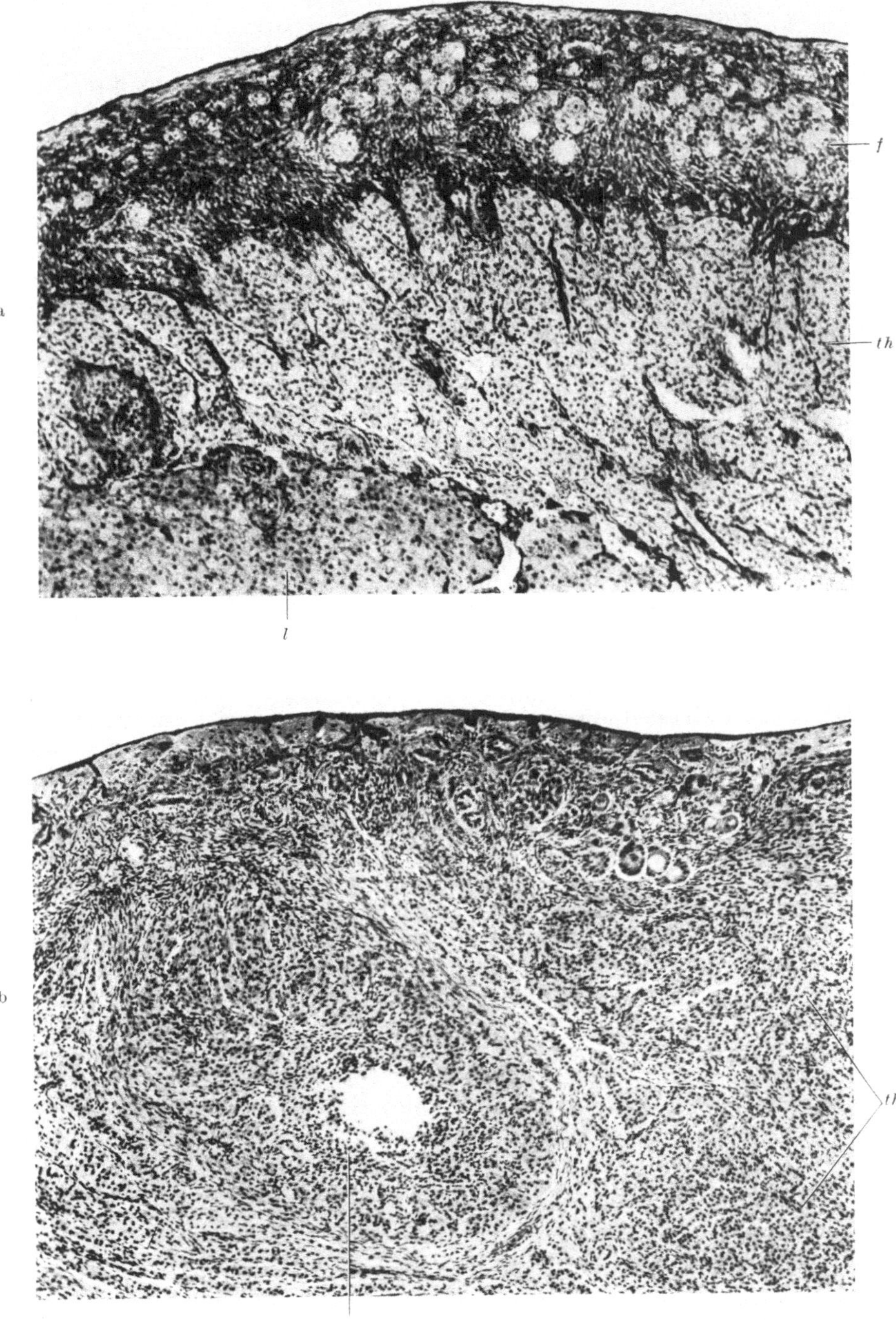

Abb. 104a u. b. Ausschnitte aus zwei Ovarien vom *Fuchs (Canis vulpes)* mit deutlichem Funktionsdimorphismus der Zwischenzellen *(th)*, die im Winter inhaltsarm, im Frühjahr dagegen hypertrophisch und lipoidreich erscheinen. a Mitte Dezember, b Ende Mai. *f* Follikelschichte; *l* Corpus luteum; *r* atretischer Follikel  (Nach PATZELT 1955.) Vergr. 1:100.

(STEINACH und HOLZKNECHT) oder bei Isophenolbestreichung der Ovarien (REVOLTELLA 1931) eine starke Zunahme der interstitiellen Zellen erfolgt und gleichzeitig eine vorübergehende Vergrößerung des Uterus und Schwellung der Milchdrüsen auftreten, so kann hier auch die wirksame Substanz aus dem zerfallenden degenerativen Anteil stammen. Wenn das Follikelhormon in den Thecazellen nachgewiesen werden kann, so besagt dies noch nicht, daß es dort auch gebildet wird, sondern könnte ebensogut in anderen Teilen des Ovars erzeugt und von den Thecazellen gespeichert worden sein. Die Grünfluorescenz der Thecazellen (ROCKENSCHAUB) ist ebenfalls nur ein Zeichen, daß diese Zellen Follikelhormon enthalten, aber nicht, daß sie es bilden. DUBREUIL (1950, 1954) hält die Thecazellen für die alleinigen Elemente, welche das oestrogene Hormon erzeugen und weist den Follikelzellen nur die Aufgabe zu, den Liquor folliculi abzusondern, sowie die Entwicklung der an die Follikel grenzenden Stromazellen zu Thecazellen zu veranlassen. Diese Induktionswirkung soll mit dem Untergang des Follikelepithels bzw. mit dem des Corpus luteum erlöschen.

Wenn es auch den Anschein hat, daß manche Thecazelltumoren eine hormonale Aktivität besitzen (STERNBERG und GASKILL 1950, PROCTOR, GREELEY und RATHMELL 1951 u. a.), so stehen solchen Befunden wieder jene gegenüber, wo bei ähnlichen Geschwülsten keine oestrogenen Symtpome gefunden werden, so daß für die ersten Fälle auch andere Erklärungsmöglichkeiten erwogen werden können (SELYE 1947).

ALDMANN, CLAESSON, HILLARP und ODEBLAD (1949) sowie BURKL und KELLNER (1954) glauben auf Grund der *Fluorescenzerscheinungen* der Zwischenzellen im *Ratten*ovar, daß diesen die Hauptrolle bei der Bereitung der oestrogenen Substanzen zukommt. Aus dem *polarisationsoptischen* und *histochemischen* Verhalten soll der Stoff in den Zwischenzellen ein Sterol sein (CLAESSON und HILLARP 1947). Es wird von den oben genannten Untersuchern angenommen, daß zuerst eine inaktive Vorläufersubstanz gespeichert wird, die erst bei Bedarf in Oestrogen übergeführt wird. Verabreichung von Oestrogen und Progesteron bewirkt bei *Ratten*, wie ALDMAN, CLAESSON, HILLARP und ODEBLAD (1949) festgestellt haben, eine Anreicherung von Oestrogenvorstufen in den interstitiellen Zellen bei intakter Hypophyse, aber nicht bei hypophysektomierten Tieren. Daraus geht hervor, daß die Zwischenzellen nicht direkt durch die zugeführten Hormone beeinflußt werden, sondern von dem gonadotropen Reiz der Hypophyse, der durch die Hormonzufuhr gebremst wird. Für eine solche Beeinflussung spricht auch, daß der Ascorbinsäuregehalt der interstitiellen Zellen des *Kaninchens* nach Verabreichung von gonadotropem Hormon beachtlich und rasch absinkt (CLAESSON, HILLARP, HÖGBERG und HÖKFELT 1949). Auch BURKL und KELLNER glauben, daß die Aktivierung durch das gonadotrope Hormon der Hypophyse bewirkt wird. Dafür spräche, daß bei Hemmung der gonadotropen Funktion der Hypophyse und nach Hypophysektomie bei *Ratten* die Zwischenzellen atrophieren und bei der hier eintretenden Follikelatresie die Theca nicht das übliche Verhalten zeigt. Aus der Tatsache, daß auch das Corpus luteum, der Hoden, die Nebennierenrinde und die Placenta befähigt sind, Follikelhormon zu bilden (SELYE 1947, MÜHLBOCK, KNAUS und TSCHERNE 1948), ist jedoch zumindest zu schließen, daß die Produktion des Follikulins sicher nicht das Monopol nur *einer* Zellart ist, sondern auch noch anderen Zellen zukommt.

Zur Entscheidung der Frage, ob den interstitiellen Zellen eine innersekretorische Funktion beizumessen ist, wurden auch experimentelle Ergebnisse am BIDDERschen Organ der *Kröte* herangezogen. Das BIDDERsche Organ ist ein auf früher Entwicklungsstufe stehengebliebenes Ovarium, welches sich bei männlichen Kröten zeitlebens zwischen Hoden und Fettkörper befindet. Die Versuche von HARMS (1921), HOEPKE (1923), PONSE (1949) haben interessante Resultate gebracht. Im BIDDERschen Organ sollen Zwischenzellen vollkommen fehlen. Wenn man nun Kröten die Hoden entfernt, so bleiben zuerst die sekundären Geschlechtsmerkmale erhalten. Einige Zeit nachher entwickelt sich aber das BIDDERsche Organ, welches nun von der hemmenden Einwirkung der männlichen Keimdrüse befreit ist, in weiblicher Richtung weiter. In dem Maße, als die rudimentären Keimzellen des BIDDERschen Organs zu normalen Eizellen heranwachsen, bilden sich die männlichen Merkmale zurück, und es kommen die latenten weiblichen Merkmale zur Entwicklung. Durch Fütterung mit fetthaltigen Substanzen läßt sich diese Umwandlung von Männchen in Weibchen, die bei jugendlichen Tieren naturgemäß leichter und schneller als bei älteren vor sich geht, beschleunigen. Die Beeinflussung der sekundären Geschlechtsmerkmale geht also bei der *Kröte* ohne Zwischenzellen vor sich.

Die erbitterten Gegner einer hormonalen Leistung der interstitiellen Zellen, wie KOHN, STIEVE, WALLART und KINGSBURY, verlegen die Bildung des weiblichen Geschlechtshormones in die *Granulosazellen*. Die Bildung von Follikelhormon im Ovarium ist nur so lange möglich, solange generatives Gewebe im Eierstock vorhanden ist. Nicht nur der wachsende und erwachsene Follikel ist imstande, Follikelhormon zu bilden, das dann auch im Liquor erscheint, sondern hauptsächlich wird solches auch beim Zerfall der untergehenden Follikel frei (DEANE 1952). Vielleicht erhält dadurch die Follikelatresie, die bereits in der Fetalzeit beginnt und bis zur Menopause fortdauert, erst einen Sinn. Inkretbildung durch Zellzerfall stellt hier keine Besonderheit dar, sondern findet sich auch in den meisten inkretorischen Drüsen (Schilddrüse, Hypophyse, Nebennierenrinde).

KOLMER und KITAHARA (1923) nehmen eine entgiftende Tätigkeit der interstitiellen Zellen an, in dem Sinne, daß die Theca Stoffe abfängt und entgiftet, die das generative Gewebe schädigen könnte. Ob man den interstitiellen Zellen phagocytäre Eigenschaften zuschreiben kann, wie dies SCAGLIONE (1931) und TESTA (1929) auf Grund von *Speicherungsversuchen mit Trypanblau* annehmen, ist fraglich. Verwechslungen von echten interstitiellen Zellen mit *Histiocyten* und *Wanderzellen* sind wiederholt unterlaufen. NOVAK (1930) lehnt zwar die Eierstockszwischenzellen als Hormonbildner ab, möchte sie aber doch irgendwie in das Geschehen der Hormonproduktion eingeschaltet wissen und denkt dabei an eine Fähigkeit der Hormonumformung oder an eine Hormonspeicherung (s. Kapitel XIII).

Am naheliegendsten ist es jedoch daran zu denken, daß die Thecazellen, ähnlich wie die LEYDIGschen Zwischenzellen im Hoden, eine Hilfsfunktion erfüllen und im Dienste der Ernährung des generativen Gewebes, d. h. des Follikelepithels und der Eizelle stehen. Zahlreiche hochdifferenzierte Zellen bedürfen eines Hilfsgewebes, welches die Nährstoffe aufnimmt und diese an die zu ernährenden Zellen abgibt. Eine solche Nährfunktion liegt offenbar auch bei den Thecazellen vor. Sie formen die Stoffe, die sie aus dem Säftestrom aufnehmen und bereiten sie für die Follikelzellen auf. Damit wäre auch zu verstehen, daß die interstitiellen Zellen im Bereich des Eihügels am besten ausgebildet sind. Geht der Follikel zugrunde, so verlieren die Thecazellen ihre Konsumenten. Sie werden jetzt ihre Stoffe nicht mehr los, mästen sich auf, lagern als Degenerationszeichen Lipoide ein und zeigen dann die bekannte Hypertrophie. Es ist auch nicht von der Hand zu weisen, daß die Eierstockzwischenzellen, wieder ähnlich den LEYDIGschen Zwischenzellen des Hodens, aus dem Untergang des generativen Gewebes Nutzen ziehen können und freiwerdende Stoffe, sicherlich auch Hormone speichern und an Zahl und Größe zunehmen, wie dies z. B. nach Röntgenkastration oder bei Isophenolbestreichung des Ovars der Fall ist. Auch beim Corpus luteum dürfte vielleicht diese ernährende Funktion noch eine Zeitlang eine Rolle spielen. Wenn die hormonale Tätigkeit des Gelbkörpers aufhört, sind sie bereits überflüssig geworden und entdifferenzieren sich zu Stromazellen. Eine derartige Auffassung des Wesens der interstitiellen Zellen wird vielleicht ihrer Bedeutung am besten gerecht. Die Aufgabe, die ihnen zukommt, ist daher immerhin eine recht wichtige. Sie sind schicksalhaft mit dem generativen Gewebe verbunden und umgekehrt wird die gedeihliche Entwicklung des Follikels und der Eizelle wesentlich auch von der Leistung der Zwischenzellen abhängig sein.

## X. Die heterosexuellen und heterogenen Bestandteile in der Marksubstanz des Ovariums.

### 1. Hiluszwischenzellen.

Im Jahre 1923 wurden von L. Berger im menschlichen Eierstock besondere Zellen gefunden, die er wegen ihrer auffallend nahen Beziehung zu den Hilusnerven als *„neurotrope Zellen"* und in ihrer Gesamtheit als „sympathicotrope Hilusdrüse" des Ovariums bezeichnet hat. 1928 hatte Kohn in Übereinstimmung mit Berger (1928) nachweisen können, daß es sich bei den in Frage stehenden Elementen um Zellen handelt, die eine vollkommene Wesensgleichheit mit den Leydigschen Zwischenzellen des Hodens zeigen und hat, um die eigentliche Natur der Hiluszellen besser zum Ausdruck zu bringen, die Bezeichnung *„extraglanduläre Zwischenzellen"* in Vorschlag gebracht. Diese Deutung der fraglichen Zellen und die darauf begründete Ansicht Kohns, sie ebenso wie Markstränge, Rete ovarii und Epoophoron den heterosexuellen Bildungen des Eierstocks zuzureihen, wird nicht allgemein geteilt. Eine Reihe von Untersuchern ist vielmehr geneigt, sie für chromaffine (paraganglionäre) Zellen anzusehen (Bucura 1907, de Winiwarter 1924, Pawlowski 1929, Wallart 1930, 1933, Neumann 1925, 1927, 1929, Migliavacca 1930, Joachimovits 1931). Immerhin scheint die Auffassung, daß die Hiluszellen des Eierstocks ebenso wie jene des Hodens den Leydigschen Zwischenzellen gleichzustellen seien, sich immer mehr durchzusetzen (Brannan 1927, Berger 1928, Priesel 1931, Wieser 1931, Stieve 1932, Novak 1931, Sternberg 1949).

Über extraglanduläre Zwischenzellen bei weiblichen *Tieren* liegen bisher nur spärliche Mitteilungen vor. Watzka und Eschler (1933) haben sie regelmäßig mit allen den vom *Menschen* her bekannten Eigenschaften bei jungen *Schweinen* gefunden (Abb. 105). Ihre Menge schwankt aber in weiten Grenzen. Die von Joachimovits im Eierstockhilus von *Pithecus fascicularis mordax* beobachteten paraganglionären Zellen gehören wahrscheinlich auch hierher. Wieser (1933) fand sie unter 20 *Säugetier*arten nur bei *Katze, Hund* und *Wolf*. Sie sind alle durch Lipoidgehalt charakterisiert und gleichen vollkommen den Zwischenzellen im Hoden. Sie liegen beim *Menschen*, wie schon ihr Name zum Ausdruck bringt, in der Eierstockswurzel und im Mesovarium. Alle diese Zellen, mögen sie gehäuft (Abb. 106) oder vereinzelt auftreten, zeigen ein epithelähnliches Aussehen. In der Form sind sie rundlich, polygonal oder elliptisch. Die Größe kann im *menschlichen* Ovarium ebenso wie im Hoden sehr schwanken. Neben unscheinbaren plasmaarmen Zellen sind auch solche zu sehen, die bis 25 $\mu$ Durchmesser besitzen. Die runden Kerne liegen meist exzentrisch. Neben dem Kern ist ein *Zentralkörperchen* unschwer darzustellen. Das Zellplasma ist oxyphil, im allgemeinen fein, selten etwas gröber gekörnt. In den größeren Zellen lassen sich regelmäßig eine geringe Menge fein verteilten *Fettes* bzw. *Lipoideinschlüsse* nachweisen. Demgemäß erhält der Zelleib nach Einwirkung fettlösender Mittel ein wabiges Aussehen. Wo mehr Zellen unmittelbar beisammenliegen, scheinen sie ohne Zwischenlagerung von Bindegewebe direkt aneinander zu grenzen (Abb. 107). Mit besonderem Nachdruck soll hervorgehoben werden, daß sie sich durch Chromierung niemals bräunen. Mit den LEYDIGschen Zwischenzellen des Hodens stimmen sie nicht nur in Einzelheiten des Kerns und der Plasmastruktur sowie des Lipoidgehaltes überein, sondern enthalten wie diese *Lipochrom* eingelagert. Dadurch erscheinen sie mitunter von vornherein braun, so daß eine Verwechslung mit chromaffinen Zellen verständlich wird, zumal der größte Teil in engster *Beziehung zu marklosen Nervenfasern* steht. Ein kleiner Prozentsatz von ihnen birgt auch REINKEsche *Kristalle* (Abb. 108). Sie lassen sich in Formol und Sublimatgemisch gut erhalten und erweisen sich auch dadurch andersartig gegenüber den chromaffinen Zellen, von denen sie sich außerdem durch den Lipoidgehalt und ausgesprochene

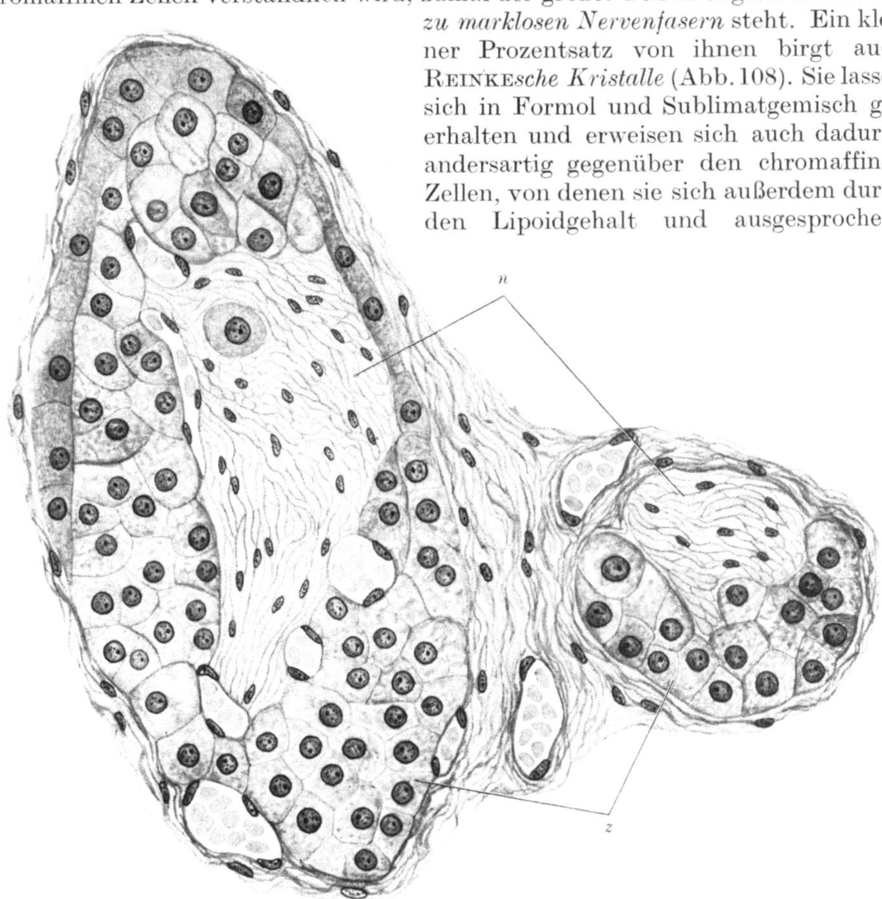

Abb. 105. Nervenstämmchen *n* aus dem Eierstockhilus eines 5 Wochen alten *Schweines (Sus scrofa)* von reichlichen LEYDIGschen Zwischenzellen *z* umgeben und durchsetzt. Vergr. 1:550.

Oxyphilie unterscheiden. In Übereinstimmung mit den LEYDIGschen Zwischenzellen des Hodens sind REINKEsche Kristalle, besonders bei älteren Personen keine Seltenheit. Manche Granula stellen sich mit $AgNO_3$ dar und manche färben sich auch mit Nilblausulfat. Der Gehalt an bräunlichem *Pigment* ist unterschiedlich groß. In einigen Fällen erscheinen die Zellen sehr reichlich erfüllt, während andere wieder völlig frei davon sind.

Besondere Beachtung dürfte der Umstand verdienen, daß die Eierstöcke. in denen die Hiluszellen am reichlichsten anzutreffen sind, immer auch ein gut entwickeltes *Rete ovarii* hatten. Dieses Zusammentreffen ist von WALLART auch an *menschlichen* Eierstöcken bemerkt worden. Wo die Hiluszellen nur spärlich vorkamen, fand er auch nur ein gering entwickeltes Rete. Er vermutet deshalb, daß das Rete von den „paraganglionären" Zellen — als solche sieht WALLART

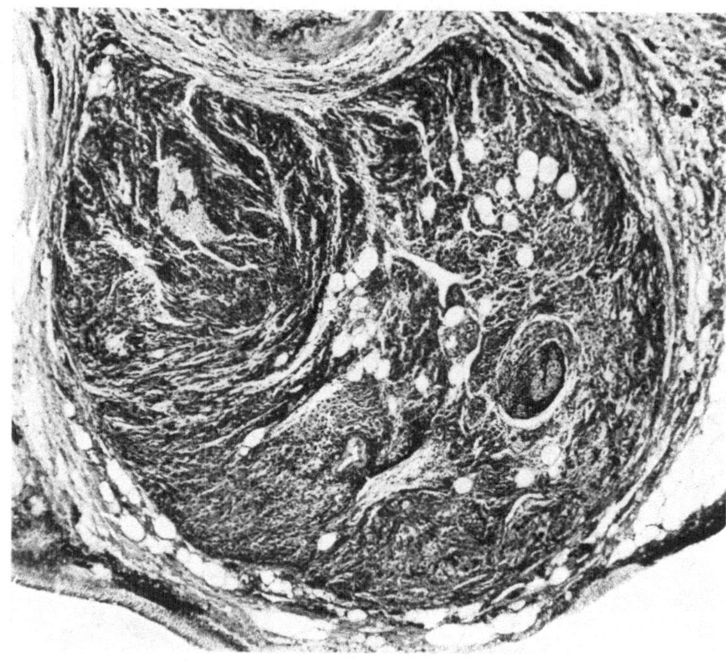

Abb. 106.  Ein gut abgegrenzter Knoten aus LEYDIGschen Zwischenzellen von zahlreichen Nervenstammchen durchzogen aus dem Hilusgebiet des Ovariums einer 26jährigen Frau. Vergr. 1·92.

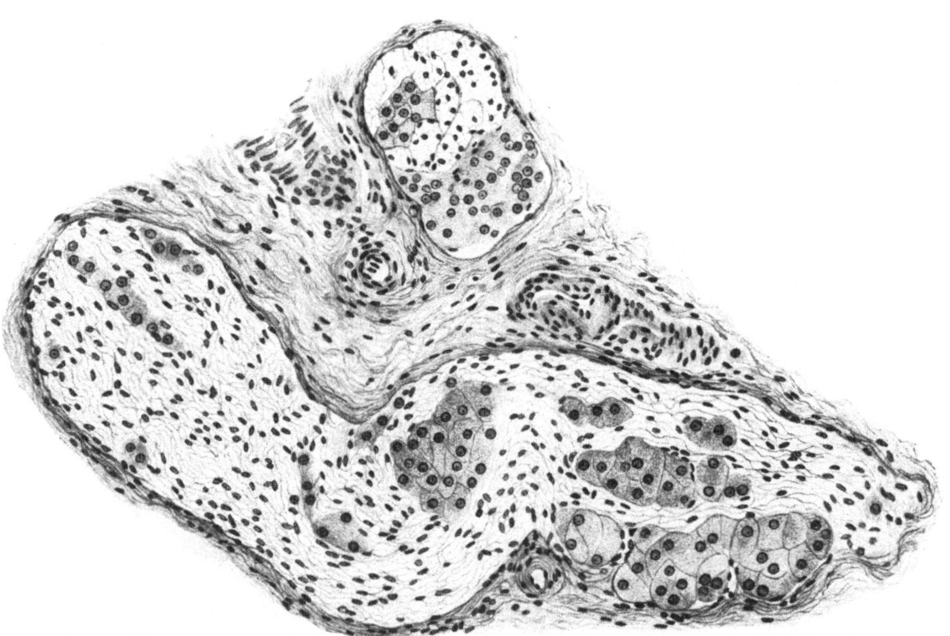

Abb. 107.  LEYDIGsche Zwischenzellen innerhalb und um Nervenstammchen im Hilusgebiet eines neugeborenen Mädchens.  Vergr. 1:180.

die Hiluszellen an — zu starker Entwicklung angeregt wird. Leichter erklärlich scheint dieser Parallelismus, wenn man in Übereinstimmung mit der Auffassung

Kohns, die auch von Stieve geteilt wird, sowohl das Rete als auch die Hiluszwischenzellen des Eierstocks den heterosexuellen Bildungen zurechnet. Dann würde ein gleichlaufendes Verhalten beider sogar von vornherein zu erwarten sein.

Die regelmäßig zu beobachtende Gemeinschaft der Hiluszellen mit *Nerven* ist rätselhaft (Abb. 107 und 109). Sie ist es, die ungeachtet aller sonstigen abweichenden Merkmale die vorher genannten Untersucher veranlaßt hat, die Hiluszellen für *chromaffine Zellen* zu halten. Allerdings steht diese seltsame topographische Gewebsgemeinschaft nicht vereinzelt da, sondern ist nur ein Sonderfall jenes merkwürdigen Neurotropismus, der bereits von einer Reihe von Organen und Gewebsbildungen bekannt ist. Es sei hier nur an die innige Beziehung und gegenseitige Durchdringung von Nebennierenrinde und chromaffinem Gewebe erinnert, sowie an den ultimobranchialen Körper und die Epithelkörperchen der *Vögel*, die ebenfalls teilweise in die benachbarten Nerven eingelagert erscheinen (Terni 1927, Watzka 1933). Keinesfalls gehen die Hiluszellen aus den Schwannschen Zellen hervor, wie Berger vermutet, sondern dürften sich aus mesenchymalen Elementen heraus differenzieren, die von Fibroblasten nicht zu unterscheiden sind.

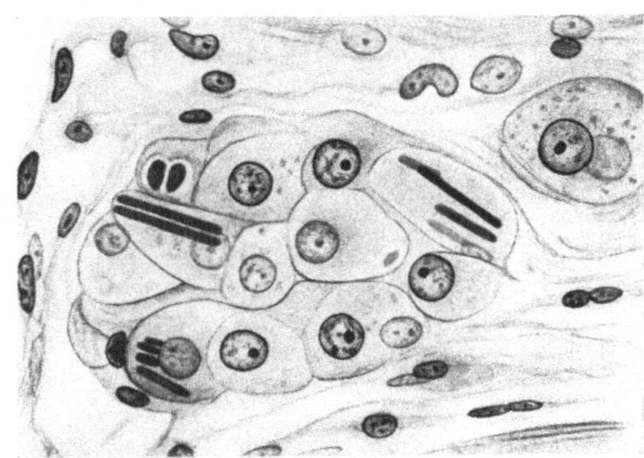

Abb. 108. Gruppe von Leydigschen Zwischenzellen mit Reinkeschen Kristallen im Hilus des Ovariums einer 65jährigen Frau. Vergr. 1:160.

Die an *menschlichem* Material erhobenen Befunde sprechen dafür, daß sie von den Vorgängen im Ovarium nicht unberührt zu bleiben scheinen. Berger (1923) konnte sie in 218 Eierstockpaaren, ohne lückenlose Schnittserien, 168mal auffinden und glaubt somit, daß sie einen beinahe regelmäßigen Befund an *menschlichen* Eierstöcken darstellen. Am häufigsten und reichlichsten wurden sie bei *schwangeren Frauen* gefunden. Auch bei *Neugeborenen* sind sie regelmäßig vorhanden. Neumann (1929) und Sauramo (1954d) glauben, daß sie nach der Geburt abnehmen, ja sogar kurz verschwinden können und erst zur Zeit der Geschlechtsreife an Menge und Größe wieder zunehmen. Bei *Nulliparae* sind sie nur spärlich auffindbar, dagegen reichlicher bei *Mehrgebärenden*. Mit dem Versiegen der Ovarialtätigkeit sollen sie auch verkümmern. Demgegenüber ist festzustellen, daß Kohn sehr reichlich und stark pigmentierte Hiluszellen bei einer 77jährigen *Greisin* dargestellt hat und ich selbst bei alten Frauen die Hiluszellen in schönster Ausbildung und mit Reinkeschen Kristallen beobachten konnte. Auch Niendorf (1952) und Dhom (1953) konnten feststellen, daß ihre Zahl im geschlechtstüchtigen Alter ungefähr gleich bleibt, im Senium aber in mehr als der Hälfte der Fälle eine Hyperplasie eintritt, so daß Knötchen aus Zwischenzellen bis zu mehreren Millimeter Durchmesser zu sehen sind. Auch entsteht der Eindruck, daß die Menge der Hiluszellen des menschlichen Eierstocks in manchen minderwertigen Eierstöcken deutlich vermehrt zu sein scheint Dhom (1955). Diese Beobachtung stützt die Annahme, daß die weiblichen Hiluszellen heterosexuelle, den Leydigschen Zwischenzellen homologe Elemente darstellen. Ihr Hervortreten zur Zeit der Pubertät, der Schwangerschaft und der Menopause legt die Annahme einer inkretorischen Wechselwirkung nahe.

Über die *funktionelle Bedeutung der weiblichen Hiluszellen* ist nichts Sicheres bekannt. Berger nimmt eine „Neurokrinie" an und glaubt, daß zwischen ihnen und den Nerven nicht nur ein topographischer, sondern auch ein funktioneller Zusammenhang besteht und von ihnen Stoffe an die sie umgebenden Nerven abgegeben werden. Nach SACHS und SPIRO (1951) und STERNBERG (1949), SEGALOFF und GASKILL (1953), TALIAFERRO, WALLS, KAY und HOGE (1953), DHOM (1955) vermögen sie androgene Stoffe zu erzeugen und im Fall einer Hyperplasie oder Adenombildung ihre Trägerinnen zu maskulinisieren. Die genannten Autoren berichten über solche Fälle. BARTOLOMEI 1954) konnte in ihnen Ketosteroide nachweisen und bringt deren Anwesenheit ebenfalls mit einer androgenen Funktion in Beziehung. HUSSLEIN (1948) sieht in ihnen die Ursache der senilen Hyperplasie des Endometriums. NIENDORF (1952) dagegen lehnt eine

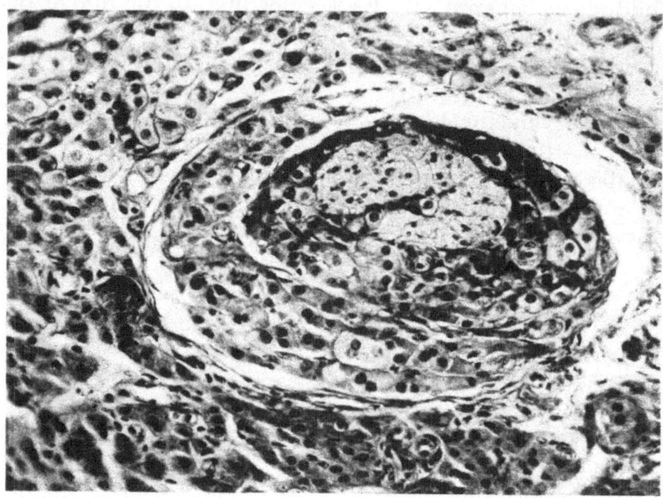

Abb. 109.  Stärker vergrößerter Ausschnitt aus der Abb. 106.  Ein Nervenstämmchen ringsum von Hiluszellen eingescheidet.  Vergr. 1·230.

hormonbildende Wirkung ab. Nach intramuskulärer Einspritzung von Gonadotropin konnten die oben genannten Autoren bei Frauen im Alter von 22—29 Jahren eine Größenzunahme der Zellen bis 40 $\mu$ und gelegentlich auch *Mitosen* in den Hiluszellen feststellen.

## 2. Das Rete ovarii.

Das Rete ovarii ist ein Homologon des Rete testis und entsteht aus einem bei 20 mm langen Embryonen deutlich erkennbaren Zellblastem, an dessen Bildung sich offenbar auch das Cölomepithel beteiligt. Untersuchungen über die Entwicklung des Rete (KOHN 1926) konnten beim *Pferd* klarstellen, daß es nicht von der Urniere stammt, wie WALLART (1930) es annimmt, sondern gleich allen anderen Gebilden der Marksubstanz frühzeitig an Ort und Stelle aus gemeinsamem Bildungsmaterial hervorgeht. In seinem Randgebiet läßt es bei Embryonen auch häufig keine scharfe Abgrenzung gegen die anderen Elemente der Marksubstanz (Markstränge) erkennen. Vieles spricht dafür, daß auch das Rete sich aus einem vom Keimepithel geschaffenen Blastem herausdifferenziert.

In Ovarien von *Feten* und *Neugeborenen* ist das Rete ovarii verhältnismäßig gut entwickelt und besteht aus epithelausgekleideten Spalten und verzweigten Kanälchen mit mehr oder weniger deutlicher Lichtung. Es findet sich auch bei *Erwachsenen* stets vor, ist aber auf beiden Seiten oft sehr verschieden gut entwickelt, ebenso bestehen in seiner Ausbildung starke individuelle Unterschiede.

Es kann ein Lumen vermissen lassen, andererseits können auch manche Stellen cystenförmig erweitert sein. Das *Epithel* kann einreihig zylindrisch, kubisch oder platt erscheinen. Nicht selten kann auch ein *Flimmersaum* beobachtet werden. Nicht nur der Grad der Ausbildung des Rete ovarii des Weibes schwankt in weiten Grenzen, sondern auch die *Lage* ist wechselnd. In $^1/_4$ der Fälle liegt es auch im Mesovarium, in allen übrigen im Hilus oder in der Marksubstanz des Eierstocks (PETROVA 1938). Vom Hilus erstreckt sich das Rete zum uterinen Pol des Ovariums hin und ist am kranialen Teil am besten entwickelt (KOHN 1926). WEISHAUPT (1921) und WALLART (1930) konnten zuweilen eine Verbindung mit dem Epoophoron erkennen. Bei der *Maus* und beim *Dachs* (PATZELT 1948) soll diese Verbindung besonders gut ausgebildet sein. Nach WALLART sind die Kanälchen in der Pubertät und bei älteren Kindern erweitert. Seine volle Ausbildung erfährt es erst nach der *Menarche*. Während der *Schwangerschaft* ist es noch stärker entfaltet und kann bis an die Grenze der Rinde vordringen. Im *Senium* ist das Rete ebenfalls noch nachweisbar, unterliegt aber einer weitgehenden Rückbildung. GATTA und GRECO (1935) konnten bei *schwangeren Tieren* und SAURAMO (1954 b) bei schwangeren Frauen eine *Vergrößerung* des Rete feststellen, die hormonal bedingt sein soll. Aus der engen Beziehung zu den *Nerven* schließt WALLART (1934), daß es kein funktionsloses, rudimentäres Gebilde sei, sondern schiebt ihm eine inkretorische Bedeutung zu, von der wir allerdings noch nichts wissen. PIROLI (1938) konnte keine Reaktion des Rete auf Follikelhormon oder bei Hypophysenausschaltung erkennen, während SOMMERS (1953) cystische Veränderungen des Rete mit Hypophysen- und Nebennierendysfunktion verbunden sah.

## 3. Die Markstränge, Markschläuche und Markzellen des Ovariums.

Die in der ersten Anlage des Eierstocks gebildeten Keimstränge können sich als Markstränge mehr oder weniger gut erhalten, während sie bei manchen *Tieren (Dachs, Schwein)* in vollkommenerer Ausbildung bestehen bleiben. Stellenweise stehen sie mit den Rindensträngen in unmittelbarem geweblichem Zusammenhang. Ziemlich allgemein werden sie heute als Abkömmlinge des Keimepithels und als Homologa der Samenkanälchen angesehen (KITAHARA 1923, KOHN 1926, KREDIET 1933, PATZELT 1939). Nicht selten enthalten sie auch einzelne Geschlechtszellen eingelagert. Während sie bei manchen *Tierarten* sehr reichlich sind und auch im geschlechtsreifen Alter bestehen bleiben *(Maulwurf, Schwein, Dachs)*, bilden sie sich bei anderen sehr bald zurück *(Pferd)*. Auch im embryonalen Pferdeeierstock sind sie trotz der mächtigen Marksubstanz nur in geringer Zahl und nur vorübergehend zu sehen. Die kanälchenartigen Markschläuche werden von KOHN (1926) den Tubuli recti des Hodens gleichgesetzt. Daß sie aus dem Rete hervorgehen, ist wenig wahrscheinlich, da z. B. bei *Pferde*embryonen von 8,5 cm Länge das Reteblastem noch sehr wenig differenziert erscheint, während die Markschläuche hier schon sehr gut ausgebildet sind. PATZELT (1955) glaubt, daß die ungleiche Rückbildung der heterosexuellen Anteile im Eierstock Rückschlüsse auf die Stammesgeschichte erlaubt. So ist bei dem in der Entwicklung zurückgebliebenen *Dachs*, ebenso wie beim *Maulwurf*, ein vollständiges Testoid mit den anschließenden Ausführungswegen erhalten, jedoch nicht bei den weiter fortgeschrittenen *Mardern*. Ähnliche Unterschiede bestehen zwischen den *Bären* der kalten und der gemäßigten Zone einerseits und denen der tropischen Zone andererseits.

In manchen embryonalen *tierischen* Ovarien, z. B. beim *Pferd*, besteht die Hauptmasse der Marksubstanz aus 25—30 $\mu$ großen oxyphilen lipoidreichen „*Markzellen*" mit einem bläschenförmigen Kern, die den embryonalen männlichen Zwischenzellen vollkommen gleichen. Oft kann man beobachten, wie sich diese Markzellen zu Strängen und parallelen Reihen anordnen und sich direkt in das Epithel der Markstränge fortsetzen. Andererseits stehen die oberflächlichen Markzellengruppen mit den tieferen Partien der Rindenstränge im geweblichen Zusammenhang, so daß stellenweise die Grenze zwischen Rinde und Mark verwischt erscheint. Zwischen den großzelligen Strängen sind stets Gruppen von kleineren Zellen eingeschlossen, die aber Übergänge zu den großen Zellen aufweisen. In ihnen kann man reichliche *Mitosen* beobachten, und sie sind als unentwickelte Markzellen aufzufassen, aus denen allmählich neue große Markzellen heranreifen. Aus der Annahme einer Verwandtschaft aller spezifischen Bildungen der embryonalen Keimdrüse (KOHN) ergibt sich keineswegs die epitheliale Natur der Zwischenzellen. Die Abkömmlinge des Keimepithels schlagen verschiedene Differenzierungsrichtungen ein, wobei nicht in allen Fällen der epitheliale Charakter des Mutterbodens wieder zum Vorschein kommt. Die Markzellen und offenbar auch die Zwischenzellen des Hodens wären nach dieser Annahme zwar epithelogen, aber nicht epithelial, ebenso wie z. B. auch nur wenige Abkömmlinge des Medullarepithels den epithelialen Charakter bewahren.

Im Ovar des geschlechtsreifen *Pferdes* sind die in der Embryonalzeit so reichlichen Markzellen verschwunden und in der Rinde treten den früheren Markzellen in mancher Hinsicht ähnliche Elemente, die *circumfollikulären lipoidreichen Thecazellen*, auf. KOHN vermag nicht ohne weiteres zu behaupten, daß Theca- und Markzellen gleichartig oder gar identisch seien. Es ist gar nicht unwahrscheinlich, daß manche unspezifischen Zellen im Zwischengewebe der Keimdrüsen in funktioneller Wechselwirkung mit den in Auf- und Abbau begriffenen generativen Bildungen durch Aufnahme, Verarbeitung und Einlagerung gewisser spezifischer Substanzen, eine weitgehende Ähnlichkeit mit den eigentlichen Zwischenzellen erwerben. Dadurch wurde die Frage nach der Genese, Art und Bedeutung der Zwischenzellen noch verwickelter. Sie sind bereits ausgebildet, bevor noch eine Andeutung von Follikel erkennbar ist, während KITAHARA (1923) meint, daß diese den männlichen Zwischenzellen homologe Gebilde erst später auftreten und nur in Begleitung von Keimsträngen, welche primäre Geschlechtszellen enthalten, entstehen sollen. Dies zeigt wiederum, daß Verallgemeinerungen auf diesem Gebiet nicht zulässig sind.

KOHN glaubt beweisen zu können, daß Markzellen, Markstränge und Markschläuche, das Rete, ebenso wie spezifische Elemente der Rindensubstanz vom Keimepithel abstammen. Sie alle sind von gleicher mesodermaler Abkunft und daraus erklärt sich mancher gemeinsame Wesenszug in baulicher Art. Das Auftreten solcher vorerst ungeordneter und erst später sich gestaltender Blasteme, aus denen erst sekundär sowohl die epithelialen Bildungen als auch das eigentümliche Zwischengewebe hervorgehen, scheint eine Besonderheit der mesodermalen Organe darzustellen, wie auch an der Entstehung der Urniere, Niere und Nebennierenrinde zu sehen ist.

## 4. Im Ovarium eingelagertes Nebennierenrindengewebe.

Mit dem Rete ovarii vergesellschaftet finden sich bei manchen *Tieren (Katze, Hund)* in ungefähr 25% aller untersuchten Tiere Gewebsinseln, deren Zellen der Nebennierenrinde auffallend ähnlich sehen (WATZKA 1938). Beim *Igel* liegen gleichartige Gebilde in der ganzen Marksubstanz verstreut, oft unmittelbar unter der Follikelschicht und lassen daher keine Beziehung zum Rete erkennen (Abb. 110). Diese *hypernephroiden Gewebsinseln*, wie ich sie bezeichnen möchte, erfahren bei den genannten *Tieren* keine Rückbildung und bleiben zeitlebens bestehen. Ich konnte sie bei neugeborenen *Tieren* nicht öfter und in besserer Ausbildung vorfinden als bei erwachsenen. Während der *Gravidität* läßt sich sogar eine Größenzunahme dieser Zellen und eine starke *Lipoideinlagerung* nachweisen (Abb. 111). Die häufige Vergesellschaftung mit dem Rete ovarii läßt vermuten, daß sie aus der gleichen oder einer unmittelbar benachbarten Quelle stammen. Beim trächtigen *Hund* scheinen diese Zellinseln mit den stark entwickelten Reteschläuchen unmittelbar verbunden, ohne aber einen Übergang in hohle Kanälchen erkennen zu lassen. Auch ein Vergleich mit den Hiluszellen wäre angebracht. Das Erscheinungsbild der Zellen ist in manchen Fällen das gleiche, nur fehlt diesen Bildungen der den Hiluszellen eigenartige Neurotropismus.

Das Vorkommen akzessorischer Nebennierenknötchen, sog. MARCHANDsche Nebennieren, im Bereich des Ovariums beim *Menschen* ist umstritten. BOVIN (1908) und NEUMANN (1925, 1928) vertreten die Ansicht, daß sie zwar ganz in der Nähe des Ovariums im Ligamentum latum, aber nicht innerhalb des Eierstocks selbst zu finden sind. R. MEYER (1924) hat ein solches MARCHAND-sches Knötchen bei einem 4 Monate alten *menschlichen Fetus* aufgefunden und damit den Beweis erbracht, daß sie sich auch in *menschlichen* Eierstöcken vorfinden können. Für das Vorkommen solcher Gebilde im *menschlichen* Ovarium tritt weiter auch STERNBERG (1936) ein. MILLER (1937) hegt jedoch Zweifel

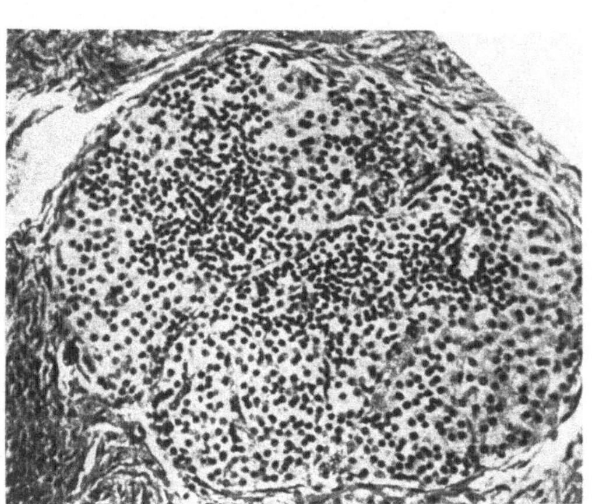

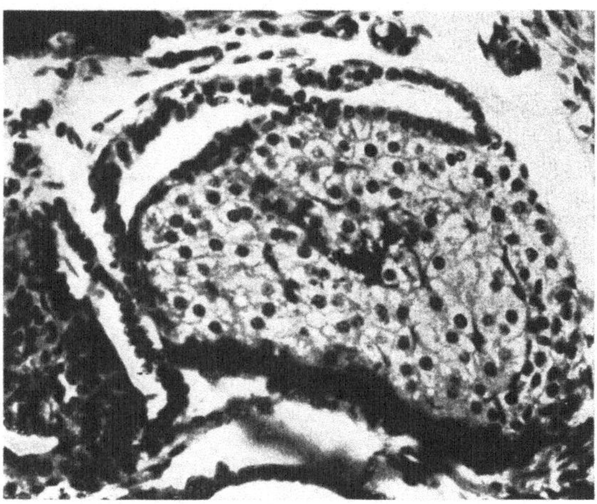

Abb. 110. Abb. 111.

Abb. 110. Ein Knötchen von hypernephroidem Gewebe aus der Marksubstanz des Ovariums eines *Igels*. *(Erinaceus europ.)* Vergr. 1:180. (Aus WATZKA 1938.)

Abb. 111. Hypernephroide Gewebsinsel aus dem Gebiet des Rete ovarii einer graviden *Katze (Felis domestica)*. Vergr. 1:225. (Aus WATZKA 1938.)

an der Richtigkeit aller bisher beschriebenen Befunde dieser Art und hält sie größtenteils für Corpora atretica. Neuerdings hat SAURAMO (1954c) diese Frage wieder untersucht und konnte in 17% der menschlichen Ovarien, am häufigsten bei Feten, Nebennierengewebe feststellen. Nur in einem Fall lag ein solches Körperchen in der Rinde, während sie sich in allen anderen im Hilus oder im Mesovarium fanden.

Diese Bildungen verdienen auch deshalb eine besondere Beachtung, weil von ihnen mitunter *Geschwülste*, ,,Hypernephrome", ihren Ausgang nehmen, die zur Erscheinung einer Vermännlichung führen können.

## XI. Die Blut- und Lymphgefäße des Ovariums.

Über das Verhalten der Gefäße im Ovarium liegen von DABELOW (1939), POULHÈS und GAUBERT (1954) neuere Befunde vor. Im wesentlichen soll bei *Mensch* und *Tier* die Gefäßverteilung gleichartig sein und nur in verschiedenen Altersstufen Veränderungen zeigen (BURRUANO 1934), was auch von DABELOW bestätigt wird.

Das menschliche Ovarium wird von der A. ovarica und vom Ramus ovaricus aus der A. uterina versorgt, die zusammen eine subovarielle Arkade (POULHÈS

und GAUBERT) bilden. Während bis zum 25. Lebensjahr die A. ovarica die
Hauptrolle in der Versorgung des Eierstockes spielt, übernimmt nach dem
45. Jahre die A. uterina nahezu allein dessen Versorgung. Zwischen dem 25.
und 45. Lebensjahr sind beide Gefäße ungefähr in gleicher Weise daran beteiligt.
Ungefähr 10—12 stärkere Gefäße dringen, von den in der Rindenmarkgrenze
horizontal verlaufenden Hauptarterien abzweigend, in die Rindenzone und ziehen
fast senkrecht zur Oberfläche. Diese Parenchymarterien 1. Ordnung (nach
POULHÈS und GAUBERT) durchsetzen im spiraligen Verlauf das sehr reichliche
Venennetz und geben Spiralarterien von geringerem Kaliber ab (Arterien 2. Ordnung), von denen wiederum weniger geknäuelte Arterien 3. Ordnung entspringen,

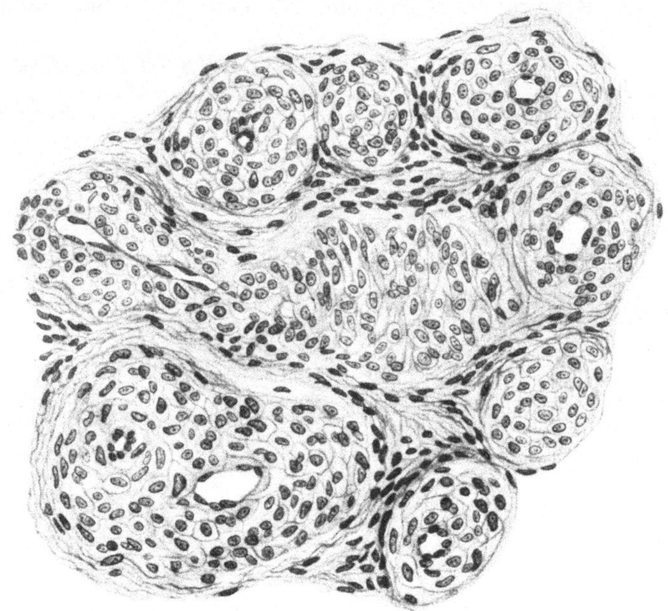

Abb. 112. Stark gewundene arteriovenose Anastomosen aus der Rindensubstanz des Eierstockes vom *Reh*
*(Capreolus capr.)*. Vergr. 1:420. (Aus WATZKA 1936.)

welche die Follikel versorgen. Jede dieser letzteren Arterien gibt einen Hauptast
ab, der für *einen* Follikel bestimmt ist und keine nennenswerten Anastomosen
mit den Nachbargefäßen besitzt. In der Schichte der Primärfollikel bilden die
Gefäße ein feinmaschiges Capillarnetz, während es in den tieferen Abschnitten
weitmaschiger erscheint. Mit Beginn des Follikelwachstums setzt eine Weiterentwicklung des Gefäßnetzes ein, indem sich benachbarte Arteriolen zu einem
großen Gefäßast entwickeln, aus welchem das dichte Capillarnetz der Follikelwand
gespeist wird. Das in der Theca interna gelegene dichtmaschige Capillarnetz hängt
mit dem weitmaschigeren, äußeren, in der Theca externa zusammen. Zur Zeit der
Ovulation sind die Capillaren besonders weit und liegen so dicht aneinander,
daß ihre gegenseitige Abgrenzung sehr schwer wird. Die perifollikulären Gefäße
sind in einem relativ widerstandsfähigen Netz kollagener Fibrillen und Gitterfasern eingelagert, so daß die Gefäße trotz des Druckes des sich vergrößernden
Follikels offengehalten werden und die Durchblutung der Follikelwand durch
diesen Einbau der Gefäße gesichert wird (PETRY 1950). Einzelne Capillaren
ziehen bis unter die Albuginea, wo sie mit den Verzweigungen der interfolliku-
lären Arterien zusammenhängen. Der wechselnde Blutbedarf des Ovars wird

einerseits durch *arteriovenöse Anastomosen*, andererseits durch *Sperrarterien* geregelt, so daß offenbar im allgemeinen nicht alle Bezirke gleichzeitig und gleich gut durchströmt werden (DABELOW 1939, SPANNER 1938, 1951). Außer im *Ovarial-hilus* konnte SPANNER auch arteriovenöse Anastomosen mit epitheloidem Wandbau und Sperrarterien im *Stroma* des *menschlichen* Ovars beobachten. In schönster Ausbildung und großer Zahl konnte ich die arteriovenösen Anastomosen im *Reh*eierstock auffinden (WATZKA 1936, Abb. 112 und 113). Im Hilus des *Kaninchen*ovariums kommen außerdem nach DABELOW Arterien vor, die sich plötzlich verengen, so daß ihnen eine Drosselung des Blutstromes zugeschrieben werden kann. In der Arterienintima differenziert sich in der fortpflanzungstüchtigen Zeit eine dicke Längsmuskellage, die sich allmählich verstärkt, um später schließlich teilweise einer bindegewebigen

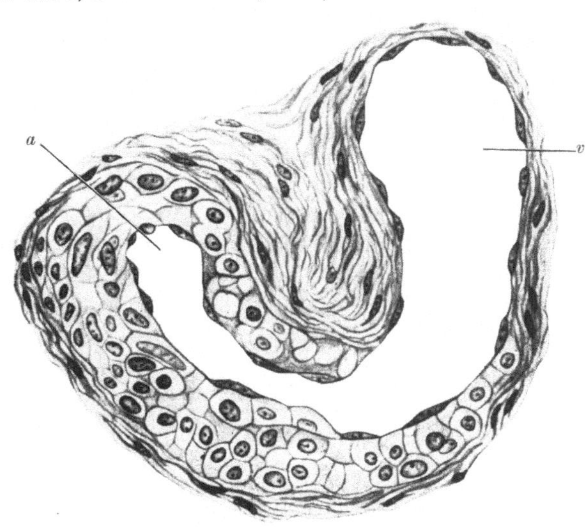



Abb. 113. Arteriovenöse Anastomose aus der Rindensubstanz des Ovariums vom *Reh (Capreolus capr.)*. Übergang einer kleinen Arterie *a* mit epitheloider Wand in eine weitlumige, dünnwandige Vene *v*. Vergr. 1:470. (Aus WATZKA 1936.)

Umwandlung zu verfallen (PARVIS und RILKE 1952). Solche Längsmuskelbündel in der Intima sind ein typisches Charakteristikum aller Sperrarterien (Abb. 114). Die zahlreichen in der Rinde aufsteigenden Gefäße sind korkzieherförmig gewunden *(Spiralarterien)* und werden daher im Schnittpräparat wiederholt getroffen, so daß ganze Reihen von Querschnitten solcher Gefäße hintereinander liegen können. Diese Form gibt ihnen die Möglichkeit, durch Streckung ihrer Windungen den räumlichen Verschiebungen folgen zu können, ohne daß ein zusätzliches Wachstum nötig wird. Die Schlingenbildung führt auch zu einer Herabsetzung des Blutdrucks und ermöglicht eine gleichmäßige Verteilung des Blutes (REYNOLDS 1947, 1948, DELSON, LUBIN und REYNOLDS 1948). Bei jungen Mädchen bis in die Pubertät sind die Arterien gestreckt, wenig gewunden und laufen mehr oder weniger parallel. Erst bei jungen Frauen sind sie in typischer Weise spiralig gewunden und bilden oft ein unentflechtbares Gewirr. Auch noch viele Jahre nach der Menopause

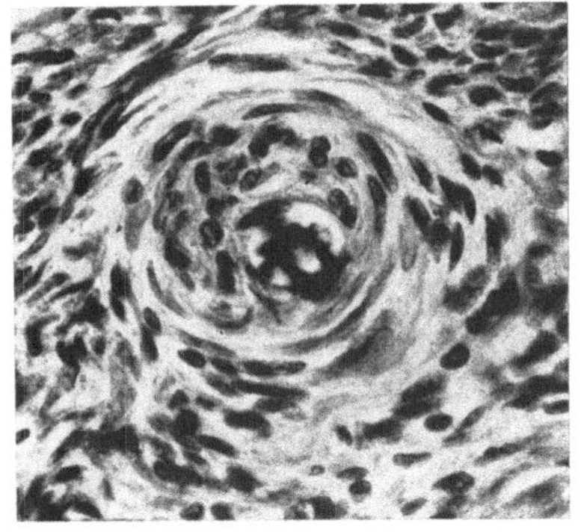

Abb. 114. Sperrarterie mit einem Längsmuskelpolster in der Intima aus der Rindenzone des Ovariums einer 24jährigen Frau. Vergr. 1:230.

können die sie knäuelförmigen Windungen zeigen. Irgendwelche cyclische Veränderungen konnten POULHÈS und GAUBERT (1954) im Verhalten der Ovarialarterien nicht erkennen.

Die *Venen der Follikelwand* sind dünnwandig und bestehen eigentlich nur aus einem Endothel mit Grundhäutchen. An der Rindenmarkgrenze bilden sie ein dichtes Netz. Im Bereich der Zona vasculosa finden sich *Sperrvenen* (KELLER

1943). Durch Abflußbehinderung, wobei vielleicht auch die glatte Muskulatur des Hilusgebietes eine Rolle spielt, kann eine starke Blutfüllung hervorgerufen werden, so daß sich der Eierstock erheblich vergrößert. Bei Gefäßinjektionen schwillt das *menschliche* Ovar ähnlich einem kavernösen Gewebe bis auf das Mehrfache seines ursprünglichen Volumens an. Eine derartige Vergrößerung des Volumens durch Blutüberfüllung konnte STIEVE auch gelegentlich unter physiologischen Bedingungen (nach Kohabitation) feststellen. Zahlreiche Untersucher (HILL, ALLEN, KRAMER 1935, KELLER 1943) behaupten, daß während des Oestrus eine starke Füllung der Blut- und Lymphgefäße auftritt, die gleichzeitig eine Organvergrößerung zur Folge haben soll. Nach PARVIS und RILKE soll dieses aus weitlumigen Venen und muskulösem Zwischengewebe bestehende *Schwellgewebe* im Eierstockhilus sich erst nach der Pubertät entwickeln. Die Venen erscheinen nicht selten von eingelagerten *Muskelbündeln* eingescheidet; an den Mündungsstellen derselben in andere verlaufen sie vorwiegend in zirkulärer Richtung und bilden damit eine Art Sphincter. SPANNER macht auf besondere im Hilus des Ovariums befindliche *Drosselvenen* aufmerksam, die der Blutabflußregulierung dienen sollen. In der *Schwangerschaft* tritt eine beträchtliche Zunahme der Venenmuskulatur an Zahl und Größe der

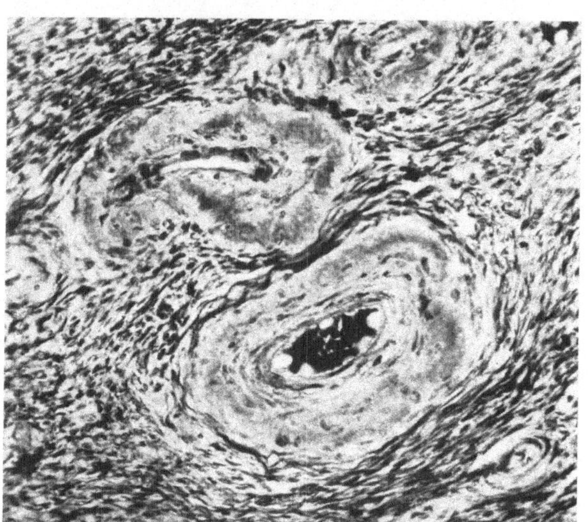

Abb. 115. Sklerotische Gefäße aus der Rindenschichte des Ovariums einer 24jährigen Frau. Vergr. 1:230.

Zellen auf. Von der 36. Schwangerschaftswoche an ist der Durchmesser mancher Venen um das Vielfache erweitert und der Druck steigt in ihnen um das $2^1/_2$fache an (HODGKINSON 1953).

Schon zur Zeit der Pubertät treten an den kleinen *Arterien* des Eierstocks *regressive Veränderungen* auf, die mit fortschreitendem Alter immer mehr zunehmen. Sie bestehen in einer fettigen und hyalinen Degeneration der Gefäßwand. Nach dem Follikeluntergang und bei der Rückbildung des Corpus luteum gehen sämtliche Gefäße, die unmittelbar den Follikel und den Gelbkörper versorgten, zugrunde (FERRONI 1939). Die sklerotischen Veränderungen der Gefäße im Ovarium sind von vielen Autoren (PANKOW 1906, SOHMA 1908, SZINAY und JELLINEK 1951, SAURAMO 1954f. u. a.) untersucht und fast übereinstimmend beschrieben worden. Trotzdem gibt es bezüglich der Entstehungsursache dieser Veränderungen und der Bedeutung des elastischen Gewebes bei diesem Prozeß noch keine befriedigende Erklärung.

ISONO (1932) unterscheidet eine Ovulations- und eine Menstruationssklerose und nach Schwangerschaften eine portale Gefäßsklerose. Von der Sklerose werden besonders die Gefäße der Theca externa der reifen Follikel und die des Corpus luteum und die Gefäße der Rindenmarksgrenze befallen. Eine einmal ausgebildete sklerotische Veränderung verschwindet nicht mehr und wird vor allem durch vermehrte Geburten immer deutlicher. Hauptsächlich beteiligen sich an den Veränderungen die *Arterien*, an denen Intima und Media eine starke Hypertrophie erfahren, wobei auch das elastische Gewebe mächtig zunimmt, während die Muskulatur degeneriert (Abb. 115). Die Intimaverdickung kann so stark sein, daß die Lichtung nahezu verschlossen wird (Abb. 116). In den *Venen* zeigt vor allem die Adventitia eine massenhafte *Wucherung elastischen* Gewebes. In der Intima der Arteria ovarica erfahren die elastischen Elemente aber nur eine leichte Vermehrung. An Stelle der äußeren elastischen Membran ist ein dichter elastischer Plexus ausgebildet. Bei der Vena ovarica ist eine starke Zunahme der elastischen Fasern in der Intima, noch mehr aber in der Adventitia zu sehen. Nach den Untersuchungen von Sauramo (1952) soll das Elastin der

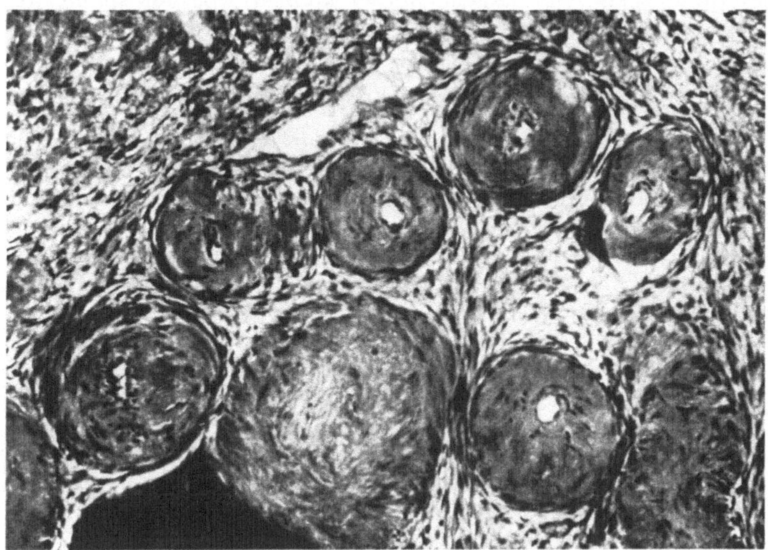

Abb. 116. Starke, nahezu bis zum Verschluß des Lumens führende Intimasklerose in den Arterien einer 39 Jahre alten Frau (27. Tag des Cyclus). Vergr. 1:230.

Gefäße degenerieren und sich in eine elastoide Substanz, das Elacin, verwandeln. Nach der *Menopause* tritt eine bindegewebige Hyperplasie auf (Berutti 1936). Die Ursache der Veränderungen führt Isono auf eine übermäßige Dehnung und seröse Infiltration der Gefäßwand zurück.

Die *Lymphgefäße im Ovarium* wurden hauptsächlich bei *Tieren* untersucht. Wislocki und Dempsey (1939) beschreiben sie im Ovarium von *Rhesusaffen*, und Andersen (1926) hat eine eingehende Darstellung von der Entwicklung der Lymphgefäße im *Schweine*ovarium während der Bildung der Corpora lutea gegeben. Burr und Davies (1951) untersuchten sie an *Kaninchen*ovarien. Die Zahl und Größe der Lymphgefäße erscheinen hier zur Größe des Organs geradezu außerordentlich. Inohara (1935) fand Lymphgefäße auch in der Tunica albuginea des *Kaninchen*ovars und Netzbildung bereits nahe an der Oberfläche. Bachmann (1936, 1949) konnte die von Polano (1903) beim *Menschen* erhobenen Befunde im wesentlichen bestätigen und innerhalb der Theca externa reichlich offene Lymphcapillaren und ein Netzwerk von Lymphgefäßen um menschliche Corpora lutea herum beobachten. Sie umspinnen die Follikel und sammeln sich mit jenen der Rinde zu Stämmchen, welche mit den Blutgefäßen den Hilus verlassen und dann erst in Klappen führende Stämmchen übergehen, die in die lumbalen Lymphknoten einmünden (s. Corpus luteum). Bachmann schreibt den Lymphgefäßen eine wichtige druckregulierende Funktion während des Wachstums der Follikel zu und sie scheinen im Corpus luteum auch für den raschen Abtransport des Progesterons zu sorgen, sowie bei der Rückbildung der Gelbkörper und Corpora albicantia die anfallenden Stoffe abzuleiten. Alle Untersucher machen auf die ausgedehnte Netzbildung von Lymphgefäßen aufmerksam und verstärken die Vermutung, daß sie möglicherweise auch an der Abfuhr von Hormonen mitbeteiligt sind. Da die Lymphgefäße im *Kaninchen*ovar in sehr naher räumlicher Beziehung zu den Venen liegen, glauben BURR und DAVIES, daß gelegentlich die prall gefüllten Venen der Marksubstanz den Abfluß der Lymphe aus dem Ovar behindern, indem die Lymphgefäße durch die angestauten Venen verschlossen werden können, wodurch sie den Wert eines Schwellgewebes erhalten.

## XII. Die Nervenversorgung des Ovariums.

Die Nerven des Ovariums entstammen dem *Plexus ovaricus*, der wieder mit dem Plexus uterovaginalis, dem Plexus renalis und Plexus hypogastricus und dem Plexus coeliacus (MITCHELL 1938) in innigem Zusammenhang steht. LIVREA (1938) glaubt, daß beim *Hund* auch der *Vagus* an der Innervation teilnimmt. NOWAKOWSKI (1950) vermutet beim *Kaninchen* in Höhe von $L_4$ des Rückenmarks ein *spinales Sexualzentrum*, da nach Durchschneidung des Rückenmarks oberhalb $L_4$ die Ovulation bei nachfolgender Reizung des Tuber cinereum nicht erfolgt, und wie ARON, MARX und MARESCAUX (1949) zeigen konnten, beim *Meerschweinchen* die sonst stets eintretende Hypertrophie des zurückgelassenen Eierstocks nach einseitiger Ovarektomie und der oben angeführten Rückenmarkdurchtrennung ausbleibt. LABATE und REYNOLDS (1937) untersuchten bei der *Katze* den Verlauf der sensiblen Fasern. Sie treten in das 4. Lumbalganglion des Sympathicus ein, durchlaufen dann das 3. Lumbalganglion, um weiter höher den Grenzstrang des Sympathicus zu erreichen. Diese zentripetalen Fasern haben weder eine Beziehung zu den Mesenterialganglien, noch zum oberen Bauchplexus des Sympathicus.

Die Nerven dringen mit den *Gefäßen* am Hilus des Ovariums ein und begleiten diese auch in ihren weiteren Verzweigungen. Im Hilus bilden dicke und dünne, zum großen Teil aus marklosen Fasern bestehende Nervenstämmchen ein dichtes Geflecht. Rindenwärts werden die Bündel immer dünner. Die Nervengeflechte liegen in den Rindengefäßen vorwiegend in der Adventitia. Zwischen ihr und der Media verlaufen zirkuläre Fäserchen, die mit knöpfchenförmigen Anschwellungen in der Media endigen (PINES und SCHAPIRO 1930). Auch die Capillaren sind von feinen Nervenfäserchen umhüllt.

Zarte, oft varicös verbreitete Fäserchen dringen auch zwischen die Zellen des Oberflächenepithels ein (PINES und SCHAPIRO 1930). Die im Stroma des Ovariums verlaufenden Nervenfäserchen sind außerordentlich fein und STÖHR jr. (1954) glaubt, daß ein Hauptteil dieses Terminalreticulums intraplasmatisch liegt, so daß eine funktionelle Abhängigkeit des Ovarialstromas vom vegetativen Nervensystem naheliegt. Dagegen sollen keine Nervenfasern an die Zellen der Membrana granulosa heranreichen, sondern bereits in der Theca interna endigen (PINES und SCHAPIRO 1930). Auch GOECKE und BEAUFAYS (1935), GOECKE (1938), KLADETZKY (1951) betonen, daß das feine spinnwebenartige Terminalreticulum im Sinne STÖHRs sich nicht in das Follikelepithel verfolgen läßt. während KOPPEN (1952) Nervenendigungen an Primärfollikel des Kaninchens beobachtet haben will. An *menschlichen Ovarien* ist es ihm jedoch nicht gelungen, Neurofibrillen im Epithel der Primärfollikel darzustellen, während SAKAGUCHI (1939) glaubt solche im Follikelepithel des *Menschen* gesehen zu haben. STÖHR jr.

(1954) konnte in einen Primärfollikel des Affeneierstocks Nervenfäserchen eindringen sehen und bildet freie Endigungen an der Oberfläche der Eizelle ab; er nimmt an, daß sie trophischen Einfluß auf die Eizelle haben. Auch Knoche (1955) hat im Protoplasma der Eizellen mancher Primärfollikel von *Macacus-Affen* marklose Nervenfäserchen gefunden, die mit Fasern in der Umgebung zusammenhängen. Im Ooplasma bilden sie ein feines Netzwerk, von dem auch einige Ausläufer in die Kernnähe ziehen. Er nimmt an, daß nur jene Eizellen zur Reifung und Ovulation gelangen, welche mit Nerven versorgt sind, wofür natürlich noch keinerlei Beweis erbracht werden kann. In den interstitiellen Zellhaufen bei *Kaninchen, Maus, Katze, Hund* konnte Pines nur spärliche Nervenfasern nachweisen, in frischen Corpora lutea dagegen sehr reichlich. Entsprechend der starken Capillarisierung soll bei der *Maus* jede Granulosaluteinzelle von feinsten Fäserchen umgeben sein (Goecke und Beaufays 1935). Diese Angaben stehen im Widerspruch mit den Beobachtungen älterer Autoren, die das Corpus luteum frei von Nervenfasern gefunden haben. Ebenso konnte Kladetzky (1951) bei *Hund, Katze* und *Meerschweinchen* keine Nervenfasern zwischen den Granulosaluteinzellen nachweisen, während sie dagegen an Thecaluteinzellen zu sehen waren.

Verschiedene Forscher (Pines und Schapiro 1930, Goecke 1938, Stieve 1942, Koppen 1951) sehen im *vegetativen Nervennetz der Rindenzone* das physische Substrat über die seelisch veranlaßte Impulse oder Umwelteinflüsse auf das Ovarium einwirken, während wieder andere diese überragende Bedeutung der Ovarialnerven nicht anerkennen, sondern eine humorale Wirkung direkt auf die Zellen des generativen Gewebes annehmen (Dupont 1929, Revoltella 1930, Matteace 1934, Westman 1942, Knaus 1950), da nach chemischer oder chirurgischer Ausschaltung der Ovarialnerven oder im transplantierten Eierstock die Reifungsvorgänge im Ovarium keine Veränderungen erfahren (Selye 1947). Nach Nordmeyer (1952) hat das Nervensystem aber insofern einen regulierenden Einfluß auf das Ovarium, als Pharmaka mit gefäßerweiternder Wirkung bei der Maus stimulierend, Adrenalin dagegen hemmend auf den Eierstock wirken.

Im Nervengeflecht der Hilusgegend finden sich auch *Ganglienzellen* vor (Bucura 1907, Pines und Schapiro 1930). Bei der *Katze* konnte Watzka (1943) im Gebiet des Rete ovarii ziemlich regelmäßig ein gut abgegrenztes *chromaffines Paraganglion*, unmittelbar neben einem konstant vorkommenden sympathischen Ganglion gelegen, beobachten. Auch bei der *Maus* wurden *chromaffine Zellen* in der Hilusgegend beschrieben (Blotevogel 1927, 1928). Beim *Menschen* konnte ich jedoch trotz größter Aufmerksamkeit keine paraganglionären Zellen feststellen. Die zahlreichen Funde von „Paraganglien" oder „chromaffinen Zellgruppen" im oder nahe am Hilus des *menschlichen* Ovariums (Wiesel 1902, Aschoff 1903, Debeyre und Riche 1907, Bucura 1907, Berger 1923, de Winiwarter 1924, Neumann 1927, 1929, Wallart 1930, 1933, Joachimovits 1931) sind wahrscheinlich darauf zurückzuführen, daß dort die mit braunem Pigment erfüllten Leydigschen Zwischenzellen, die zufolge eines merkwürdigen *Neurotropismus* innerhalb oder entlang von Nerven liegen (sympathicotrope Hiluszellen, Berger), verkannt und als chromaffine Zellen angesehen wurden. Diese Zellen sind aber (s. Hiluszwischenzellen) nicht neurogen und daher auch nicht als paraganglionäre Zellen zu bezeichnen.

## XIII. Die innersekretorischen Bestandteile des Ovariums.

Das Ovarium ist nicht nur das Organ, in welchem die weiblichen Keimzellen reifen und zur Ausstoßung gelangen, sondern erfüllt noch eine überragende innersekretorische Funktion. Es ist nicht die Absicht, auf die Wirkung der

Keimdrüsenhormone einzugehen, noch weniger das Wechselspiel mit anderen innersekretorischen Drüsen näher aufzuzeigen. Vom morphologischen Standpunkt interessiert hier vor allem, in welche Gebilde die Produktion der Keimdrüsenhormone zu verlegen ist. Am einfachsten liegen die Verhältnisse für das *Progesteron*, das mit Sicherheit von den Granulosaluteinzellen erzeugt wird. Es ist wahrscheinlich, daß Progesteron bereits im sprungreifen Follikel — also schon vor der Ovulation gebildet wird (KAUFMANN 1953). Wenn auch dieses Hormon nicht nur im Ovarium, sondern auch in der Placenta und von der Nebennierenrinde beider Geschlechter gebildet werden kann (HOFFMANN 1940), so dürfte doch innerhalb des Ovariums für dessen Produktion keine andere Zellart einschließlich der Thecaluteinzellen in Frage kommen. Es kann mit Sicherheit angenommen werden, daß die Nebennierenrinde aus Progesteron spezifische Nebennierenrindenhormone aufbauen kann; sie besitzt somit eine zentrale Stellung im Stoffwechsel der Sterinhormone (HECHTER, ZAFFARONI usw. 1951). Der Bedarf an Progesteron ist in der Schwangerschaft erheblich und steigt bis auf täglich mindestens 100 mg an (BRADBURY usw. 1950).

Viel schwieriger ist die Frage über den *Ort der Produktion des Follikelhormons* zu beantworten (s. interstitielle Zellen). Vor allem ist hier zu bedenken, daß nicht alle Zellen, in denen Oestrogen nachgewiesen werden kann, dieses von ihnen auch produziert wird, sondern nur gestapelt sein kann. Während zahlreiche Autoren die Produktion des Oestrogens den interstitiellen Zellen, also den Thecazellen der verschiedenen größeren Follikel, der Gelbkörper und atretischen Follikel und Thecakörper zuschreiben (ZONDEK und ASCHHEIM 1926, WESTMAN 1934, DUBREUIL 1950, ROCKENSCHAUB 1950, 1951, BURKL und KELLNER 1954, FETZER, HILLEBRECHT und MUSCHKE 1955 u. a.), lehnen andere diese Anschauung ab und verlegen sie in das Follikelepithel (KINGSBURY 1939, A. KOHN 1930, WALLART 1939, GILLMAN 1942, STIEVE 1949, LAFFARGUE, LUSCAN und LAVERNHE 1952, FEKETE 1953). WESTMAN (1935) nimmt an, daß das Follikelhormon von den Thecazellen gebildet wird, und zwar nur so lange, als sie in Verbindung mit der Granulosa stehen. Die interstitiellen Zellen außerhalb der Theca sollen kein Follikelhormon bilden, sondern nur als Hormondepot dienen. ALLEN, PRATT, NEWELL und BLAND (1930) finden das Rindenstroma ohne makroskopische Follikel, auch wenn an anderen Stellen wachsende Follikel und Corpora lutea vorhanden waren, stets frei von Follikulin. Jedenfalls spricht vieles, was wir von den Thecazellen wissen, sehr dafür, daß die Bedeutung des spezifischen Zwischengewebes der Keimorgane weniger auf dem Gebiete der Hormonerzeugung als auf einer stofflichen Hilfeleistung für das generative Gewebe beruht. Für die endokrine Funktion aber würden im Eierstock auch die generativen Bildungen selbst — vor allem das Follikelepithel — in Frage kommen. Die Granulosaschichte, ebenso wie der Liquor folliculi (MÜHLBOCK 1940) enthalten stets Follikelhormon, und zwar den höchsten Gehalt am 12. Tage nach der Menstruation. Der follikulotrope Anteil des gonadotropen Hormons stimuliert gleichlaufend mit der Follikelreifung auch die Follikelhormonproduktion, die bis kurz vor der Ovulation stark ansteigt, wird aber nach dem Anstieg gebremst, so daß dann der luteotrope Anteil Platz greifen kann und der Follikelhormonspiegel abfällt, aber nicht völlig verschwindet, da auch in der Corpus luteum-Phase Follikelhormon nachweisbar ist. FLUHMANN (1937) hat gleichlautend mit SIEBKE (1933) in der Follikelphase 6—8 mg, nach der Ovulation bis zur Menstruation abnehmend nur 3—1 mg gefunden. Die Vermittlung zwischen Eierstock und Hypophyse geht offenbar über das Zwischenhirn (WESTMAN 1953). STIEVE nimmt an, daß nicht nur die wachsende Granulosa, sondern vor allem auch durch Auflösung derselben bei der Follikelatresie oestrogenes Hormon entsteht (ARON und ARON 1953). Auch KYANK (1949) glaubt,

gestützt auf Beobachtungen bei glandulärer Hyperplasie, an eine Hormonproduktion durch das Follikelepithel. ALLEN (1931) ist der Ansicht, daß das
Follikelhormon und das Hormon des Corpus luteum keine Antagonisten sind,
sondern sich gegenseitig ergänzen, und meint, daß jenes auch im Corpus luteum
gebildet wird, was DUBREUIL (1954) ebenfalls annimmt.

Völlig hypothetisch ist vorläufig noch eine *hormonale Wirkung der Eizelle*.
KLAR (1940) nimmt einen solchen Einfluß auf die Entwicklung des Corpus luteum
an und RANDER (1931) einen solchen auf die Gesamtpersönlichkeit. FRIED und
WÜST (1954) konnten aus Extrakten von *Schweine*-Ovarien einen uteruskontrahierenden Stoff gewinnen, der dem Oxytocin ähnlich wirkt, aber mit diesem
nicht identisch ist. Nach BURKL und KELLNER (1954) soll die Eizelle einen Stoff
abgeben, der die Luteinisierung der Granulosa einleitet. OLIVO (1934) konnte
ein Auswachsen der Granulosazellen in Gewebekulturen nur in solchen Fällen
feststellen, wo mit den Follikelzellen auch die Eizelle verpflanzt wurde und
vermutet daher eine wachstumsfördernde Wirkung der Eizelle auf die GRAAF-
schen Follikel. Das Eierstocksbindegewebe wächst dagegen in den Kulturen
stets gleich gut. WESTMAN (1934) lehnt eine hormonale Wirkung der Eizelle ab.

Über die *Hiluszwischenzellen* gilt das auf S. 116 Gesagte. Für die nicht selten
auftretenden maskulinisierenden Tumoren des Ovariums, deren pathologische
Einreihung mitunter sehr schwierig ist, muß auch eine Entstehung aus den
heterosexuellen Bildungen im Hilus des Ovariums in Betracht gezogen werden.
NOVAK (1953) glaubt, daß die Arrhenoblastome von solchen männlich gerichteten Resten hervorgehen. Außer von Arrhenoblastomen soll nach ALEXANDER
und BERESFORD (1953) auch von hypernephroiden Hiluszellen- und Luteinzelltumoren des Ovariums eine vermännlichende Wirkung ausgehen. Androgenproduktion in *Ratten*- und *Mäuse*ovarien wurde von TURNER (1941), BURRILL
und GREENE (1941), HILL (1941), PARKES (1950) u. a. nachgewiesen, ohne aber
klar entscheiden zu können, welchen Zellen diese Bildung zukommt. PARKES
und TURNER verlegen sie in die Thecazellen atretischer Follikel, was auch
BURGER und DUBRAUSZKY (1953), SAURAMO (1954e) u. a. annehmen. Dieser
Ansicht neigten ebenfalls PHILIPP und STANGE (1954) zu, die meinen, daß
es bei der Produktion des bisexualen Thecazellhormons zu einer Verschiebung
zugunsten der androgenen Komponente kommt. REMOUCHAMPS und GHIJS-
BRECHT (1953) haben für die vermännlichende Wirkung der Corpora lutea die
Bezeichnung „Luteinismus" vorgeschlagen. Andere Untersucher (KOETS 1949,
PLATE 1951, WISSMER 1952, ROTTINGHUIS 1952) glauben überhaupt nicht daran,
daß die virilisierenden Erscheinungen die Ursache in Ovarialveränderungen
haben, sondern führen sie auf eine Korrelationsstörung in der Beziehung
Hypophyse — Nebenniere — Ovar zurück, so daß wir uns auf diesem Gebiete
der Virilisierung auf einem Tummelplatz verschiedenster Vermutungen befinden.
KOPPEN (1953) glaubt, daß in den Ovarien noch andere unbekannte Wirkstoffe vorhanden sind, die nach seinen Untersuchungen wahrscheinlich über die
Nebennieren wirken. HILL (1948, 1949) konnte zeigen, daß transplantierte und
denervierte Ovarien bei der *Maus* imstande sind, die Nebennierenrindenfunktion
zu ersetzen, so daß Tiere mit autotransplantierten bzw. entnervten Ovarien,
die sich im übrigen cytologisch und im Aufbau von intakten Eierstöcken nicht
unterscheiden ließen, nach Nebennierenexstirpation am Leben blieben. Wurden
schließlich auch die entnervten oder transplantierten Ovarien entfernt, starben
die Tiere in wenigen Tagen. LICHTON, GOLDBLATT und STOLPE (1953) nehmen
von seiten der ektopischen Ovarien die Sekretion einer noch unbekannten
Substanz an, welche bei adrenalektomierten *Mäusen* und *Ratten* lebensverlän-
gernd wirkt.

## XIV. Die Beziehungen des Ovariums zu den innersekretorischen Drüsen, zum Zwischenhirn, zur Psyche, den Umweltfaktoren und dem vegetativen Nervensystem.

Es ist heute eine allgemeine Erkenntnis, daß die Keimdrüsen von anderen inkretorischen Organen und außerdem noch von verschiedenartigen inneren und äußeren Faktoren wesentlich beeinflußt werden. Von den endokrinen Drüsen ist es vor allen anderen die *Hypophyse*, die auf das Ovarium einwirkt. Es ist noch nicht entschieden, ob die gonadotropen Hormone der Hypophyse — das Follikelstimulierungshormon und Luteinisierungshormon — als verschiedene Stoffe sezerniert werden oder ob sie erst im Laufe der analysierenden chemischen Verarbeitung von Vorderlappengewebe als Spaltprodukte eines einzigen gonadotropen Hypophysenhormons entstehen (OBER 1952, WAIDL 1953). Zwischen beiden besteht ein Synergismus. Gereinigtes Luteinisierungshormon allein bewirkt keine Luteinisierung bei *weißen Mäusen*, jedoch zusammen mit FSH gegeben erzeugt es zahlreiche Corpora lutea (THOMOPOULOU und LI 1954). Hypophysenunterfunktion bei graviden *Kaninchen* bedingt schon bei den Neugeborenen eine verringerte Größe der Ovarien und reichliche Degenerationserscheinungen (TANIOKA 1936). Bei Hypophyseninsuffizienz findet sich bei *Frauen* nach SHEEHAN (1953) keinerlei Zeichen einer follikulären Tätigkeit. Primärfollikel mit kleinen Eizellen kommen aber unabhängig von der Hypophysenleistung auch im funktionslosen Ovarium vor und schwinden erst zur Zeit des Klimakteriums, wie es auch unter normalen Verhältnissen der Fall ist. Wie MACCHIARULO (1935) u. a. festgestellt haben, verhindert Hypophysektomie nicht nur die spontane Follikelentwicklung, sondern auch die vollständige Ausreifung der großen Follikel. Die Luteinisierung unterbleibt, und wo sie bereits begonnen hat, wird sie unterbrochen. Die Follikel samt Eizelle degenerieren, auch die Primärfollikel verschwinden fast gänzlich. Im Gegensatz dazu fanden BURKL und KELLNER (1954, 1955) bei hypophysektomierten juvenilen *Ratten* einen Anstieg der Zahl der Primärfollikel durch postnatale Neubildung und bei geschlechtsreifen Tieren persistierende und häufige, aus der Membrana granulosa nichtgeplatzter Follikel gebildete Corpora lutea. Nach den gleichen Autoren sollen hier Wachstum und Reifung der Eizellen, unabhängig vom ovariellen Cyclus weiterlaufen.

Die Zellkernvolumina der interstitiellen Zellen bei der *Ratte* sinken nach Hypophysektomie auf fast $^1/_3$ gegenüber der Norm ab (FETZER, HILLEBRECHT und MUSCHKE 1955). Choriongonadotropingaben können sie in wenigen Tagen wieder zur normalen Entfaltung bringen. Gleichlaufend mit der Involution der Kerne geht auch die Oestrogenaktivität des Ovariums bis zum Erlöschen derselben zurück. Bei *Ratten* treten weiterhin in der Theca die sog. „*Mangelzellen*" auf (SELYE, COLLIP und THOMSON 1934), die durch ihren Radspeichenkern an Plasmazellen erinnern. Die gleichen Autoren konnten auch nachweisen, daß bei der *Ratte* nach Hypophysektomie die Schwangerschaftsgelbkörper in keiner Weise verändert werden, die Schwangerschaft erhalten bleibt und normal abläuft. Man muß daher annehmen, daß der Wirkstoff, das Luteotropin, welches die Struktur und die Funktion des Corpus luteum graviditatis aufrechterhält, mit keinem der bekannten gonadotropen Hormone identisch ist. Bei scheinschwangeren Kaninchen, welchen hohe Dosen (60 mg) oestrogener Substanz einverleibt wurden, zeigen die Corpora lutea noch 3 Wochen nach der Hypophysektomie keinerlei degenerative Veränderungen, sondern wachsen weiter, während bei niedrigen Oestrogendosen (5 mg) die Corpora lutea zugrunde gehen (HÖHN und ROBSON 1949). Im Tuber cinereum und in der Adenohypophyse des *Kaninchens*, dessen Ovulation provoziert wird, ist der Phosphatstoffwechsel unmittelbar nach der Begattung stark erhöht (WESTMAN 1953). Im Ovarium setzt diese Erhöhung 30—60 min nach dem Coitus ein und erlangt ihren Höhepunkt nach 10 Std, d. h. kurz vor dem Platzen der Follikel. Im Ovarium der *Ratte* erreicht der Phosphatstoffwechsel sein Maximum während des Prooestrus, einer Zeit, die bei Tieren mit provozierter Ovulation der nach dem Coitus entspricht. Die Veränderungen im Phosphatstoffwechsel spiegeln offenbar die Intensität der nervösen bzw. hormonalen Prozesse im Tuber cinereum, in der Adenohypophyse und in den Ovarien wider. Aus der Erhöhung des Phosphatstoffwechsels in Tuber cinereum und Adenohypophyse bei *Ratten* nach Injektion von Oestrogenen schließen KAUFMANN (1936—1938), BORREL und WESTMAN (1949), daß Oestrogen auch stimulierend auf Hypophyse und Zwischenhirnsystem wirkt.

Nach Untersuchungen von DESAIVE und GHYS (1952) soll Vitamin C die gonadotrope Funktion der Adenohypophyse auf das Ovar des reifen Kaninchens offenbar in Zusammenhang mit dem bekannten antagonistischen Effekt gegenüber anderen Hormonen der Hypophyse stören. MARVIN (1947) nimmt an, daß bei der *Ratte* durch Desoxycorticosteron, ähnlich wie durch Progesteron (EVERETT 1940) die Produktion des gonadotropen Hormons der Hypophyse unterdrückt wird. Dadurch kommt es zu einer Verminderung der Oestrogenbildung im Eierstock und zu Dioestrus.

Zahlreiche neuere Untersuchungen machen wahrscheinlich, daß die gonadotrope Wirkung der Hypophyse vom *Hypothalamus* eine Steuerung erfährt. Dafür spricht, daß nach Durchschneidung des Hypophysenstiels beim Kaninchen kurz nach der Begattung die Gonadotropinausschüttung und die Ovulation unterbleibt und bei der *Ratte* durch die verminderte Absonderung der gonadotropen Wirkstoffe eine starke Atrophie der Ovarien eintritt (WESTMAN und JACOBSOHN 1937, 1938). Frische Corpora lutea degenerieren, die Follikel atresieren und die Thecazellen erfahren eine Vermehrung. Die gleichen Autoren (1940) konnten nach Hypophysenstieldurchtrennung eine Atrophie der Hypophyse feststellen. Die Bildung der gonadotropen Hormone scheint demnach nur dann in normaler Weise zu erfolgen, wenn die Verbindung des Hypothalamus mit dem Vorderlappen durch die Pars tuberalis intakt ist (WESTMAN, JACOBSOHN und HILLARP (1943). Andererseits haben Versuche von THOMSON und ZUCKERMAN (1953) gezeigt, daß die Fortpflanzungsfunktion beim *Frettchen* normal sein kann, auch wenn der Hypophysenstiel durchtrennt wurde.

Der Umstand, daß Reizung bestimmter Bezirke des Hypothalamus beim *Kaninchen* Ovulation hervorruft (NOWAKOWSKI 1951, MARKEE, EVERETT und SAWYER 1952) und daß im Tierexperiment umfangreichere Zerstörungen im vorderen Hypothalamus eine Verminderung der Sekretion der Gonadotropine und Atrophie der Ovarien zur Folge haben (DEY 1941, HILLARP 1949, M. und G. HESS 1951, GREER 1953), wobei FLERKÓ (1953) beim *Kaninchen* und HILLARP sowie GREER bei der *Ratte* eine Hypertrophie und mengenmäßige Zunahme der Zwischenzellen beobachten konnte, legen die Existenz eines *diencephalen Sexualzentrums* nahe (BUSTAMANTE, SPATZ und WEISSCHEDEL 1942, SPATZ 1943, THIELE 1952), welches die Reifungsvorgänge und die Tätigkeit der Keimdrüsen steuert. Auch die Untersuchungen von HERTL (1955) stützen diese Anschauung, daß bestimmten Kerngebieten im Hypothalamus eine Bedeutung für die Regulierung der Sexualfunktion zukommt. Er konnte im Nucleus 16 und 20 (nach der Einteilung von GRÜNTHAL) im Tuber und Pars parainfundibularis bei brünstigen *Mäusen* eine bis 50%ige Vergrößerung der Zellkerne beobachten.

Nach HARRIS (1953) sollen auch die Schwankungen des Oestrogengehaltes des Blutes nicht direkt auf den Vorderlappen, sondern ebenfalls über den Hypothalamus auf die Hypophyse einwirken. Über die Art der Verknüpfung zwischen

Diencephalon und Hypophyse und die Vorstellung der Einflußnahme verweise ich auf die klare zusammenfassende Darstellung über das Zwischenhirn-Hypophysensystem von BARGMANN (1954).

Über den *Einfluß der Epiphyse* auf das Ovarium ist wenig bekannt. SIMONNET, THIEBLOT und MELIK (1951) glauben, daß sie bei *Ratten* die gonadotrope Funktion der Hypophyse hemmt, da sie nach Entfernung der Epiphyse eine größere Zahl von Gelbkörpern als bei den Kontrolltieren fanden.

Die *Nebenniere* vergrößert sich mit der Luteinisierung der Follikel und wird reicher an Lipoiden. SOLVEY konnte beim *Silberfuchs* nachweisen, daß in der Prooestrusperiode, also in der Zeit, in der die Corpora lutea degeneriert sind, der Lipoidgehalt der Nebennierenrinde reduziert ist. Intramuskuläre Injektion

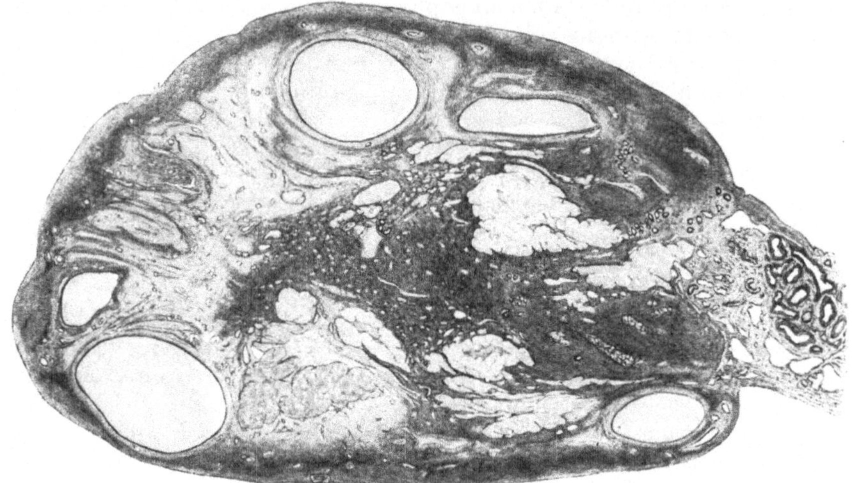

Abb. 117. Zurückgebildeter Eierstock mit zahlreichen Corpora albicantia und atretischen Follikeln einer 32jährigen amenorrhoischen Frau, die 1 Jahr lang unter sehr ungünstigen äußeren Verhältnissen gelebt hatte. Vergr. 1·5. (Aus STIEVE 1952.)

von ACTH bewirkt eine Stimulierung des Ovariums und des Uterus bei jungen *Ratten* (KAR, KARKUN und ROY 1954). Auch bei adrenalektomierten *Tieren* tritt dieser Effekt ein. Diese Wirkung auf die Genitalorgane soll durch eine Zunahme der Gonadotropinausschüttung der Hypophyse zustande kommen. Bezüglich der sonstigen Beziehung zwischen Nebenniere und Ovarium verweise ich auf BACHMANN (1954) und STIEVE (1947). Ob in der Nebennierenrinde eine von der Zona reticularis abhängige Zone im endokrinen Sinne als kompensatorische „dritte Gonade" (BOTELLA-LLUSIA 1953) anzusehen ist, die nur auf gonadotropes Hormon und nicht auf corticotropes Hormon reagieren und bei der Frau Oestrogene und beim Mann 17-Ketosteroide erzeugen soll, müssen spätere Untersuchungen noch Klarheit schaffen.

*Schilddrüsen-* und Follikelhormon stehen in einem Antagonismus zueinander (ENGSTROM und MARKARDT 1954). Der nach der Ovulation einsetzende Temperaturanstieg, verbunden mit Grundumsatzsteigerung und vorübergehender Reticulocytenvermehrung, dürfte auf eine Aktivierung der Schilddrüse nach Absinken der Follikelhormonproduktion zurückzuführen sein (WATZKA 1950). Auffallend ist die sprunghafte Gewichtszunahme der Schilddrüse zur Zeit der Pubertät und eine Vergrößerung in der Gravidität, was auch auf eine enge Beziehung zwischen Thyreoidea und Ovarium schließen läßt. Grundsätzlich kann jede Hyper- und Hypofunktion der Schilddrüse, ebenso wie der Nebenniere, zu Cyclusanomalien führen (STÖCKL 1948, 1950 u. a.).

Bei der engen funktionellen Verknüpfung aller endokrinen Drüsen durch das Zwischenhirn und Hypophyse ist es verständlich, daß bei Störung einer einzelnen Drüse zwangsläufig eine Gleichgewichtsstörung im gesamten System erfolgen muß, da alle Störungen pluriglandulär sind. Viele experimentelle Befunde sind daher nicht genau analysierbar. Nach Thiouracilbehandlung sinkt z. B. bei *Ratten* die Zahl der Corpora lutea wesentlich herab. Daraus schließt LEHR (1952) bereits, meines Erachtens etwas voreilig, daß das Ovar durch Verminderung des Thyroxins für den gonadotropen Impuls der Hypophyse weniger ansprechbar wird.

MISHELL und MOTYLOFF (1941) sind geneigt einen hormonalen Einfluß des *Endometriums* auf die Ovarien anzunehmen, da die Entfernung des Uterus bei *Ratten* eine Atrophie des Follikelapparates, eine atypische Entwicklung der Corpora lutea und Hypertrophie der interstitiellen Zellen zur Folge hat. ASDELL und HAMMOND (1933) konnten nach Uterusexstirpation bei *Kaninchen* eine längere Lebensdauer der Corpora lutea beobachten.

Von der Bedeutung der *neurovegetativen Einflüsse*, psychischen Zustände, Angst. Sorge, Flucht, Gefangenschaft, Ernährung, Milieuwechsel auf das Ovarium und die Ovulation wurden eingehende Untersuchungen von KEHRER (1937), STIEVE (1942, 1952), MARTIUS (1946), NOCHIMOVSKI (1946), BASS (1947), TIETZE (1948) u. a. durchgeführt (Abb. 117 und 118).

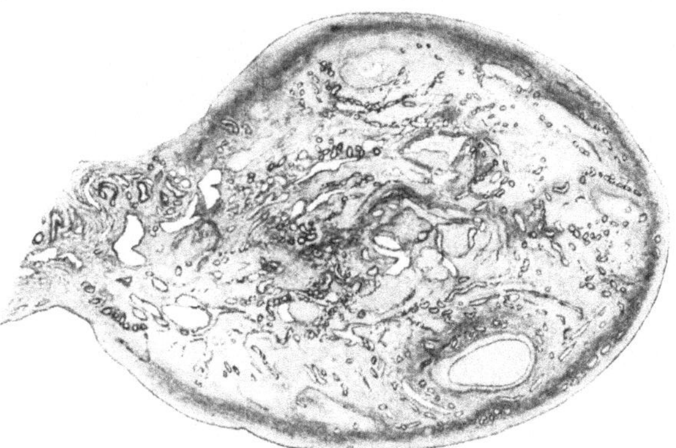

Abb. 118. Rechter, völlig atrophischer Eierstock einer 21jährigen, die infolge psychischer Erregung 1 Jahr lang nicht menstruierte. Vergr. 1·5. (Aus STIEVE 1952.)

Die Wechselwirkung zwischen Psyche und Umwelt einerseits und Ovarium andererseits kann man sich heute so vorstellen, daß als Folge eines emotionellen Traumas ein Block entsteht, der die normale Auslösung von Impulsen des Diencephalon zum Hypophysenvorderlappen für die Produktion von gonadotropem Hormon verhindert (ZUCKERMAN 1949, CORNER 1951).

KLEBANOW (1948) und STIEVE (1952) glauben, daß auch *Hunger* einen schädigenden Einfluß auf die weibliche Keimdrüse ausübt und zu regressiven Veränderungen am Follikelapparat führt (Abb. 119). Bei hungernden *Fledermäusen* konnten GUTHRIE, JEFFERS und SMITH (1951) eine deutliche Größenabnahme der reifenden Follikel und eine sprunghafte Steigerung der Follikelatresie mit Polkörperchenbildung in den Eizellen beobachten. Über die schädigende Wirkung des *Coffeins, Alkohols, Nicotins* und *Morphiums* (STIEVE 1930, 1953) wurden nicht immer übereinstimmende Befunde erzielt. Während z. B. STIEVE beim *Kaninchen* eine spezifische keimdrüsenschädigende Wirkung bei großen Coffeinmengen sah, konnte BAHR (1937) für *weiße Mäuse* derartige Befunde nicht erheben. Nach UNBEHAUN (1931) soll Nicotin bei der *Maus* Degenerationsprozesse, besonders bei reifenden Follikeln, veranlassen. Die Gynäkologen sind sich darüber einig, daß bereits durch mäßiges *Rauchen* Störungen der Ovarialfunktion möglich sind (WOLF 1954). Die Schädigung scheint über das vegetative Nervensystem durch die Wirkung des *Nicotins* auf die glatte Muskulatur der Gefäße zustande zu kommen. Die Schädigungen entstehen vor allem infolge Durchblutungsstörungen, die degenerative Veränderungen am Corpus luteum zur Folge haben. Daher sind die schädigenden Einflüsse besonders am Beginn der Schwangerschaft zu fürchten. Da starke Raucherinnen nicht selten in den Formenkreis der Virilen und Hypoplastischen gehören, weisen sie eine gewisse Ovarialschwäche auf, die möglicherweise der Folgezustand der Keimdrüsenschädigung ist. Es ist wohl anzunehmen, daß alle diese Genußgifte in großer Menge nicht bedeutungslos für die Keimdrüse sind. Dabei scheinen die Primärfollikel gegenüber den Bläschenfollikel die größere Resistenz zu besitzen. Die Wirkung hoher Weindosen auf das Ovarium des *Meerschweinchens* dürfte auf den Alkoholgehalt zurückzuführen sein. Erwachsene Meerschweinchen, die zusätzlich täglich mit 9—24 cm³ Wein (30—54 cm³ je Kilogramm Körpergewicht) erhielten, zeigen eine starke Follikelatresie, so daß die Corpora atretica das Erscheinungsbild des Ovariums bestimmen (Abb. 120). Mit Erhöhung der Weindosis kann man eine Zunahme der Atresie erkennen (BECKER 1955).

MAAK (1939) konnte bei *Mäusen*, die mit Benzol behandelt waren, eine verstärkte Follikelatresie mit sehr häufiger parthogenetischer Entwicklung und Fragmentation der Eizelle

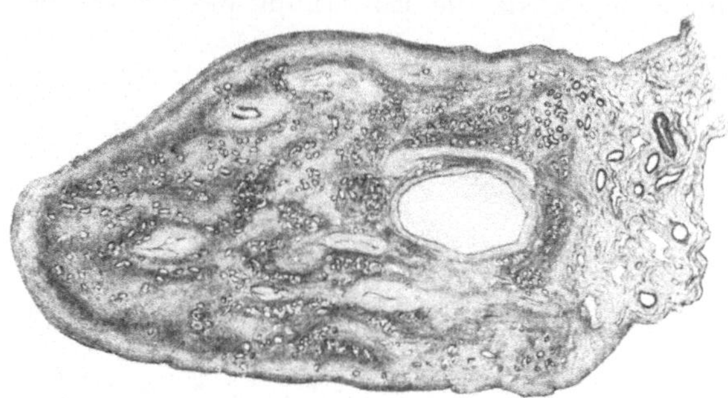

Abb. 119. Rechter, völlig atrophischer Eierstock einer 18jährigen, die im Jahre 1945 im Verlaufe von 5 Monaten verhungerte. Vergr. 1·5. (Aus STIEVE 1952.)

beobachten. Im übrigen seien diese Hinweise nur am Rande vermerkt und ich verweise diesbezüglich auf die einschlägige Literatur.

Im Gegensatz zu der starken *Strahlenempfindlichkeit* der Ei- und Follikelzellen konnten FORAKER und Mitarbeiter (1953) für die Stromazellen des *Kaninchen*ovars eine starke Resistenz feststellen. Bei höherer *Lichtintensität* und *Ultraviolettbestrahlung* konnte MARSHALL (1940) eine stimulierende Wirkung auf die Follikel beim *Frettchen* beobachten, was er auf eine vermehrte Ausschüttung von gonadotropem Hormon zurückführt. Der *Einfluß des Lichtes auf den Zeitpunkt der Ovulation* bei *Mäusen* wurde von RUNNER und LADMAN (1950) näher untersucht. Nach ASDELL (1946) scheint es erwiesen, daß das Licht beim Reproduktionscyclus einiger Säugetiere eine Rolle spielt, was ŠKREB (1954) auch für die Fledermaus annimmt. *Frettchen*, deren Fortpflanzungszeit normalerweise zwischen März und August liegt und die sich im Winter im Anoestrus befinden, können auch in den Wintermonaten zur Fortpflanzung gebracht werden, vorausgesetzt, daß Retina und Hypophysenvorderlappen intakt sind, wenn sie während der Zeit der Dunkelheit künstlichem Licht ausgesetzt sind. Der Erfolg tritt auch ein, wenn der Hypophysenstiel durchtrennt wird und durch Einlegen einer Wachspapierscheibe an der Trennungsstelle der Kontakt unterbrochen und die Regeneration der verbindenden Blutgefäße dadurch verhindert wird (LE GROS CLARK, MCKEOWN und ZUCKERMAN 1939, ZUCKERMAN 1954). Mit dem Einfluß des Lichtes auf die Keimdrüsen, hauptsächlich der *Vögel*, haben sich besonders BENOIT und seine Mitarbeiter (1944, 1953) befaßt. Es ergaben sich Hinweise für eine Beziehung zwischen Hypothalamus und der Adenohypophyse zur Steuerung der Keimdrüsenfunktion. Es blieb jedoch ungeklärt, ob die Einflußnahme zentrifugal oder zentripetal erfolgt. BENOIT und Mitarbeiter konnten nachweisen, daß das Keimdrüsenwachstum bei *Enten* besonders durch oranges und rotes Licht angeregt wird, die jedoch nach Exstirpation des Hypophysenvorderlappens unterbleibt. Belichtete Adenohypophysen üben bei Transplantation in noch nicht geschlechtsreifen *Mäusen* eine stimulierende Wirkung auf die Keimdrüsen aus. Ähnliche Einflüsse werden jedoch auch bei Lichtreizung des Hypothalamus erzielt.

Über die Wirkung des *Ultraschalls* auf die Ovarien liegen widersprechende Ergebnisse vor. Während MOHR und REITER (1952) bei Beschallungen mit relativ

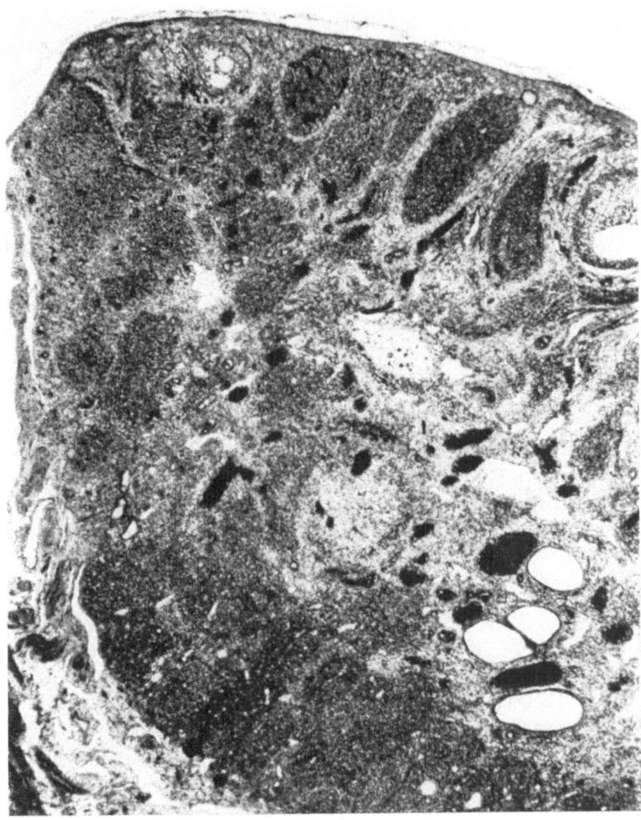

Abb. 120. Die Hälfte des Ovariums eines geschlechtsreifen *Meerschweinchens (Cavia cobaya)*, dem 8 Wochen lang täglich 24 cm³ Wein verabreicht wurde. Die zahlreichen Corpora atretica beherrschen infolge der verstärkten Follikelatresie das Erscheinungsbild des Ovariums. Die noch vorhandenen Blaschenfollikel zeigen durchwegs mehr oder minder starke Zeichen der Rückbildung. Vergr. 1:37.

hohen Dosen bei *Meerschweinchen* keine histologischen Veränderungen und keinerlei Beeinträchtigung hinsichtlich Konzeption und Schwangerschaft feststellen konnten, berichten GRÜNBERGER, HOLKUP und BEJDL (1952), daß eine 25 min lange Ultrabeschallung bei *Ratten* den Zellverband der Granulosa löst und die Eizellen degenerieren.

Die Frage, auf welchem Wege das *vegetative Nervensystem* Einfluß auf die Eierstöcke gewinnt, ist noch heftig umstritten. Es wäre denkbar, daß 1. die Impulse auf nervösen Bahnen zum Zwischenhirn gelangen und hier in den hormonalen Funktionskreis umgeschaltet werden; 2. die Impulse unmittelbar über nervöse Bahnen das Ovarium erreichen und dort die autonomen Fasern erregen;

3. die Vermittlung mit Hilfe der Neurohypophyse auf vasomotorische Bahnen erfolgt (HUSSLEIN 1953). Die erste Möglichkeit ist unbestritten. Für die zweite Annahme fehlen bis jetzt beweisende anatomische und experimentelle Belege. Das Ovarium enthält wohl Nerven aus dem vegetativen System, sie sind aber weitgehend den Vasomotoren zugehörig. Die zahlreichen experimentellen und klinischen Beobachtungen zeigen, daß für die normalen funktionellen Abläufe eine Nervenversorgung nicht notwendig ist. Dessen ungeachtet ist eine Einfluß-nahme über die Vasomotoren durch Änderung der Durchblutungsverhältnisse möglich. Mannigfache Beobachtungen lassen darauf schließen, daß die inneren Genitalorgane rasch auf neurovasculäre Veränderungen reagieren.

Leistungsmäßig verhalten sich die beiden Ovarien wie ein einheitliches Gebilde. Bei den aufeinanderfolgenden ovariellen Cyclen wechseln die beiden Ovarien nicht immer regelmäßig ab, sondern es können auch bei beiderseits gesunden Eierstöcken mehrere Ovulationen hintereinander aus einem und demselben Ovarium erfolgen. Die Größe der beiden Ovarien ist oft sehr verschieden und mitunter beträgt das Gewicht des einen funktionstüchtigen das 3—4fache des gegenseitigen, stark zurückgebildeten Eierstocks (STIEVE 1952). Bemerkens-wert ist, daß bei *Ratten* ein implantiertes Ovarium bei einseitiger Kastration einer zunehmenden Atrophie mit Thecazellvermehrung verfällt, weil offenbar der in situ belassene Eierstock die Funktion übernimmt. Entfernt man jedoch das belassene Ovarium, so kann im implantiertem, bereits atrophischem Ova-rium ein betontes Follikelwachstum festgestellt werden (BISKIND, KORDAN und BISKIND 1950). FEKETE (1953) konnte bei *Mäusen* eine direkte *Be-ziehung zwischen Ovarialgröße und Hormonbildung* beobachten, so daß die in-folge zahlreicher Follikel großen Ovarien und jene mit den größten Gelb-körpern auch die stärkste Hormonproduktion aufwiesen, während umgekehrt die kleinsten und follikelarmen Eierstöcke am inaktivsten waren. Nach einseitiger Ovarektomie hypertrophiert beim *Meerschweinchen* der zurückgelassene Eierstock (ARON, MARX, MARESCAUX 1949) und übernimmt offenbar auch die endokrine Funktion des fehlenden (CLAUBERG 1938). Beim *Kaninchen* kommt es nach ein-seitiger Ovarektomie nur vorübergehend zu einer Hyperaktivität des zurück-gebliebenen Ovars; sie ist bereits nach 40 Tagen nicht mehr nachzuweisen (NEGRI und FERRANTE 1950). Beim *Menschen* scheint eine solche Kompensation nicht immer einzutreten (MUTH 1953) und führt in sehr vielen Fällen zur ovariellen Dysfunktion. Wenn man jungen *Ratten* ein ganzes und ein halbes Ovar wegnimmt, so erreicht der Rest des zurückgebliebenen das Gewicht der beiden normalen Ovarien und enthält eine größere Zahl von reifen Follikeln und Gelbkörpern als ein normaler Eierstock. Diese kompensatorische Hypertrophie kann aber durch tägliche Injektion von Follikelhormon verhindert werden und man kann dadurch sogar erreichen, daß der zurückgebliebene Eierstockrest atrophiert. BIALET LAPRIDA (1933) und ROBERTSON (1949) fanden bei wachsenden *Ratten* nach größeren Dosen von Follikelhormon eine Abnahme der Gesamtzahl der Follikel, besonders der kleineren, sowie eine Abnahme der Ovarialgröße, der aber bald wieder eine Zunahme und eine verstärkte Luteinisierung folgte.

PINCUS und WERTHESSEN (1933) konnten nach fortgesetzten *Oestrin*injektionen bei jungen *Ratten* ebenfalls einen Stillstand des Ovarialwachstums feststellen, wobei von einem gewissen Zeitpunkt an eine Schilddrüsenhypertrophie auftrat. Es können auf diese Weise zwar bei infantilen Tieren die Sexualorgane zur Ent-wicklung gebracht werden, aber die Ovarien selbst bleiben infantil oder zeigen sogar atrophische Veränderungen, wie dies KROGNER (1948) auch beim *Menschen* feststellen konnte. Zahlreiche Versuche der verschiedensten Autoren haben ergeben, daß Verabreichung von Follikelhormon, ebenso wie von Testosteron

(Laqueur und Fluhmann 1942) verstärkte Follikelatresie herbeiführt und Progesteron bei *Mäusen* die Corpora lutea zur Degeneration bringt (Burdick 1942). Paesi (1952) konnte in Übereinstimmung mit Versuchen von Bradbury (1947) nur bei niedrigen Dosen (0,05 γ) Oestradiol einen Gewichtsverlust der Ovarien unreifer *Ratten* beobachten, bei hohen Dosen bis 100 γ täglich dagegen einen steilen Gewichtsanstieg feststellen. Er führt diesen auf eine Verbesserung der trophischen Bedingungen im Interstitium und auf eine Stimulierung des Follikelwachstums zurück. Burkl, Kellner und Lindner (1954) konnten bei *Ratten* nach Oestrogenbehandlung eine verstärkte Follikelatresie, Rückbildung der Corpora lutea und Atrophie der Zwischenzellen beobachten.

Nach *Kastration* tritt eine starke Zunahme des Follikelreifungshormons der Hypophyse auf. Durch Verabreichung von Oestrogen erfolgt ein Rückgang desselben. Desgleichen ist bei Ovarien mit primärer oestrogener Insuffizienz eine Erhöhung der gonadotropen Wirkstoffe zu beobachten (Wilkins und Fleischmann 1944, del Castillo, Balze und Argonz 1947). Verpflanzt man nach dem Verfahren von Lipschütz und Mitarbeiter bei kastrierten *Tieren* ein Ovarium in die Milz, so stimuliert das Follikelreifungshormon die Follikel; das von ihnen gebildete Oestrogen wird auf seinem Wege durch den Pfortaderkreislauf in der Leber inaktiviert. Die Hypophyse reagiert darauf mit einer verstärkten Ausschüttung von Follikelreifungshormon. Im Ovarium entstehen anormale Follikel (Sturgis 1950) und Ovarialtumoren, die als Granulosazelltumoren und Luteome bezeichnet werden (Li und Gardner 1950, Klein 1952 u. a.). Injiziert man diesen *Tieren* subcutan Oestrogen, so wird die Bildung von Follikelreifungshormon unterdrückt, und in den verpflanzten Keimdrüsen finden sich keine Anzeichen von pathologischer Follikelreizung, jedoch zahlreiche Gelbkörper. Bøe, Torgersen und Attramadal (1954) schließen jedoch aus ihren Versuchen, daß das Follikelhormon des in die Milz oder Leber transplantierten Ovarialgewebes nicht vollständig durch die Leber inaktiviert wird und daß das Follikelstimulierungshormon der Hypophyse nicht allein das tumorerzeugende Agens ist. Jedenfalls zeigen diese Versuche auch, daß durch Zufuhr von Keimdrüsenhormonen das Gleichgewichtsverhältnis zwischen gonadotropem Vorderlappenhormon und Keimdrüse gestört wird und durch Hemmung der übergeordneten Vorderlappenfunktion eine Atrophie der körpereigenen Hormondrüsen eintritt (Fassbender 1953, Hohlweg 1954).

## Literatur.

**Alden, R. H.:** The periovarial sac in the albino rat. Anat. Rec. **83**, 421 (1942). — **Aldman, B., L. Claesson, N. Å. Hillarp** u. **E. Odeblad:** Studies on the storage mechanism of the oestrogen-precursor. Acta endocrinol. (Copenh.) **2**, 24—32 (1949). ~ Studies on the storage of the oestrogen-precursor in the interstitial gland of the ovary of rats treated with oestradiol benzoate and progesterone. Acta anat. (Basel) **8**, 91—95 (1949). — **Alexander, W. S.,** and **O. D. Beresford:** Masculinization of ovarian origin. Report of a case with virilization developing during pregnancy. J. Obstetr. (Altrincham) **60**, 252—258 (1953) — **Allen, E.:** Ovogenesis during sexual maturity. Amer. J. Anat. **31**, 439—482 (1923). ~ Endocrine activity of the ovary. J. Amer. Med. Assoc. **97** (1931). ~ Sex and internal secretion. Baltimore: Williams & Wilkins Co. 1932. — **Allen, E., J. P. Pratt, Ch. U. Newell** and **L. J. Bland:** Human ovar from large follicles; including a search for maturation divisions and observations on atresia. Amer. J. Anat. **46**, 1—54 (1930). ~ Hormone content of human ovarian tissues. Amer. J. Physiol. **92** (1930). — **Altmann, F.:** Untersuchungen über das Ovarium von *Talpa europea* mit besonderer Berucksichtigung seiner cyclischen Veränderungen. Z. Anat. **82**, 483—569 (1927). — **Amoroso, E. G., J. L. Hancock** and **L. W. Rowlands:** Ovarian activitiy in the pregnant mare. Nature (Lond.) **161**, 355 (1948). — **Ancel, P.,** et **P. Bouin:** Recherches sur les fonctions du corps jaune gestatif. J. Physiol. et Path. gén. **12**, 1 (1910); **13**, 31 (1911). — **Andersen, D. H.:** Lymphatics and blood-vessels of the ovary of the sow. Contrib. to Embryol. 17, Nr 88, 107—123 (1926). Carnegie Instn. of Washington. Publ. No 362. — **Antoine, T.:** Die periodische Fruchtbarkeit und Unfruchtbarkeit der Frau. Wien. klin. Wschr. **1947,** 725. — **Arai, H.:** On the postnatal development of the ovary (albino rat) with especial reference to the number of ova. Amer. J. Anat. **27,** 405—462 (1920). — **Arnold, Ll.:** Adult human ovaries with follicles containing several oocytes. Anat. Rec. **6,** 413—422 (1912). — **Aron, Cl., Ch. Marx** et **J. Marescaux:** Mécanisme de l'hyperactivité réationelle de l'ovaire restant après ovariectomie unilatérale chez le cobaye. Schweiz. med. Wschr. **1949,** 502—503. — **Aron, M.,** et **Cl. Aron:** La glande thécale de l'ovaire de cobaye. Arch. d'Anat. **34,** 27—41 (1952). ~ L'atrésie folliculaire: Déterminisme et signification. Arch. d'Anat. **36,** 69—86 (1953). — **Aron, M., Cl. Aron** et **J. Marescaux:** Les facteurs du fonctionnement ovarien, recherches de morphologie experimentale sur certains facteurs intrinsèques de ce fonctionnement. C. r. Assoc. Anat. (35. Réun.) **1948,** 10—42. — **Aschheim, S.:** Praktische und wissenschaftliche Ergebnisse aus Harnuntersuchungen auf Hypophysenvorderlappenhormone (Aschheim-Zondeksche Reaktion). Verh. 2. internat. Kongr. Sex.forsch. **1931,** 425—435. ~ Diskussionsbemerkung zum Vortrag R. Meyer. Z. Geburtsh. **102,** 387 (1932). — **Aschheim, S.,** u. **B. Zondek:** Ovulation in der Gravidität, ausgelöst durch Hypophysenvorderlappenhormon. Endokrinol. **1** (1928). — **Aschner, B.:** Über Morphologie und Funktion des Ovariums unter normalen und pathologischen Verhältnissen. Arch. Gynäk. **102,** 446—510 (1914). — **Aschoff, L.:** Über das Vorkommen chromaffiner Körperchen in der Paradidymis und in dem Paroophoron Neugeborener und ihre Beziehungen zu den Marchandschen Nebennieren. Orth-Festschrift 1903. ~ Über die angebliche Neubildung von Follikeln und Eiern im menschlichen Ovarium. Zbl. Gynäk. **1935,** 1609. — **Asdell, A. S.:** Patterns of mammalian reproduction. Ithaca u. New York: Comstock Publ. Co. 1946. — **Asdell, A. S.,** and **J. Hammond:** The effects of prolonging the life of the corpus luteum in the rabbit by hysterectomy. Amer. J. Physiol. **103,** 600—605 (1933). — **Athias, M.:** Cristalloïdes dans l'oeuf de *Cercopithecus callitrichus* et de *Cercopithecus sabacus.* Bol. Soc. portug. Cie. nat. **7,** 67 (1915). ~ Recherches sur les cellules interstitielles de l'ovaire des *cheiroptères.* Archives de Biol. **30,** 89 (1920). — **Augustin, E.:** Beitrag zur Frage paracyclischer Ovulationen. Arch. Gynäk. **180,** 238—243 (1951). — **Austin, C. R.,** and **A. W. H. Braden:** Observations on nuclear size and form in living rat and mouse eggs. Exper. Cell Res. **8,** 163—172 (1955).

**Bachmann, R.:** Untersuchungen über den Ovulationstermin nebst Bemerkungen zur Histologie des Corpus luteum. Z. mikrosk.-anat. Forsch. **40,** 57—109 (1936). ~ Über die Bedeutung des argyrophilen Bindegewebes (Gitterfasern) in der Nebennierenrinde und im Corpus luteum. Z. mikrosk.-anat. Forsch. **41,** 433—446 (1937). ~ Lymphgefäßsystem und Corpus luteum. Ärztl. Wschr. **1946,** 252. ~ Gelbkorper und Lymphgefäße. Z. mikrosk.-anat. Forsch. **55,** 115—164 (1949). ~ Die Nebenniere. In Handbuch der mikroskopischen Anatomie des Menschen, Bd. VI/2. Berlin-Göttingen-Heidelberg: Springer 1954. ~ Zur Zytologie des Nebennierenmarkes. Anat. Anz. **101** (Ergh.), 60—69 (1955). — **Baer, C. E. v.:** De ovi mammalium et hominis genesi epist. Lips. 1827. — **Bahr, J.:** Die Wirkung des Coffeins auf die Funktion der Eierstöcke weißer Mäuse. Arch. Gynäk. **164,** 495—508 (1937). — **Baier, W., O. Haeger** u. **W. Leidl:** Über die Persistenz des Corpus luteum beim Rind. Tierärztl. Rdsch. **8,** 265—270 (1953). — **Ballin, L.:** Untersuchungen über die Rückbildung des gelben Schwangerschaftskörpers und zur Frage der interstitiellen Drüse. Z. Geburtsh. **94,** 341—361 (1929). — **Bargmann, W.:** Das Zwischenhirn-Hypophysensystem. Berlin-Göttingen-Heidelberg: Springer 1954. — **Bargmann, W.,** u. **A. Scheffler:** Zur parthenogenetischen Furchung menschlicher Ovarialeizellen. Anat. Anz. **94,** 97—100 (1943). — **Barker, W. L.:** A cytochemical study of lipids in sows' ovaries during the estrous cycle. Endocrinology **48,** 772—785 (1951). — **Barraclough, Ch. A.,** and **Ch. H. Sawyer:** Inhibition of the release of pituitary ovulatory hormone in the rat by morphine. Endocrinology **57,** 329—337 (1955). — **Bartolomei, G.:** Ricerche istochimiche sulle cellule dell'ilo ovarico. Nota I: Ovaie normali. Atti Soc. med.-chir. Padova ecc. **31,** 162—168 (1954). — **Barton, E. P.:** Cyclic changes of epithelial cords in dog ovary. J. of Morph. **76,** 317—349 (1945). — **Bassett, D. L.:** The lutein cell population and mitotic activity in the corpus luteum of pregnancy in the albino rat. Anat. Rec. **103,** 597—609 (1949). — **Becker, Kl.:** Über die Einwirkung von Wein auf die Ovarien von Meerschweinchen. Inaug.-Diss. Mainz 1955. — **Bejdl, W.:** Neue Forschungen über die Keimdrüsenentwicklung beim Menschen. Wien. klin. Wschr. **1952,** 484—488. — **Bellman, S., E. Block** and **E. Odeblad:** A microangiographic study of the minute ovarian blood vessels in albino rats. Brit. J. Radiol. **26,** 584—588 (1953). — **Benninghoff, A.:** Kernschwellungen und Kernschrumpfungen. Anat. Nachr. **1,** 50—52 (1950). — **Benoit, J.:** Sur l'origine des cellules interstitielles de l'ovaire de la poule. C. r. Soc. Biol. Paris **94,** 873—875 (1926). ~ Destruction des gonocytes primaires dans le blastoderme du poulet par les rayons ultraviolets aux premiers stades du développement embryonnaire. Proc. of the Soc. Internat. Congr. f. Sex. Research, p. 162—170, 1930. ~ L'ovaire. Organe élaborateur des hormones sexuelles femelles. Les hormones sexuelles chez les intersexués. Paris: Hermann & Cie. 1935. ~ Rapport entre la stimulation sexuelle préhypophysaire et la neurosécretion chez l'oiseau. Arch. Anat. microsc. et Morph. exper. **42**, 334—386 (1953). — **Benoit, J.,** and **L. Ott:** External and internal factors in sexual activity. Yale J. Biol. a. Med. **17**, 27—46 (1944). — **Benthin, W.:** Über Follikelatresie im kindlichen Ovarium. Arch. Gynäk. **91**, 498—529 (1910). ~ Gibt es eine interstitielle Eierstockdrüse ? Arch. Gynäk. **120**, 227 (1923). — **Berger, L.:** La glande sympathicotrope du hile de l'ovaire; ses homologies avec la glande interstitielle du testicule. Les rapports nerveux des deux glandes. Archives d'Anat. **2**, 255—306 (1923). ~ Sympathicotrope Zellen im Eierstock und ihre neurokrine Funktion. Virchows Arch. **267**, 433—445 (1928). — **Berger, L.,** et **P. Masson:** Sur un nouveau mode de secrétion interne: La neurocrinie. Acad. des sciences 1923. — **Bernardo-Comel, M. C.:** Interno alle cellule interstiziali dell'ovaia di donna nel periodo fetale. Arch. ital. Anat. **29** (1931). — **Berrian, J. H.,** and **E. J. Dornfeld:** Cellular proliferation in the germinal epithelium of immature rat ovaries. An in vitro method for the study of mitotic rate. J. of Exper. Zool. **115**, 493—511 (1950). — **Berutti, E.:** Modificationi strutturali dei vasi ovarici nella donna in rapporto all'eta. Ginecologia (Torino) **2** (1936). — **Besold, F.:** Über die Beziehungen zwischen Ovulation und Menstruation. Z. Geburtsh. **125** (1943). ~ Ovulationsstudien an Ratten. Z. Geburtsh. **129**, 70—103 (1948). ~ Die postmenstruelle Empfängnis. Zbl. Gynäk. 1949, 366—367. ~ Vom vollkommenen und unvollkommenen Genitalzyklus. Z. Geburtsh. **132**, 30—41 (1950). — **Bialet Laprida, Z.:** Zur Wirkung des Follikulins auf die kompensatorische Hypertrophie des Eierstockes. Rev. Soc. argent. Biol. **9**, 123—130, 136—142 (1933). — **Bickenbach, W.:** Beitrag zum Lehrbuch für gerichtliche Medizin von Ponsold. Stuttgart: Georg Thieme 1950. — **Biskind, G. R., B. Kordan** and **M. S. Biskind:** Ovary transplanted to spleen in rats: The effect of unilateral castration, pregnancy and subsequent castration. Cancer Res. **10**, 309—318 (1950). — **Blandau, R. J.:** Ovulation in the living albino rat. Fertility a. Sterility **6**, 391—404 (1955). — **Blandau, R. J.,** and **W. C. Young:** The effects of delayed fertilization on the development of the guinea pig ovum. Amer. J. Anat. **64** (1939). — **Block, E.:** Quantitative morphological investigations of the follicular system in women. Methods of quantitative determinations. Acta anat. (Basel) **12**, 267—285 (1951). ~ Quantitative morphological investigations of the follicular system in women. Variations et different ages. Acta anat. (Basel) **14**, 108—123 (1952). ~ A quantitative morphological investigation of the follicular system in newborn female infants. Acta anat. (Basel) **17**, 201—206 (1953). ~ Variationen der Follikel im Genitalcyclus des Weibes. Arch. Gynäk. **183**, 294—296 (1953). — **Block, E., G. Magnusson** and **E. Odeblad:** A study of normal and atretic follicles with autoradiography. Acta obstetr. scand. (Stockh.) **32**, 1—6 (1953). — **Blotevogel, W.:** Beitrag zur Kenntnis der zyklischen Veränderungen am weiblichen Genitale. Verh. anat. Ges., Anat. Anz. **60** (Erg.h.), 223—229 (1925). ~ Sympathikus und Sexualzyklus. I. Z. mikrosk.-anat. Forsch. **10** (1927). ~ Sympathikus und Sexualzyklus. II. Z. mikrosk.-anat. Forsch. **13** (1928). ~ Follikelatresie, Strahlenwirkung und Adrenalineffusion. Anat. Anz. **71** (Erg.h.), 172—178 (1931). ~ Biologische Untersuchungen zur Follikelatresie. Virchows Arch. **285** (1932). ~ Die Follikelatresie bei Maus und Affe. Ein Beitrag zum Konstitutionsproblem. Anat. Anz. **75** (Erg.h.), 122—128 (1932). — **Bøe, F., O. Torgersen** u. **A. Attramadal:** Tumours produced by intrasplenic or intrahepatic ovarian grafting. Acta endocrinol. (Copenh.) **17**, 42—53 (1954). — **Börner, R.,** u. **Fr. Klink:** Morphologische Beziehungen zwischen Corpus luteum und Follikelapparat während der Schwangerschaft. Mschr. Geburtsh. **90** (1932). — **Bogen, W.:** Der Bau der Ovarien bei Uterus myomatosus. Diss.arbeit Berlin 1950. — **Boling, J. L., R. J. Blandau, A. L. Soderwall** and **W. C. Young:** Growth of the Graafian follicle and the time of ovulation in the albino rat. Anat. Rec. **79** (1941). — **Bondi, J.:** Der Einfluß des Geschlechtsverkehrs auf den Eierstock. Zbl. Gynäk. **43**, 238 (1919). — **Bookhout, C. G.:** The development of the guinea pig ovary from sexual differentiation to maturity. J. of Morph. **76**, 233—263 (1945). — **Born, L.:** Über die Entwicklung des Eierstockes des Pferdes. Arch. Anat., Physiol. u. wiss. Med. 1874, 118. — **Boström, H.,** u. **E. Odeblad:** Autoradiographic observations on the uptake of $S^{36}$ in the genital organs of the female rat and rabbit after injection of labelled sodium sulphate. Acta endocrinol. (Copenh.) **10**, 89 (1952). — **Botella-Llusiá, J.:** Nebenniere und Genitale. Arch. Gynäk. **183**, 73—130 (1953). — **Bouin, P.,** et **P. Ancel:** Sur les homologies et la signification des glandes à sécrétion interne de l'ovaire C. r. Soc. Biol. Paris **67**, 464 (1909). — **Bradbury, J. T.:** Ovarian influence on thee rsponse of the anterior pituitary to estrogens. Endocrinology **40**, 501—513 (1947). — **Bradbury, J. T., W. E. Brown** and **L. A. Gray:** Maintenance of the corpus luteum and physiologic actions of progesterone. Recent Progr. in Hormone Res. **5**, 151—194 (1950). — **Brambell, F. W. Rogers** and **A. S. Parkes:** Studies on ovulation. VI. Relative importance of concentration and absolute amount of the ovulation producing hormone. J. of Physiol. **74** (1932). — **Brandenburg, W.:** Das Glykogen im Eierstock der Ratte. Z. mikrosk.-anat. Forsch. **43** (1938). — **Brannan, D.:** The sympathicotropic cells of the ovary and testis. Amer. J. Path. **3** (1927). — **Bretschneider, L. H.:** Über das Corpus luteum in einer Reihe der Vertebraten. Acta neerl. Morphol. **5**, 277—278 (1944). — **Breward, X.,** and **S. Zuckerman:** The reaction of the body to multiple ovarian grafts. J. of Endocrin.

6, 226—234 (1949). — **Brewer, J. J.:** Studies of the human corpus luteum. Evidence for the early onset of regression of the corpus luteum of menstruation. Amer. J. Obstetr. **44,** 1048 (1942). — **Brewer, J. J.,** and **H. O. Jones:** The time of ovulation. Amer. J. Obstetr. **53,** 637 (1947). ~ Stud ies on the human corpus luteum. Amer. J. Obstetr. **55,** 18 (1948). — **Brewer, J. J., H. O. Jones** and **H. Culver:** True hermaphroditism. J. Amer. Med. Assoc. 148, 431—435 (1952). — **Bucura, C.:** Nachweis von chromaffinem Gewebe und wirklichen Ganglienzellen im Ovarium. Wien. klin. Wschr. 1907, 695—699. — **Bujard, E.:** L'ovaire du jeune cobaye, durant la période postnatale. Acta anat. (Basel) 4, 68—72 (1947). — ~ L'ovaire de cobaye. (Etudes statistiques des follicules ovariques.) Rev. suisse Zool. 60, 615—652 (1953). — **Burdick, H. O.:** Effect of progesterone on the ovaries and embryos of mice in early pregnancy. Endocrinology 30, 629—632 (1942). — **Burger, K.,** u. **Dubrauszky:** Polycystische Ovarien mit Hirsutismus. Geburtsh. u. Frauenheilk. **13,** 914—921 (1953). — **Burkhardt, J.:** Some clinical problems of horse breeding. Vet. Rec. 60 (1948). — **Burkl, W.:** Untersuchungen über die postnatale Ovogenese bei Ratten. 52. Verh. der Anat. Ges. Münster. Anat. Anz. **100** (Erg.h.) (1954). ~ Zum Problem der postnatalen Ovogenese. Wien. klin. Wschr. **1954,** 715—719. ~ Die Entstehung neuer Primärfollikel beim geschlechtsreifen Hund. Z. Zellforsch. **41,** 421—434 (1955). ~ Die postpuberale Oogenese bei Säugetieren und Mensch. Wien. klin. Wschr. **1955,** 759—761. ~ Die Neubildung von Primärfollikeln vor und nach Beginn der Geschlechtsreife bei verschiedenen Säugetieren. Z. Zellforsch. **43,** 345—382 (1955). — **Burkl, W.,** u. **G. Kellner:** Der Einfluß von Myleran auf das Wachstum der Follikel im Rattenovar. Anat. Anz. **100,** 322—325 (1954). ~ Über die Entstehung der Zwischenzellen im Rattenovar und ihre Bedeutung im Rahmen der Oestrogenproduktion. Z. Zellforsch. **40,** 361—378 (1954). ~ Die Bildung von Corpora lutea aus der Granulosa nichtgeplatzter Follikel im Rattenovar. Arch. Gynäk. **185,** 69—77 (1954). ~ Der Ablauf der Follikelreifung und die postnatale Oogenese bei der Ratte, studiert mit Hilfe des Mylerans. Z. Zellforsch. **41,** 172—185 (1954). ~ Hypophysektomie und postnatale Oogenese bei Ratten. Acta anat. (Basel) **23,** 49—57 (1955). ~ Der Einfluß der Hypophysektomie auf die Ausreifung der Eizellen im Rattenovar. Anat. Anz. **102,** 287—289 (1955). — **Burkl, W., G. Kellner** u. **A. Lindner:** Zur Frage funktioneller und anatomischer Dauerschäden durch eine Hexoestrolimplantationsbehandlung bei nicht kastrierten weiblichen Ratten. Arch. internat. Pharmacodynamie **99,** 50—73 (1954). — **Burkl, W., G. Kellner, A. Lindner** u. **K. Springer:** Über die Neubildung von Follikeln im Rattenovar im Verlauf einer chronischen Hexöstrolbehandlung. Z. mikrosk.-anat. Forsch. **61,** 37—65 (1954). — **Burns jr., R. K.:** Sex differentiation during the early pouch stages of the opossum *(Didelphys virginiana)* and a comparison of the anatomical changes induced by male and female sex hormones. J. of Morph. **65,** 497—547 (1939). — **Burr jr., J. H.,** and **J. I. Davies:** The vascular system of the rabbit ovary and its relationship to ovulation. Anat. Rec. **111,** 273—297 (1951). — **Burrill, M. W.,** and **R. R. Greene:** Androgenproduction in the female rat. The ovary and the adrenal in the immature rat. Endocrinology **28,** 871—873 (1941). — **Burruano, C.:** Contributo allo studio delle vascolarizzazione dell'ovaio. Scritti biol. 9 (1934). — **Bustamante, M., H. Spatz** u. **E. Weissschedel:** Die Bedeutung des Tuber cinereum des Zwischenhirns für das Zustandekommen der Geschlechtsreifung. Dtsch. med. Wschr. **1942,** 289—292. — **Butcher, E. O.:** The origin of the definitive ova in the white rat. Anat. Rec. **37,** 13—30 (1927). ~ The periovarian space and the development of the ovary in the rat. Anat. Rec. **98,** 547—555 (1947). — **Buto, T.:** Zur Histologie des menschlichen Ovarialstromas. Mitt. med. Akad. Kioto 3 (1929).

**Caffier, P.:** Regelmäßiger Zyklus, Ovulation und Konzeption. Zbl. Gynäk. **1943,** 673. — **Call, E.,** u. **S. Exner:** Zur Kenntnis des Graafschen Follikels und des Corpus luteum beim Kaninchen. Sitzgsber. Akad. Wiss. Wien, Math.-naturwiss. Kl. III 71, 320 (1875). — **Cardini, A.:** Contrattilita dell'ovaio. Boll. Soc. ital. Biol. sper. **13** (1938). — **Casida, L. E.:** Production of ovulation by gonadotropic extracts. Endocrinology 18, 714—720 (1934). ~ Prepuberal development of the pig ovary and its relation to stimulation with gonadotropic hormones. Anat. Rec. 61 389—396 (1935). — **Castillo, E. B. del, F. A. de la Balze** and **J. Argonz:** Syndrome of rudimentary ovaries with estrogenic insufficiency and increase in gonadotropins. J. Clin. Endocrin. 7, 385—422 (1947). — **Catchpole, H. R., J. Gersh** and **S. C. Pan:** Some properties of ovarian connective tissue in relation to parenchymatous changes. J. of Endocrin. 6 (1950). — **Catchpole, H. R.,** and **W. R. Lyons:** The gonad-stimulating hormone of pregnant mares. Amer. J. Anat. **55,** 167—227 (1934). — **Cattaneo, D.:** Richerche sulla struttura dell'ovario dei mammiferi. Arch. ital. Anat. e Embriol. 12, 1 (1914). — **Chaudhry, H. S.:** The origin and structure of the zona pellucida in the ovarian eggs of teleosts. Z. Zellforsch. **43,** 478—485 (1956). — **Chvatov, B.:** Quelques données sur le méchanisme de l'ovulation. Akuš. i Ginek. 6 (1939). — **Chydenius, J. J.:** Über die Struktur in den Corpus luteum-Zellen des Menschen und ihre Veränderungen während des Menstruationscyclus und bei Gravidität. Arb. path. Inst. Helsingfors (Jena) **1926.** ~ Über die Struktur und Strukturveränderung in den Zellen des Follikelapparates der menschlichen Ovarien. Arb. path. Inst.

Helsingfors (Jena) 6 (1930). — **Claesson, L.:** Is there any smooth musculature in the wall of the Graafian follicle? Acta anat. (Basel) **3**, 295—311 (1947). — **Claesson, L., u. N. Å. Hillarp:** The formation mechanism of oestrogenic hormones. I. The presence of an oestrogen-precursor in the rabbit ovary. Acta physiol. scand. (Stockh.) **14**, 115—129 (1947). — **Claesson, L., N. Å. Hillarp, B. Högberg u. B. Hökfelt:** Changes in the ascorbic acid content in the interstitial gland of the rabbit ovary following gonadotrophic stimulation. Acta endocrinol. (Copenh.) **2**, 249—256 (1949). — Acta physiol. scand. (Stockh.) **14**, 115—129, (1947). — **Clauberg, C.:** Genitalzyklus und Schwangerschaft bei der weißen Maus. Arch. Gynäk. **147**, 549—596 (1931). ~ Ein neuer mitbedingter Faktor für die Ursache des Follikelsprunges und seine therapeutische Ausnutzung. Arch. Gynäk. **166**, 189 (1938). ~ Wann leistet ein Ovarium mehr als zwei? Tierexperimentelle Untersuchungen. Zbl. Gynäk. **1938**, 969—982. — **Cole, H. H.:** On the biological properties of mare gonadotropic hormone. Amer. J. Anat. **59**, 299—322 (1936). — **Cole, H. H., and G. H. Hart:** Concerning gonadotropic substances in mare serum. Proc. Soc. Exper. Biol. a. Med. **32**, 370 (1934). — **Comel, M. C. B.:** Ulteriori ricerche sull'istogenesi dell'ovaia della donna. Boll. Soc. ital. Biol. sper. **5** (1930). — **Corner, G. W.:** The corpus luteum of pregnancy as it is in swine. Contrib. to Embryol. **2**, 71 (1915). ~ Variation in the amount of phosphatides in the corpus luteum of the sow during pregnancy. J. of Biol. Chem. **29**, 141 (1917). ~ On the origin of the corpus luteum of the sow from both granulosa and theca interna. Amer. J. Anat. **26**, 117 (1919). ~ Observations on the ova and ovaries of the guinea pig, *Cavia cobaya.* Anat. Rec. **25**, 313 (1923). ~ Cytology of the ovum, ovary and Fallopian tube. In Cowdry: Special Cytology, vol. 2, p. 1111 to 1150. New York: P. B. Hoeber 1928. ~ The menstrual cycle of the malayan monkey, *Macaca Irus.* Anat. Rec. **52**, 401 (1932). — Accessory corpora lutea in the ovary of the monkey *Macaca rhesus.* Anat. Rec., Suppl. 2, **76** (1940). ~ The fate of the corpora lutea and the nature of the corpora aberrantia in rhesus monkey. Contrib. to Embryol. **192**, 87 (1942). ~ Eversion and herniation of the corpus luteum. Bull. Johns Hopkins Hosp. **72**, 333 (1943). ~ Development, organization and breakdown of the corpus luteum in the rhesus monkey. Contrib. to Embryol. **31**, 117—146 (1945). Carnegie Inst. Washington Publ. No 557. ~ Alkaline phosphatase in the ovarian follicle and in the corpus luteum. Contrib. to Embryol. **32**, 1—8 (1948). Carnegie Inst. Washington Publ. No 575. — **Corner, G. W., and W. Allen:** Physiology of the corpus luteum. Part II. Production of a special uterine reaction (progestational proliferation) by extracts of the corpus luteum. Amer. J. Physiol. **88**, 326 (1929). — **Corner, G. W., and A. E. Amsbough:** Oestrus and ovulation in swine. Anat. Rec. **12**, 287 (1917). — **Corner, G. W., G. W. Bartelmez and C. G. Hartman:** On normal and aberrant corpora lutea of the rhesus monkey. Amer. J. Anat. **59**, 433—443 (1936). — **Corner, G. W., C. G. Hartman and G. W. Bartelmez:** Development, organization and breakdown of the corpus luteum in the rhesus monkey. Contrib. to Embryol. **31** (1945). — **Celestino da Costa, A.:** Corpuscules sphéroides de la médullaire surrénale. Anat. Anz. **101** (Erg.h.), 70—75 (1955). — **Cowperthwaite, M. C.:** Observations on pre- and postpubertal oogenesis in the white rat, mus norvegicus albinus. Amer. J. Anat. **36**, 69 (1925).

**Dabelow, A.:** Das Gefäßnetz des Ovars und sein Verhalten während der cyclischen Veränderungen. Anat. Anz. **88** (Erg.h.), 173—182 (1939). — **Dahlberg, G., and S. Akesson:** A theory of the uniovulation mechanism and an experimental investigation on the follicular fluid. Acta obstetr. scand. (Stockh.) **10** (1930). — **Dalcq, A.:** L'oeuf des mammifères comme object cytologique; avec un technique de montage in toto et ses premiers résultats. Bull. Acad. roy. Méd. Belg. **17**, 236—264 (1952). — **Dantschakoff, W.:** Keimzelle und Gonade, die entodermale Wanderzelle als Stammzelle in der Keimbahn. Experimentelle Beweise. Vorläufige Mitteilung. Z. Zellforsch. **14**, 376—384 (1932). ~ Keimzelle und Gonade. Ganzheit des Gewebekomplexes als Faktor in der Entwicklung der Gonade. Z. Zellforsch. **15**, 581—644 (1932). ~ Keimzelle und Gonade. V. Sterilisierung der Gonaden im Embryo mittels Röntgenstrahlen. Z. Zellforsch. **18**, 56—109 (1933). ~ Recherches sur la cellule génitale et la gonade. Bull. Assoc. Anatomistes **27** (1932). ~ Der Aufbau des Geschlechtes beim höheren Wirbeltier. Jena: Gustav Fischer 1941. — **Dantschakoff, W., W. Dantschakoff jr. u. L. Bereskina:** Keimzelle und Gonade. I. Identität der Urkeimzelle und der entodermalen Wanderzellen. Experimentelle Beweise. Z. Zellforsch. **14**, 323—375 (1932). — **Dawson, A. B.:** The development and morphology of the corpus luteum of the rat. Anat. Rec. **79**, 155—169 (1941). ~ Postpartum history of corpus luteum of cat. Anat. Rec. **95**, 29—51 (1946). ~ The immediate source of the primary interstitial tissue of the ovary of the infantile rat. Anat. Rec. **105** (1949). ~ Histogenetic interrelationships of oocytes and follicle cells. A possible explanation of the mode of origin of certain polyovular follicles in the immature rat. Anat. Rec. **110**, 181—197 (1951). ~ Argyrophilic inclusions in the cytoplasm of the ova of the rat in normal and atretic ollicles. Anat. Rec. **112**, 37—59 (1952). — **Dawson, A. B., and Marcia McCabe:** The interstitial tissue of the ovary in infantile and juvenile rats. J. of Morph. **88**, 543—571 (1951). — **Dawson, A. B., and H. B. Friedgood:** The time and sequence of preovulatory changes in the cat ovary after mating or mechanical stimulation of the cervix uteri. Anat. Rec. **76** (1940). — **Deane, H. W.:** Histochemical observations on the ovary and oviduct of the albino rat during the estrous cycle. Amer. J. Anat. **91**, 363—413 (1952). — **Deane, H. W.,** and **D. W. Fawcett:** Pigmented interstitial cells showing "brown degeneration" in the ovaries of old mice. Anat. Rec. **113**, 239—245 (1952). — **Deanesly, R.:** Immature rat ovaries grafted after freezing and thawing. J. of Endocrin. **11**, 197—200 (1954). — **Debeyre et Riche:** Surrénale accessoire dans l'ovaire. C. r. Soc. Biol. Paris **73** (1907). — **Delson, B., S. Lubin** and **S. R. M. Reynolds:** Spiral arteries in the human ovary Endocrinology **42**, 124—128 (1948). — **Dempsey, E. W.,** and **D.L. Bassett:** Observations on the fluorescence, birefringence and histochemistry of the rat ovary during the reproductive cycle. Endocrinology **33** (1943). — **Dempsey, E. W.,** and **G. B. Wislocki:** The structure of the ovary of the humpback whale (Megaptera nodosa). Anat. Rec. **80** (1941). — **Desaive, P.:** Contribution radio-biologique à la démonstration de la fixité, dans l'ovaire de lapine adulte, des sources du développement folliculaire. Acta neerl. Morphol. **4**, 10 (1941). ~ Contribution à l'étude du mécanisme de l'évolution et de l'inuvoltion folliculaires dans l'ovaire de lapine adulte. Archives de Biol. **58**, 331—346 (1947). ~ Etude des follicules a ovocytes doubles ou multiples dans l'ovaire de lapine adulte. Archives de Biol. **60**, 357—407 (1949). — **Desaive, P.,** et **R. Ghys:** Influence réciproque de l'acide ascorbique et des hormones préhypophysaires gonadotropes sur l'ovaire de lapine adulte. Ann. d'Endocrin. **13**, 505—515 (1952). — **Desclin, L.:** Observations sur la structure des ovaires chez des rats soumis à l'in- fluence de la prolactine. Ann. d'Endocrin. **10**, 1—18 (1949). — **Destro, F.:** Sulla distribuzione ed i caratteri istochimici delle mesomucine dell'ovaio e sul loro comportamento nei processi fisiologici e patologici dell'ovulazione. Ann. Ostetr. **75**, 1323—1348 (1953). — **Devraigne, L.,** et **J. Seguy:** Recherches des phases physiologiques de stérilité et de fécondabilité de la femme. Étude critique des théories de Knaus et d'Ogino. Monde médical **1934.** — **Dey, F. L.:** Changes in ovaries and uteri in guinea pigs with hypothalamic lesions. Amer. J. Anat. **69**, 61—87 (1941). — **Dhom, G.:** Zur Frage der Hiluszellen des Ovars, besonders im Senium. Verh. Pates. dtsch. Ges. Path. **36**, 328—336 (1953). ~ Morphologische, quantitative und histochemische Studien zur Funktion der Hiluszellen des Ovars. Z. Geburtsh. **142**, 182—228, 289—313 (1954/55). — **Döring, G. K.:** Temperaturmessung als einfaches Hilfsmittel zur Zyklusanalyse. Geburtsh. u. Frauenheilk. **9**, 757 (1949). ~ Ein Beitrag zur Frage der periodischen Fruchtbarkeit der Frau auf Grund von Erfahrungen bei der Zyklusanalyse mit Hilfe der Temperaturmessung. Geburtsh. u. Frauenheilk. **10**, 515—521 (1950). ~ Diskussion zu Vortrag Augustin. Arch. Gynäk. **180**, 251—252 (1951). — **O'Donoghue, C. H.:** Artificial rupture of follicles. Proc. Physiol. Soc. J. of Physiol. **46** (1913). — **Dornfeld, E. J.,** and **J. H. Berrian:** Stimulation of mitoses in the germinal epithelium of rat ovaries by intracapsular injections. Anat. Rec. **109**, 129—137 (1951). — **Driggs, M.,** u. **H. Spatz:** Pubertas praecox bei einer hypoplastischen Mißbildung des Tuber cinereum. Virchows Arch. **305**, 567—592 (1939). — **Dubreuil, G.:** Origine et nature des cellules folliculeuses et thécales des follicules de Graaf. C. r. Soc. Biol. Paris **136** (1942). ~ Hyperplasie et hypertrophie de la granulosa et de la thèque interne, métaplasie progestative anormale des cellulose folliculeuses dans l'ovaire feminin. C. r. Assoc. Anat. (35. Réun.) **1949,** 176—182. ~ Les glandes endocrines de l'ovaire féminin. Leur variabilité, leurs variations d'après des observations morphologiques personelles. Gynéc. et Obstétr. **49**, 137—154 (1950). ~ Les follicules ovariens et les divers organites fonctionnels dérivés dans l'ovaire féminin. C. r. Assoc. Anat. Paris **77**, 1—27 (1953). ~ Notions nouvelles et faits particuliers à introduire dans l'étude de l'ovaire feminin. Gaz. méd. portug. **7**, 285—290 (1954). — **Dübner, R.:** Zellkerngrößen in Follikeln und Gelbkörpern menschlicher Eierstöcke. Z. mikrosk.-anat. Forsch. **58**, 147—196 (1952). — **Duke, K. L.:** The germ cells of the rabbit ovary from sex differentiation to maturity. J. of Morph. **69**, 51—75 (1941). ~ The fibrous connective tissue of the rabbit ovary from sex differentiation to maturity. Anat. Rec. **98**, 507—525 (1947). ~ Some notes on the histology of the ovary of the bobcat (Lynx) with special reference to the corpora lutea. Anat. Rec. **103**, 111—131 (1949). — **Dumont, C., F. E. d'Amour** and **R. G. Gustavson:** Effects of the introduction of blood from bred rabbits upon immature rabbits. Proc. Soc.. Exper. Biol. a. Med. **30**, 68 (1932/33). — **Dupont, R.:** De l'enervation de l'ovaire. Gynéc. et Obstétr. **20** (1929). — **Duryee, W. R.:** Microdissection studies on human ovarian eggs. Trans. New York Acad. Sci., Ser. II **17**, 103—108 (1954). — **Duyvené de Wit, J. J.:** Progesteronbestimmungen an einzelnen menschlichen Corpora lutea menstrualia. Klin. Wschr. **1942.** — **Dworzak, H.,** u. **K. Podleschka:** Über die Anheilungs- und Wachstumsvorgänge autoplastisch in die Augenvorderkammer des Kaninchens verpflanzte Ovarien, Uterus- und Tubenstücke. Z. Geburtsh. **108**, 355 (1934).

**Ebner, V. v.:** Köllikers Handbuch der Gewebelehre, Bd. 3. 1902. — **Elder, J. H.:** The time of ovulation in Chimpanzees. Yale Biol. a. Med. **10**, 347 (1938). — **Engle, E. T.:** A quantitative study of follicular atresia in the mouse. Amer. J. Anat. **39**, 187 (1927). ~ Prepubertal growth of the ovarian follicle in the albino mouse. Anat. Rec. **48** (1931). — **Engstrom, W. W.,** and **Bl. Markardt:** Influence of estrogen on thyroid function. J. Clin. Endocrin. **14**, 215—222

(1954). — **Eschbach, W.:** Zur Neuroregulation des Ovars (Arterenolwirkung). Zbl. Gynäk. 75, 1729—1733 (1953). — **Evans, H. M., R. McLean** and **O. Swezy:** Oogenesis and the normal follicular cycle in adult mammals. Memoirs Univ. California 9, 119—224 (1931). — **Everett, J. W.:** Progesterone and estrogen in the experimental control of ovulation time and other features of the estrous cycle in the rat. Endocrinology 43, 389—405 (1948). ~ Sterol mobilization in the interstitial tissue of the rat ovary under various conditions. Anat. Rec. 103, 119 (1949). — **Everett, J. W.,** and **Ch. H. Sawyer:** A neural timing factor in the mechanism by which progesterone advances ovulation in the cyclic rat. Endocrinology 45, 581—595 (1949). — **Everett, N. B.:** The origin of ova in the adult opossum. Anat. Rec. 82, 77—91 (1942). ~ Observational and experimental evidences relating to the origin and differentiation of the definitive germ cells in mice. J. of Exper. Zool. 92, 49—92 (1943). The present status of the germ-cell-problem in vertebrates. Biol. Rev. 20, 45 (1945). ~ The microscopically demonstrable lipids of the cyclic corpora lutea in the rat. Amer. ~ J. Anat. 77, 293—323 (1945).

**Falkiner, N. Mc:** Relation of the ovarian cycle to endocrinology. Brit. Med. J. 1936, No 3916. — **Farris, E. J.:** Time of ovulation in monkey. Anat. Rec. 95, 337—345 (1946). — **Fassbender, H. G.:** Schattenseiten der Hormontherapie. Dtsch. med. Wschr. 1953, 803. — **Fauvet, E.:** Laktation und Gelbkörper. Zbl. Gynäk. 69, 644 (1947). — **Fee, A. R.,** and **A. S. Parkes:** The relation of the anterior pituitary body to ovulation in the rabbit, studies on ovulation. J. of Physiol. 67, 383 (1929). — **Fekete, E.:** A morphological study of the ovaries of virgin mice of eight inbred strains showing quantitative differences in their hormone producing components. Anat. Rec. 117, 93—113 (1953). — **Feremutsch, K.,** u. **Fr. Strauss:** Beitrag zum weiblichen Genitalcyclus der madagassischen Centetinen. Rev. suisse Zool. 1 (1949). — **Ferner, H.,** u. **H. Dietel:** Über das menschliche Ovarialstroma und den Einbau der Primärfollikel. Z. Zellforsch. 38, 139—147 (1953). — **Ferroni, C.,** e **E. Ferri:** Alterazioni delle arterie delle ovarie in rapporto con l'età. Arch. ital. Anat. e Embriol. 41 (1939). — **Fetzer, S., J. Hillebrecht** u. **H. E. Muschke:** Zur Morphokinese der interstitiellen Zellen des Ovariums der Ratte. Naturwiss. 42, 302 (1955). — **Fetzer, S., J. Hillebrecht, H. E. Muschke** u. **E. Tonutti:** Hypophysäre Steuerung der interstitiellen Zellen des Rattenovariums, quantitativ betrachtet am Zellkernvolumen. Z. Zellforsch. 43, 404—420 (1955). — **Fevold, H. L.:** Synergism of the follicle stimulating and luteinizing hormones in producing estrogen secretion. Endocrinology 28, 33—36 (1941). — **Fevold, H. L.,** and **F. L. Hisaw:** Interactions of gonad stimulating hormones in ovarian development. Amer. J. Physiol. 109 (1934). — **Fischel, A.:** Über die Entwicklung der Keimdrüse des Menschen. Z. Anat. 92, 34—72 (1930). — **Flemming, W.:** Über die Bildung von Richtungsfiguren in Säugethiereiern beim Untergang Graafscher Follikel. Arch. f. Anat. 1897. — **Flerkó, B.:** Einfluß experimenteller Hypothalamusläsionen auf die Funktion des Sekretionsapparates im menschlichen Genitaltrakt. Acta morph. (Budapest) 3, 65—86 (1953). — **Fluhmann, C. F.:** The demonstration of gonadotropic substances in the blood and urine. Amer. J. Obstetr. 33, 931—941 (1937). ~ Augmentation of rat ovarian weight induced by chorionic hormone. Proc. Soc. Exper. Biol. a. Med. 80, 507—508 (1952). — **Föderl, V.:** Superfetatio. Ein beweisender Fall. Arch. Gynäk. 148, 651 (1932). ~ Untersuchungen über die Pituitrinempfindlichkeit der schwangeren menschlichen Gebärmutter während der Blütezeit des Corpus luteum graviditatis. Arch. Gynäk. 171, 214 (1941). — **Foraker, A. G., P. A. Cell** and **S. W. Denham:** Dehydrogenase activity. I. In the ovary. Obstetr. a. Gynec. 2, 407—413 (1953). — **Foraker, A. G., S. W. Denham** and **M. H. Johnston:** Histochemical changes in irradiated ovaries. I. Succinic dehydrogenase activity. Arch. of Path. 55, 147—153 (1953). — **Fraenkel, L.:** Die Funktion des Corpus luteum. Arch. Gynäk. 68, 438 (1903). ~ Weibliches Geschlecht. Keimdrüse, Ovulation. In Handbuch der normalen und pathologischen Physiologie, Bd. 14/1. Berlin: Springer 1926. ~ Zur Histo-Physioloie des Corpus luteum. Arch. Gynäk. 181, 217—221 (1952). — **Frankl, O.:** Über zweieiige Follikel. Mschr. Geburtsh. 87, 347—352 (1931). — **Fried, P. H.,** and **A. E. Rakoff:** The effects of chorionic gonadotropin and prolactin on the maintenance of corpus luteum function. J. Clin. Endocrin. a. Metabolism 12, 321—337 (1952). — **Fried, R.,** u. **L. Wüst:** Über einen uteruskontrahierenden Stoff aus Schweineovarien. Naturwiss. 41, 553 (1954). — **Friedman, M. H.:** On the mechanism of ovulation in the rabbit. III. The fate of mechanically ruptured follicles. Amer. J. Physiol. 98, 209 (1931). ~ On the mechanism of ovulation in the rabbit. V. The effect of direct intrafollicular injections of extracts of urine of pregnancy. Amer. J. Physiol. 99 (1932).

**Gaehtgens, G.:** Die Ovulation. Ber. Gynäk. 36, 257—336 (1938). — **Gaillard, P. J.:** Sex cell formation in explants of the foetal human ovarian cortex. Proc. Kon. Ned. Akad. v. Wetensch. 53, 1300—1316, 1337—1347 (1950). — **Gardner, W. S.:** Normal and pathological developments from the cells lining the Graafian follicle. Surg. etc. 67 (1938). — **Garufi, G.:** Colture in vitro di epitelio folliculare di mammiferi. Arch. di Sci. biol. 21 (1935). — **Gatenby, J. B.,** and **J. P. Hill:** On an ovum of Ornithorhynchus paradoxus. Quart. J. Microsc. Sci., N. S. 66, 475 (1919). — **Gatta, R.,** e **A. Greco:** Sulla struttura normale e patologica della rete ovarii. Riv. ital. Ginec. 18 (1935). — Geller, Fr. Chr.: Zellveränderungen im Eierstock der geschlechtsreifen weißen Maus nach Röntgenbestrahlung. Arch. Gynäk. 141 (1930). ~ Das Corpus luteum. Ber. Gynäk. 25, 433—528 (1934). — Genesi, M.: Rilievi istotopographici sulla distribuzione della fosfatasi alcalina. Attività enzimatica dell'ovario, dell'utero e delle formazioni annessiali parovariche umane in condizioni normali e patologiche. Minerva ginec. (Torino) 5, 302—313 (1953). — Gianelli, L.: Le connessioni urogenitali nell'ovario di cavia. Boll. Accad. pugl. Sci. 5 (1930). — Gillman, J.: Temporary ovarian damage produced in baboons by single administrations of estradiol benzoate and progesterone in the first part of the cycle. Endocrinology 30, 61—70 (1942). ~ The development of the gonads in man, with a consideration of the role of fetal endocrines and the histogenesis of ovarian tumors. Contrib. to Embryol. 32, 81—131 (1948). — Gillman, J., and H. B. Stein: The human corpus luteum of pregnancy. Surg. etc. 72, 129—149 (1941). — Girardin, R.: Recherches biochimiques sur la teneur en lipides du follicule et du corps jaune en cours de leur évolution. Gynéc. et Obstétr. 22 (1930). — Goecke, H.: Die Endausbreitung des vegetativen Nervengewebes im menschlichen Ovarium und ihre Bedeutung für die Funktion des Ovariums. Arch. Gynäk. 166, 187—189, 242—252 (1938). ~ Der Zeitpunkt des Follikelsprunges beim verkürzten Zyklus. Zbl. Gynäk. 1942, 1863—1867. — Goecke, H,. u. J. Beaufays: Neurohistologische Untersuchungen am Ovarium. Arch. Gynäk. 160, 571—579 (1935). — Goldschmidt, R.: Die sexuellen Zwischenstufen. Berlin: Springer 1931. — Goldsmith, J. B.: The history of the germ cells in the albino rat (Mus norvegicus albinus). Trans. Amer. Microsc. Soc. 51 (1932). — De Graaf Regnerus: De mulierum organis generationi inservientibus tractatus novus. Lugd. Bat. 1672. — Green, S. H., and S. Zuckerman: Further observations on oocyte numbers in mature rhesus monkeys (Macaca mulatta). J. of Endocrin. 10, 284—290 (1954). — Green, W. W., and L. M. Winters: Studies on the physiology of reproduction in the sheep. III. The time of ovulation and rate of sperm travel. Anat. Rec. 61, 457—470 (1935). — Greer, M. A.: The effect of progesterone on persistent vaginal estrus produced by hypothalamic lesions in the rat. Endocrinology 53, 380—390 (1953). — Greulich, W. W.: Artificially induced ovulation in the cat (Felis domestica). Anat. Rec. 58, 217 (1934). ~ The reliability of basal body temperature changes as an index of ovulation in women. Trans. Amer. Soc. Study Sterility 1, 76 (1946). — Grohe, F.: Über den Bau und das Wachstum des menschlichen Eierstocks und über einige krankhafte Störungen desselben. Virchows Arch. 26, 271 (1863). — Grosser, O.: Ovulationstermin und Altersbestimmung junger menschlicher Embryonen. Mschr. Geburtsh. 77, 1 (1927). ~ Über das wahre Alter menschlicher Embryonen. Anat. Anz. 73, 433 (1932). ~ Embryonalentwicklung, Konzeptions- und Ovulationstermin. Zbl. Gynäk. 1932, 706. ~ Grundriß der Entwicklungsgeschichte des Menschen, 3. Aufl. Berlin: Springer 1948. ~ Entwicklung des Urogenitalsystems. In Biologie und Pathologie des Weibes, Bd. I/1. Berlin: Urban & Schwarzenberg 1953. — Grossi, G.: Le modificazioni anatomiche e funzionali dell'ovaio e dell'utero dopo sezione del plesso nervoso presacrale. Monit. ostetr.-ginec. 4 (1932). — Grünberger, V., H. Holkup u. W. Bejdl: Über die Wirkung des Impulsschall auf Keimdrüsen der Ratte. Mikroskopie (Wien) 7, 191 (1952). — Grünthal, E.: Vergleichende anatomische und entwicklungsgeschichtliche Untersuchungen über die Zentren des Hypothalamus der Säuger und des Menschen. Arch. f. Psychiatr. 90, 216—267 (1930). — Grünwald, P.: Über Form und Verlauf der Keimstränge bei Embryonen der Säugetiere und des Menschen. II. Die Keimstränge des Eierstockes. Z. Anat. 103, 259—277 (1934). ~ Die Entwicklung der Keimstränge und der Bauplan der Keimdrüse beim Menschen. Arch. Gynäk. 160, 3 (1936). ~ The development of the sex cords in the gonads of man and mammals. Amer. J. Anat. 70 (1942). — Guggisberg, H.: Bestimmung der Ovulation. Schweiz. med. Wschr. 1948, 1254. — Guthrie, M. J., and K. R. Jeffers: A cytological study of the ovaries of the bats Myotis lucifugus lucifugus and Myotis grisescens. J. of Morph. 62, 523—557 (1938). ~ Growth of follicles in the ovaries of the bat Myotis lucifugus lucifugus. Anat. Rec. 71, 427—496 (1938). ~ The ovaries of the bat Myotis lucifugus lucifugus after injection of hypophyseal extract. Anat. Rec. 72, 11—36 (1938). — Guthrie, M. J., K. R. Jeffers and E. W. Smith: Growth of follicles in the ovaries of the bat Myotis grisescens. J. of Morph. 88, 127—144 (1951). — Guttmacher, M. S., and A. F. Guttmacher: Morphological and physiological studies on the musculature of the mature Graafian follicle of the sow. Bull. Johns Hopkins Hosp. 32, 394 (1921).

Häggqvist, G.: Einige Beobachtungen über das Verhältnis der Gefäße zum Cumulus oophorus im menschlichen Ovarium. Anat. Anz. 54, 264—267 (1921). — Häggström, P.: Über degenerative „parthenogenetische" Teilungen von Eizellen in normalen Ovarien des Menschen. Acta obstetr. scand. (Stockh.) 1, 137 (1921). ~ Zahlenmäßige Analyse der Ovarien eines 22jährigen gesunden Weibes. (Mengenbestimmung der verschiedenen Gebiete des Ovarialparenchyms, der Follikel, der zweikernigen Eier, der Corpora lutea und Corpora atretica.) Uppsala Läk.för. Förh. 26, 1 (1921). — Halban, J., u. R. Köhler: Die Beziehungen zwischen Corpus luteum und Menstruation. Arch. Gynäk. 103, 575—589 (1914). — Hall, O.:

Accessory corpora lutea in the wild Norway rat. Texas Rep. Biol. a. Med. **10**, 32—38 (1952). — **Hamblen, E. C.:** Endocrinology of women. Springfield, Illinois: Ch. C. Thomas 1945. — **Hamilton, W. J.:** Phases of maturation and fertilization in human ova. J. of Anat. **78**, 1—4 (1944). — **Hamilton, W. J., J. Burnes** and **G. H. Dodds:** Phases of maturation, fertilization and early development in man. J. Obstetr. **50** (1943). — **Hammond, J.:** The fertilization of rabbit ova in relation to time. A method of controlling the litter size, the duration of pregnancy and the weight of the young at birth. J. of Exper. Biol. **11**, 140 (1934). ~ Induced ovulation and heat in anoestrus sheep. J. of Endocrin. **4**, 169 (1945). — **Hammond, J.,** and **F. H. A. Marshall:** Reproduction in the rabbit. Edinburgh: Oliver a. Boyd 1925. — **Hansson, A.:** The physiology of reproduction in mink with special reference to delayed implantation. Stockholm: Alb. Bonniers Boktrykeri 1947. — **Hargitt, G. T.:** The formation of the sex glands and germ cells of mammals. I. The origin of the germ cells in the albino rat. J. of Morph. **40**, 555—577 (1925). ~ III. The history of the female germ cells in the albino rat to the time of sexual maturity. J. Morph. a. Physiol. **49**, 277—331 (1930). ~ IV. Continuous origin and degeneration of germ cells in the female albino rat. J. of Morph. **49**, 333—353 (1930). ~ V. Germ cells in the ovaries of adult, pregnant and senile albino rats. J. Morph. a. Physiol. **50**, 453—474 (1930). — **Harman, M. T.,** and **H. D. Kirgis:** The development and atresie of the Graafian follicle and the division of intraovarian ova in the guinea pig. Amer. J. Anat. **63**, 79—99 (1938). — **Harms, W.:** Untersuchungen über das Biddersche Organ der männlichen und weiblichen Kröten. I. Mitt. Die Morphologie des Bidderschen Organs. Z. Anat. **61** (1921). ~ Körper und Keimzellen. Berlin: Springer 1926. — **Harris, G. W.:** The physiology of the hypothalamus and pituitary gland in relationship to gynaecology. Arch. Gynäk. **183**, 35—48 (1953). — **Harrison, R. J.:** Early development of corpus luteum in mare. J. of Anat. **80**, 160—166 (1946). ~ Development and fate of the corpus luteum in the vertebrate series. Biol. Rev. Cambridge Philos. Soc. **23**, 296—331 (1948). ~ The changes occuring in the ovary of the goat during the estrous cycle and in early pregnancy. J. of Anat. **82**, 21—48 (1948). ~ Multiovular follicles in the ovaries of lower primates. Nature (Lond.) **164** (1949). — **Harter, B. T.:** Glycogen and carbohydrate-protein complexes in the ovary of the white rat during the estrous cycle. Anat. Rec. **102**, 349—367 (1948). — **Hartman, C. G.:** Observations on the viability of the mammalian ovum. Amer. J. Obstetr. **7**, 40 (1924). ~ Polynuclear ova and polyovular follicles in the opossum and other mammals, with special reference to the problem of fecundity. Amer. J. Anat. **37**, 1—51 (1926). ~ Gestation in a monkey (Macacus rhesus) and associated phenomena. Amer. J. Obstetr. **15**, 534 (1928). ~ The corpus luteum and the menstrual cycle together with the correlation between menstruation and implantation. Amer. J. Obstetr. **19**, 511 (1930). ~ The breeding season in monkeys with special reference to pithecus (Macacus) Rhesus. J. Mammal. **12**, 129 (1931). ~ Studies in the reproduction of the monkey Macacus (Pithecus) rhesus, with special reference to menstruation and pregnation. Contrib. to Embryol. Nr 134. Carnegie Instn. Washington Publ. No 433, 1932. ~ Ovulation and the transport and viability of ova and sperm in the female genital tract. In Allen, Sex and internal secretions, S. 647—733. Baltimore: Williams & Wilkins Company 1932. ~ Time of ovulation in women. A study on the fertile period in the menstrual cycle. London: Baillière, Tindall & Cox 1936. ~ Studies on reproduction in the monkey and their bearing on gynecology and anthropology. Endocrinology **25**, 670 (1939). ~ Diskussionsbemerkung zum Vortrag Zuckerman. Recent Progr. in Hormone Res. **6**, 107 (1951). — **Hartman, C. G.,** and **G. W. Corner:** First maturation division of the macaque ovum. Contrib. to Embryol. **29**, 15 (1941). Carnegie Instn. Washington Publ. No 525. ~ Removal of the corpus luteum and of the ovaries of the rhesus monkey during pregnancy: Observations and centions. Anat. Rec. **98**, 539—546 (1947). — **Hartmann, M.:** Allgemeine Biologie, 4. Aufl. Stuttgart: Gustav Fischer 1953. — **Heberer, H.:** Die Pathogenese der cyclischen Funktionsstörungen. Ärztl. Forsch. **3**, 414—420 (1949). — **Hechter, O., A. Zaffaroni, R. P. Jacobson, H. Levy, R. W. Jeanloz, B. Schenker** and **G. Pinkus:** The nature and the biogenesis of the adrenal secretory product. Recent Progr. in Hormone Res. **6**, 215—246 (1951). — **Heckmann, M.,** u. **E. Neter:** Untersuchung über den Hormongehalt von Ovarien nicht geschlechtsreifer Individuen. Z. Geburtsh. **106** (1933). — **Hedberg, E.:** The chemical composition of the human ovarian oocyte. Acta endocrinol. (Copenh.) Suppl. **15** (1954). — **Hediger, H.:** Die Zucht der Feldhasen (Lepus europaeus Pallas) in Gefangenschaft. Physiologia Comparata et Oecologia **1**, 46 (1948). — **Heim, K.:** Zur Frage der Ovulation bei Amenorrhoe. Zbl. Gynäk. **1933**, 789—796. — **Hermstein, A.:** Untersuchungen über den Lipoidgehalt des Corpus luteum. Arch. Gynäk. **124**, 739—770 (1925). ~ Über die Bestimmung des Ovulationstermins durch Hypophysenhinterlappenpräparate. Arch. Gynäk. **144**, 500 (1931). — **Hertig, A. T.,** and **J. Rock:** A series of potentially abortive ova recovered from fertile women prior to the first missed menstrual period. Amer. J. Obstetr. **58** (1949). — **Hertl, M.:** Brunstzeitige Kernschwellung im Tuber cinereum der weißen Maus. Morph. Jb. **92**, 75—94 (1952). ~ Das Verhalten einiger Hypothalamuskerne der weißen Maus während verschiedener Entwicklungs- und Funktionsphasen des weiblichen

Genitalapparates. Z. Zellforsch. **42**, 481—507 (1955). — **Hess, M.,** u. **G. Hess:** Die Bedeutung des 3. Ventrikelgebietes (Diencephalon) für den Scheidencyclus der Ratte. Arch. Gynäk. **179**, 300—310 (1951). — **Hett, J.:** Vergleichende Anatomie der Corpora lutea. Vgl. Anatomie der Wirbeltiere, Bd. VI. Berlin: Springer 1933. ~ Morphologische und experimentelle Untersuchungen am Eierstock. In Abderhaldens Handbuch der biologischen Arbeitsmethoden, Bd. 3/1. Berlin: Urban & Schwarzenberg 1938. ~ Ein Corpus luteum mit einem normalen Follikel. Z. Zellforsch. **33**, 305—307 (1945). — **Higuchi, K.:** Über die erste Anlage der menschlichen Keimdrüse und ihre geschlechtliche Differenzierung. Arch. Gynäk. **149**, 144—172 (1932). — **Hill, R. T.:** Fate of ovaries which have been grafted in the ear for long periods of time. Endocrinology **28**, 426—430 (1941). ~ Grafted mouse ovaries and their adrenal cortical function. Endocrinology **42**, 339—351 (1948). ~ Adrenal cortical physiology of spleen grafted and denervated ovaries in the mouse. Exper. Med. a. Surg. **7**, 86—98 (1949). — **Hill, R. T., E. Allen** and **T. C. Kramer:** Cinematographic studies of rabbit ovulation. Anat. Rec. **63**, 239 (1935). — **Hill, M.,** and **A. S. Parkes:** Studies on the hypophysectomized ferret. III. Effect of post-coitus hypophysectomy on ovulation and the development of the corpus luteum. Proc. Roy. Soc. Lond., Ser. B **112** (1932). — **Hill, M.,** and **W. E. White:** The growth and regression of follicles in the oestrous rabbit. J. of Physiol. **80** (1933). — **Hillarp, N. Å.:** Studies on the localization of hypothalamic centres controlling the gonadotrophic function of the hypophysis. Acta endocrinol. (Copenh.) **2**, 11—23 (1949). — **Hintzsche, E.:** Die Kerngröße der Follikelepithelien und der Granulosa-Luteinzellen im menschlichen Eierstock. Mschr. Geburtsh. **120** (1945). ~ Kerngrößenstudien am menschlichen Eierstock. Schweiz. med. Wschr. **1946**, 786. — **Hinselmann, H.:** Weiteres über den Reifegrad der menschlichen Eizelle im Eierstock. Z. mikrosk.-anat. Forsch. **19** (1929). ~ Über das Verhalten der Eizelle in den größeren atretischen Follikeln des menschlichen Eierstockes. Z. Geburtsh. **96**, 358—372 (1929). — **Hinsey, J. C.,** and **J. E. Markee:** A search for neurological mechanisms in ovulation. Proc. Soc. Exper. Biol. a. Med. **30** (1932). — **His, W.:** Beobachtungen über den Bau des Säugetiereierstockes. Arch. mikrosk. Anat. **1**, 151 (1865). — **Hisaw, Fr.:** Development of the Graafian follicle and ovulation. Physiologic. Rev. **27** (1947). — **Hoch-Ligeti, C.,** and **G. H. Bourus:** Changes in the concentration and histological distribution of the ascorbic acid in ovaries, adrenals and livers of rats during oestrus cycles. Brit. J. Exper. Path. **29**, 95—119 (1948). — **Hodgkinson, C. P.:** Physiology of the ovarian veins during pregnancy. Obstetr. a. Gynec. **1**, 26—37 (1953). — **Höflinger, H.:** Das Ovar des Rindes in den verschiedenen Lebensperioden unter besonderer Berücksichtigung seiner funktionellen Feinstruktur. Acta anat. (Basel) **3**, Suppl. 5 (1947). — **Höhn, E. O.,** and **J. M. Robson:** Mode of action of oestrogens on the corpus luteum. Endocrinology **44**, 536—541 (1949). — **Hoepke, H.:** Das Biddersche Organ von Bufo vulg. Laur. Z. Anat. **68** (1923). — **Hörmann, C.:** Über das Bindegewebe der weiblichen Geschlechtsorgane. I. Die Bindegewebsfasern im Ovarium. Arch. Gynäk. **82**, 619 (1907). — **Hoffmann, Fr.:** Über die Beziehung zwischen Nebennierenrinden- und Keimdrüsenfunktion. Z. Geburtsh. **121** (1940). — **Hoffmann, Fr.,** u. **L. v. Lám:** Über die Progesteronbildung im Zyklus und in der Schwangerschaft. Zbl. Gynäk. **1948**, 1177—1184. — **Hohlweg, W.:** Schattenseiten der Hormontherapie? Dtsch. med. Wschr. **1954**, 928. — **Horrenberger, R.:** Contribution à l'étude du follicle ovarigue et du corps jaune chez la femme. Archives d'Anat. **8**, 129 (1928). — **Horst, C. J. van der,** and **J. Gillman:** Ovulation and corpus luteum formation in Elephantulus. S. Afric. J. Med. Sci. **5**, 73—91 (1940). — **Hortega, P. del Rio:** Details nouveaux sur la structure de l'ovaire. Trab. Labor. Invest. biol. Univ. Madrid **11**, 163 (1913). — **Hosemann, H.:** Regelmäßige und unregelmäßige Menstruationszyklen. Z. Geburtsh. **125**, 353 (1943). ~ Mit welcher Sicherheit läßt sich der nächste Ovulationstermin einer Frau vorausbestimmen? Geburtsh. u. Frauenheilk. **6**, 253 (1944). — **Huber, H.:** Genitalcarcinom und Ovarium. Arch. Gynäk. **183**, 457—469 (1953). — **Hughes, W.:** The free-martin condition in swine. Anat. Rec. **41**, 213 (1929). — **Husslein, H.:** Hiluszellen im Ovar als Ursache der senilen Hyperplasia endometrii. Z. Geburtsh. **130**, 32—38 (1948). ~ Ovogenese in der Geschlechtsreife. Wien. klin. Wschr. **1949**. ~ Ovogenese und follikulärer Cyclus. Zbl. Gynäk. **71**, 357—366 (1949). ~ Pathologie des Cyclus. Arch. Gynäk. **183**, 236—247 (1953). — **Husslein, H.,** u. **H. Tulzer:** Ovogeneseuntersuchungen an der Ratte. Z. Geburtsh. **134**, 1—15 (1951).

**Ikeda, K.:** Beitrag zur Histologie des Corpus luteum. Z. Geburtsh. **93**, 229—251 (1928). — **Ingram, D. L.:** The effect of hypophysectomy on the number of oocytes in the adult albino rat. J. of Endocrin. **9**, 307—311 (1953). — **Inohara, Sh.:** Einige neue Beiträge zur Kenntnis der Lymphgefäße im Ovariumparenchym. Zbl. Gynäk. **1935**, 98—100. — **Isono, T.:** Über die sklerotische Veränderung der Gefäße im Ovarium. Okayama-Igakkai-Zasshi **44** (1932). — **Israel, S. L., A. Rubenstone** and **D. R. Meranze:** The ovary at term. I. Decidua-like reaction and surface cell proliferation. Obstetr. a. Gynec. **3**, 399—407 (1954).

**Jaffé, R.:** Lipoidstoffwechsel und Ovarium. Eine Erwiderung auf Rob. Meyer. Zbl. Gynäk. **1924**, 2414—2419. — **Jaime Pujiula, P.:** Neues Licht auf den Ursprung des Follikelepithels. Arch. españ. Morf. **1** (1941). — **Jerkes, R. M.,** and **J. H. Elder:** The sexual and reproductive cycles of chimpanze. Proc. Nat. Acad. Sci. U.S.A. **22** (1936). — **Joachimovits, R.**: Paraganglienzellen und -neurome im Eierstockhilus bei Mensch und Affe. Zbl. Gynäk. **1931**, 2697. ~ Studien zur Menstruation, Ovulation, Aufbau und Pathologie des weiblichen Genitales bei Mensch und Affe (Pithecus fascicularis mordax). II. Teil: Eileiter und Ovar. Biol. generalis (Wien) **11** (1935). — **Jonckherre, F.**: Contribution à l'histogénèse de l'ovaire des mammifères. L'ovaire de Canis familiaris. Archives de Biol. **40**, 357—436 (1930). — **Jones McClung, R.**: The use of vital staining in the study of the origin of germ cells in the female rat, Mus norwegicus. J. of Morph. **84**, 293—326 (1949).

**Kar, A. B., J. N. Karkun** and **S. K. Roy**: The effect of adrenocorticotrophic hormone on the genital organs of young female rats. Acta endocrinol. (Copenh.) **15**, 101—108 (1954). — **Kaufmann, C.**: Über die Wirkung fortgesetzter Zufuhr unphysiologischer Mengen Follikelhormons auf das Genitale weiblicher Ratten. Z. Geburtsh. **114**, 382—398 (1937). ~ Corpus luteum. Arch. Gynäk. **183**, 264—275 (1953). ~ Progesteron, sein Schicksal im Organismus und seine Anwendung in der Therapie. Klin. Wschr. **1955**, 345—347. — **Kaufmann, C., u. K. Raeth**: Der Fettstoffwechsel des Corpus luteum und seine Zusammenhänge mit der Funktion. Arch. Gynäk. **130**, 128—151 (1927). — **Kehrer, E.**: Endokrinologie für den Frauenarzt in ihrer Beziehung zur Ovarialfunktion und insbesondere zur Amenorrhoe. Stuttgart: Ferdinand Enke 1937. — **Keller, L.**: Beobachtungen am Mäuseeierstock nach Vitalfärbung mit Trypanblau. Z. Zellforsch., Abt. A **32**, 99—134 (1942). ~ Das Bindegewebsgerüst des Eierstockes und seine funktionelle Bedeutung. Gegenbaurs morph. Jb. **88**, 4 (1943). — **Kellogg, M. P.**: The development of the periovarial sac in the white rat. Anat. Rec. **79**, 465—473 (1941). — **Kershner, D., M. Jacobi** and **L. N. Kessler**: Masculinizing tumor of the ovary. Ann. Surg. **130**, 967—974 (1949). — **King, C. T. G., M. Macanlay, F. L. Hisaw** and **A. B. Dawson**: Luteal function in the immature rat. Anat. Rec. **105** (1949). — **Kingsbury, B. F.**: The morphogenesis of the mammalian ovary: Felis domestica. Amer. J. Anat. **15**, 345—388 (1913). ~ The interstitial cells of the mammalian ovary: Felis domestica. Amer. J. Anat. **16**, 59—95 (1913). ~ Postpartum formation of eggcells in the cat. J. of Morph. **63**, 397—419 (1938). ~ Atresie and the interstitiel cells of the ovary. Amer. J. Anat. **65**, 309—331 (1939). — **Kitahara, Y.**: Über die Entstehung der Zwischenzellen der Keimdrüsen des Menschen und der Säugetiere und über deren physiologische Bedeutung. Roux' Arch. **52**, 550—615 (1923). — **Kitajima, H.**: Über die Entwicklungsperiode der Tunica albuginea beim menschlichen Embryonaleierstock. Nagasaki Igakkwai Zasshi **12** (1934). ~ Beiträge zur Kenntnis der Entwicklung des Eifollikels im Ovarium, besonders des Epithels, beim menschlichen Embryo. Nagasaki Igakkwai Zasshi **12** (1934). — **Kladetzky, J.**: Über die Innervation des Ovariums. Nach Untersuchungen an einigen Säugern. Arch. Gynäk. **179**, 363—383 (1951). — **Klar, E.**: Über ein Hormon der Eizelle. Z. exper. Med. **107** (1940). — **Klebanow, D.**: Hunger und psychische Erregungen als Ovar-Keimschädigungen. Geburtsh. u. Frauenheilk. **8**, 812—820 (1948). — **Klebanow, D., u. H. Hegnauer**: Die germinative Insuffizienz der alternden Frau. Z. Altersforsch. **5**, 157—171 (1951). — **Klein, M.**: Ovarian tumorigenesis following intrasplenic transplantation of ovaries from weanling, young adult and senile mice. J. Nat. Canc. Inst. (Bethesda) **12**, 877—881 (1952). — **Knaus, H.**: Experimentelle Untersuchungen zur Physiologie und Pharmakologie der Uterusmuskulatur in der Schwangerschaft. Arch. exper. Path. u. Pharmakol. **124**, 152 (1927). ~ Über die Periodizität genitaler Blutungen und ihre Ursachen. Med. Klin. **1935**, 410. ~ Zur Bestimmung des Ovulations- und Konzeptionstermins. Z. Geburtsh. **118**, 536 (1939). ~ Grundsätzliches zur Frage der Ovulation. Zbl. Gynäk. **1941**, 1651. ~ Die Physiologie der Zeugung des Menschen, 3. Aufl. Wien: Wilhelm Maudrich 1950. ~ Der Rhythmus des menstruellen Zyklus. Dtsch. med. Wschr. **1952**, 445. — **Knoche, H.**: Untersuchungen über die nervöse Versorgung der Eizellen. Acta neurovegetativa (Wien) **10**, 502—512 (1955). — **Koch, T.**: Über das Ovarium des Hundes. Z. Anat. **108**, 245—259 (1938). — **Koelliker, A. v.**: Einige Bemerkungen über den Eierstock des Pferdes. Anat. Anz. **14** (Erg.h.), 151 (1898). ~ Erinnerungen aus meinem Leben. Leipzig: Wilhelm Engelmann 1899. — **Koets, P.**: The excretion of 17-ketosteroids in idiopathic hirsutism. J. Clin. Endocrin. **9**, 795—800 (1950). — **Kohn, A.**: Der Bauplan der Keimdrüsen. Arch. Entw.-mechan. **47**, 95—118 (1920). ~ Über den Bau des embryonalen Pferdeeierstockes. (Ein Beitrag zur Kenntnis der Zwischenzellen.) Z. Anat. **79**, 366—390 (1926). ~ Über Leydigsche Zwischenzellen im Hilus des menschlichen Eierstockes (extraglanduläre Zwischenzellen). Endokrinol. **1**, 3—10 (1928). ~ Morphologie der inneren Sekretion und der inkretorischen Organe. In Handbuch der Physiologie, Bd. 16/I. Berlin: Springer 1930. — **Kohno, S.**: Zur Kenntnis der Keimbahn des Menschen. Arch. Gynäk. **126**, 310—326 (1925). — **Koppen, K.**: Histologische Untersuchungsergebnisse über die Nervenversorgung des Ovars beim Menschen. Zbl. Gynäk. **1950**, 915—921. ~ Von der Bedeutung der Innervation für die Funktionen des Ovars und des Uterus. Dtsch. med. Wschr. **1951**, 105. ~ Die Nerven im normalen und transplantierten Ovar des Kaninchens. Arch. Gynäk. **179**, 478—486 (1951). ~ Alters- und krankheitsbedingte Veränderungen am Ovar der Frau. Arch. Gynäk. **181**,

290—299 (1952). ~ Die vegetative Innervation der weiblichen Genitalorgane beim Menschen und ihre psychophysische Problematik. Acta neurovegetativa (Wien) **3**, 333—345 (1952). ~ Ein Vergleich der oestrogenen Wirkung von Keimdrüsen aus Schlachttieren mit der von Ovarien des Menschen. Arch. Gynäk. **183**, 301—304 (1953). — **Krantz, H.:** Die Kerngröße und ihre Abhängigkeit von äußeren und inneren Faktoren. Z. Zellforsch. **35**, 425—475 (1951). — **Krediet, G.:** Über die Genese des Ovariotestes. Arch. Entw.mechan. **109**, 390 (1927). ~ Übergangsformen zwischen Follikeln und Samenkanälchen in einem Ovariotestis. Z. Anat. **101**, 228—233 (1933). — **Krogner, K.:** Hemmung der Ovarialfunktion durch Zufuhr von Follikelhormon. Med. Klin. **1948**, Nr 22. — **Küpfer, M.:** Der normale Turnus in der Aus- und Rückbildung gelber Körper an Ovarien des unträchtigen domestizierten Rindes (Bos taurus L.) nebst einigen Bemerkungen über das morphologische Verhalten der Corpora lutea bei trächtigen Tieren. Denkschr. schweiz. naturforsch. Ges. **56**, 1—128 (1920). — **Kyank, H.:** Ovarialbefunde bei glandulärer Hyperplasie. Zbl. Gynäk. **71**, 1202—1210 (1949).

**Labate, J. S.,** and **S. R. M. Reynolds:** Sensory pathways of ovarian plexus. An experimental study. Amer. J. Obstetr. **34** (1937). — **Laffargue, P., R. Luscan** et **P. Lavernhe:** Hyperplasie fonctionnelle du stroma ovarien. Thécome et cancer de l'endomètre. Bull. Assoc. franç. Étude Canc. **39**, 290—305 (1952). — **Lane, Ch. E.:** The follicular apparatus of the ovary of the immature rat and some of the factors which influence it. Anat. Rec. **61**, 141—153 (1935). — **Laqueur, G. L.,** and **C. F. Fluhmann:** Effects testosterone proprionate in immature and adult female rats. Endocrinology **30**, 93—101 (1942). — **Latta, J. S.,** and **E. St. Pederson:** The origin of ova and follicle cells from the germinal epithelium of the ovary of the albino rat as demonstrated by selective intravital staining with India ink. Anat. Rec. **90**, 23 (1944). — **Lauterwein, C.:** Prognose und Therapie der sekundären Amenorrhoe. Zbl. Gynäk. **1943**, 217. — **League, B.,** and **C. G. Hartman:** Anovular Graafian follicles in mammalian ovaries. Anat. Rec. **30**, 1—13 (1925). — **Le Gros Clark, W. E., F. R. S. T. McKeown** and **S. Zuckerman:** Visual pathways concerned in gonadal stimulation in ferrets. Proc. Roy. Soc. Lond. **126**, 449—468 (1939). — **Lehr, H.:** Schilddrüse und Ovarium. Beeinflussung der Ovarialfunktion durch Methylthiouracil. Arch. Gynäk. **181**, 689—691 (1952). — **Leonhard, S. L., R. K. Meyer** and **F. L. Hisaw:** The effect of oestrin on development of the ovary in immature female rats. Endocrinology **15**, 17 (1931). — **Levi, G.:** Note citologiche sulle cellule somatiche dell'ovaio dei mammiferi. Arch. Zellforsch. **11**, 515 (1913). ~ Il comportamento dei condriosomi durante i piu precoci periodi dello sviluppo dei mammiferi. Arch. Zellforsch. **13**, 471 (1915). — **Levine, W. T.,** and **E. Witschi:** Endocrine reactions in female rats after X-ray treatment of the ovaries. Proc. Soc. Exper. Biol. a. Med. **30** (1933). — **Li, M. H.,** and **W. U. Gardner:** Cancer Res. **10**, 162 (1950). — **Lichton, I. J., M. H. Goldblatt** and **S. G. Stolpe:** Extended survival of adrenalectomized rats possessing ear- or spleengrafted ovaries. Endocrinology **52**, 546—553 (1953). — **Limon, M.:** Étude histologique et histogénique de la glande interstitielle de l'ovaire. (Thèse de Nancy 1901.) Archives Anat. microsc. **5**, 155—190 (1902/03). — **Linzenmeier, G.:** Zur Frage der Empfängniszeit der Frau: Hat Knaus oder Stieve recht? Zbl. Gynäk. **1947**, 1108. — **Lipschütz, A.:** Die Pubertätsdrüse und ihre Wirkungen. Bern: Bircher 1919. ~ Bemerkungen zur Arbeit von H. Stieve, Neue Untersuchungen über die Zwischenzellen. Anat. Anz. **56**, 564—567 (1923). — **Livrea, G.:** Ricerche sperimentali su di una probabile innervazione vagale dell'ovaio. Boll. Soc. med.-chir. Catania **6** (1938). — **Loeb, L.:** The cyclic changes in the ovary of guinea pig. J. of Morph. **22**, 37—70 (1911). ~ Types of mammalian ovary. Proc. Soc. Exper. Biol. a. Med. **20**, 446 (1922). ~ The parthenogenetic development of eggs in the ovary of the guinea-pig. Anat. Rec. **51**, 373—408 (1932). — **Long, J. H.:** Growth in vitro of ovarian germinal epithelium. Contrib. to Embryol. **28**, 89 (1940). — **Long, J. A.,** and **H. M. Evans:** The oestrous cycle in the rat and its associated phenomena. Mem. Univ. California **6**, 1—148 (1922). — **Long, J. A.,** and **E. J. Mark:** The maturation of the egg of the mouse. Carnegie Instn. Washington Publ. 142 **1911**. — **Lopez, R.:** Indagini istochimiche sull'attività segretiva dell'ovaio e dell'utero. Giorn. Ostetr. **17**, 47—58 (1953). — **Lucien, M.:** Peut-on parler d'une transformation fibrohyaline directe des revêtements épithéliaux? Le „corpus albicans" de l'ovaire humain. Bull. Assoc. Anat. **3** (1928). — **Ludwig, Fr.,** u. **J. v. Ries:** Die Ursachen der Geschlechtsentstehung. Experimentelle Versuche mit Sexualhormonen. Verh. internat. Kongr. Geburtsh. **2** (1938). — **Lüdike-Spannenkrebs, R.:** Studien über die Anzahl der Eizellen von Wildkaninchen und verschiedenen Hauskaninchenrassen. Z. mikrosk.-anat. Forsch. **61**, 454—486 (1955). — **Lustig, B.,** u. **E. Mandler:** Die Zusammensetzung der Lipoide der Corpora lutea, Ovarien, Hoden und Nebenhoden des Rindes. Biochem. Z. **261** (1933).

**Maak, H.:** Die Einwirkung von Benzol auf den Eierstock der weißen Maus. Z. Zellforsch. **29**, 425 (1939). — **Macchiarulo, O.:** Über das Vorkommen und die Rolle des Adrenalins in der Follikelflüssigkeit im Ovarium. Arch. Gynäk. **155**, 335 (1934). ~ Die Wirkung der Hypophysektomie auf die Entwicklung der Ovarialfollikel und des Corpus luteum in mit Prolan vorbehandelten Tieren. Arch. Gynäk. **159**, 548 (1935). — **Mainland, D.:** The connective-tissue nuclear density of human ovaries. Anat. Rec. **51**, 107—118 (1932). ~ The pluriovular follicle with reference to its occurrence in the ferret. J. of Anat. **62**, 115—131 (1941). — **Malinowsky, M., M. Kuschnir** u. **E. Petrowa:** Zur Frage über die mitochondrale Struktur der Zellen des menschlichen Gelben Körpers. Arch. Gynäk. **149**, 298 (1932). — **Mandl, A. M.,** and **S. Zuckerman:** Ovarian autografts in monkeys. J. of Anat. **83**, 315—323 (1949). ~ The numbers of normal and atretic ova in the mature rat. J. of Endocrin. **6**, 426—435 (1950). ~ Changes in ovarian structure following the injection of carbolic acid into the ovarian bursa. J. of Endocrin. **7** 227 (1951). ~ The growth of the ovocyte and follicle in the adult rat. J. of Endocrin. **8**, 126—132 (1952). — **Mandl, A. M., S. Zuckerman** and **H. D. Patterson:** The number of ovocytes in ovarian fragments after compensatory hypertrophy. J. of Endocrin. **8**, 347—356 (1952). — **Manulkin, A. E.:** Über das zyklische Verhalten der Konzeptionen. Zbl. Gynäk. **1936**, 15. — **Markee, J. E.:** The relation of blood flow to endometrial growth and the inception of menstruation. In E. T. Engle, Menstruation and its disorders. Springfield 1950. — **Markee, J. E., J. W. Everett** and **Ch. H. Sawyer:** The relationship of the nervous system to the release of gonadotrophin and the regulation of the sex cycle. Recent Progr. in Hormone Res. **7**, 139—163 (1952). — **Markee, J. E.,** and **J. C. Hinsey:** A case of probable superfetation in the cat. Anat. Rec. **61**, 241—251 (1935). ~ Observations on ovulation in the rabbit. Anat. Rec. **64**, 309 (1936). — **Marshall, A. J.:** The unilateral endometrial reaction in the giant fruit bat (Pteropus giganteus Brünnich). J. of Endocrinol. **9**, 42—44 (1953). — **Marshall, F. H. A.:** The experimental modification of the oestrus cycle in the ferret by different intensities cf light irradiation and other methods. J. of Exper. Biol. **17**, 139 (1940). — **Marshall, F. H. A.,** and **E. B. Verney:** Ovulation and pseudopregnancy in the rabbit as a result of nervous stimulation. Proc. Physiol. Soc. 1935. — **Martella, N. A.:** Comportamento delle fibre musculari lisce dell'ovaio nelle inflammazioni craniche. Arch. Ostetr. **2** (1938). — **Martius, H.:** Fluchtamenorrhoe. Dtsch. med. Wschr. **1946**, 81. — **Marvin, H. N.:** Diestrus and the formation cf corpora lutea in rats with persistent estrus, treated with desoxycorticosterone acetate. Anat. Rec. **98**, 383—391 (1947). — **Marx, L.:** Replacement of ovocytes in the ovary of normal and hormone injected young rats. Anat. Rec. **79**, 115—128 (1941). — **Marza, V. D.:** La genèse du liquide folliculaire. C. r. Assoc. Anat. **54**, 241—249 (1949). — **Massazza, M.:** Sulla presenza di adrenalina nel liquido de follicolo ovarico. Fol. gynaec. (Genova) **29** (1932). — **Mathis, J.:** Beobachtungen an Eierstockseizellen. 1. Reifungsteilung und geteilte Eizellen im Eierstock. 2. Veränderung der Kernkörperchen. Z. mikrosk.-anat. Forsch. **37**, 601 (1935). — **Matteace, Fr.:** Simpaticotomia chimica dell'ovaio e suo comportamento di fronte agli ormoni gravidici. Riv. ital. Ginec. **16** (1934). — **Menkin, M. F.,** and **J. Rock:** In vitro fertilization and cleavage of human ovarian eggs. Amer. J. Obstetr. **55**, 440 (1948). — **Meyer, R.:** Über Corpus luteum-Bildung beim Menschen. Arch. Gynäk. **93**, 354—404 (1911). ~ Zur Kenntnis der normalen und abnormalen embryonalen Gewebseinschlüsse in den weiblichen Genitalien. Z. Geburtsh. **71**, 255 (1912). ~ Ein Mahnwort zum Kapitel „Interstitielle Drüse". Zbl. Gynäk. **1921**, 593—601. ~ Über einen Fall von doppelseitigen Ovotestis beim Neugeborenen sowie über besondere Formen der Keimdrüsengeschwulstbildung bei Pseudohermaphroditismus und Hermaphroditismus verus, sowie über gleichartige Geschwülste bei nichtzwittrigen Personen. Arch. Gynäk. **123**, 675—713 (1925). ~ Über die Funktion des Ovariums, insbesondere des Corpus luteum. Ber. Gynäk. **13**, 241 (1928). ~ Über das Stadium proliferationis s. hyperaemicum, sowie über den Begriff und die Abgrenzung des Blütestadiums des Corpus luteum beim Menschen. Arch. Gynäk. **149**, 315 (1932). ~ Über das Stadium der Proliferation des jungen Corpus luteum beim Menschen. Zbl. Gynäk. **1932**, 1202. ~ Über das junge Corpus luteum im Stadium der Proliferation. Z. Geburtsh. **102**, 385—388 (1932). — **Miegel, Br.:** Die Biologie und Morphologie der Fortpflanzung der Bisamratte (Ondatra zibethica L.). Z. mikrosk.-anat. Forsch. **58**, 531—598 (1952). — **Miller, A. G.:** Progress in the study of physiologic sterility. Clin. Med. Surg. **42**, 19 (1935). — **Miller, J. W.:** Die Rückbildung des Corpus luteum. Arch. Gynäk. **91**, 263—287 (1910). ~ Über Corpus luteum-Bildung beim Menschen. Kritische Bemerkungen zu der im Archiv für Gynäkologie Bd. 93 erschienenen Arbeit Prof. Dr. Meyers. Zbl. Gynäk. **35**, 1089 (1911). ~ Der Eierstock. In Handbuch der Gynäkologie, Bd. I/1. München: J. F. Bergmann 1930. ~ Weibliche Geschlechtsorgane. In Henke-Lubarsch' Handbuch der speziellen pathologischen Anatomie und Histologie, Bd. 7/1. Berlin: Springer 1937. — **Miraglia, F.:** L'architettura della corticale ovarica nelle diverse età della donna. Ann. Ostetr. **75**, 307—343 (1953). — **Mishell, D. R.,** and **L. Motyloff:** The effect of hysterectomy upon the ovary. With reference to a possible hormonal action of the endometrium upon the ovary. Endocrinology **28**, 436—440 (1941). — **Mitchell, G. A. G.:** The innervation of the ovary, uterine tube, testis and epididymis. J. of Anat. **72** (1938). — **Möllendorff, E. v.:** Der Theca interna-Keil, eine typische Bildung wachsender Säugetierfollikel. Arch. Gynäk. **160**, 278—301 (1935). — **Mohr, H.,** u. **A. Reiter:** Morphologische und funktionelle Untersuchungen über die Wirkung des Ultraschalls auf das Meerschweinchenovarium. Strahlenther. **87**, 624—631 (1952). — **Momigliano, E.:** Sulla genesi del corpo luteo nella donna. Ric.

Morf. **6**, 1—78 (1926). — **Monterosso, B.**: Su l'origine e la costituzione dei materiali deutoplasmici nell'occite in accrescimento dei mammiferi. Arch. Zellforsch. **13**, 530 (1915). — **Moore, C.**: Studies on sex hormones and sexual differentiation in mammals. Archives Anat. microsc. **39**, 484—498 (1951). — **Moore, C.**, and **H. Wang**: Ovarian activity in mammals subsequent to chemical injury of cortex. Physiclogic. Zocl. **20**, 300—321 (1947). — **Morgan, Ch.**: The normal development of the ovary of the opossum from birth to maturity and its reactions to sex hormones. J. of Morph. **72**, 27—86 (1943). — **Mori, Sh., K. Shiraki, N. Muhohara, A. Sano** and **S. Miyao**: On the relation between the sexual cycle of normal rats and fat oxydising granule contained in their sexual organs. Trans. Jap. Path. Soc. **19** (1929). — **Moricard, R.**: Effets mitotiques germinaux et somatiques provoqués par l'injection de mitosine. Notion d'hormonisation ovocytaire. La fonction méiogène du liquide folliculaire. Bull. Assoc. Anatomistes **1936**. ~ Facteurs hormonaux et cytoplasmiques de la division nucléaire. Méiose et gonadotrophines. Paris: Masson et Cie. 1940. ~ La fonction méiogène du liquide folliculaire. Étude sur la rate impubère hypophysectomisée. C. r. Assoc. Anat. **1949**, Nr 55, 261—270. — **Moricard, R.**, et **A. Braga**: Modification du vacuome des cellules folliculaires périovocytaires et déclenchement hormonal de la méiose chez la femelle de cobaye (fonction méiogène). Gynéc. et Obstétr. **48** (1949). — **Moss, S., T. R. Wrenn** and **J. F. Sykes**: Some histological and histochemical observations of the bovine ovary during the estrous cycle. Anat. Rec. **120**, 409—433 (1954). — **Mossmann, H. W.**, and **J. Judas**: Accessory corpora lutea, lutein cell origin and the ovarian cycle in the Canadian porcupine. Amer. J. Anat. **85**, 1—39 (1949). — **Moszkowicz, J.**: Hermaphroditismus und andere geschlechtliche Zwischenstufen beim Menschen. München: J. F. Bergmann 1936. — **Motta, G.**: Sull'importanza delle cellule muscolari dell'ovaio e sul meccanismo della deiscenza del follicolo. Riv. ital. Ginec. **10** (1929). — **Motta, G.**, e **D. Finocchio**: Osservazioni sul tessuto muscolare ovaro-mesoovarico in gravidanza. Arch. Ostetr. **1** (1937). — **Moulonguet, P.**: La morphologie des phases initiales du corps jaune humain. Ann. Anat. path. méd.-chir. **8**, 211 (1931). — **Mühlbock, O.**: Freies und gebundenes Brunsthormon im menschlichen Follikelsaft. Acta brev. neerl. Physiol. **10** (1940). — **Mühlbock, O., H. Knaus** u. **E. Tscherne**: Die weiblichen Sexualhormone in der Pharmakotherapie. Bern: H. Huber 1948. — **Mulon, P.**: Les corps birefrangents des glandes genitales. C. r. Soc. Biol. Paris **72**, 204 (1912). — **Muth. H.**: Zur Funktion des Restovariums nach einseitiger Exstirpation oder Resektion des Eierstockes. Zbl. Gynäk. **75**, 379 (1953). — **Myers, H. J., W. C. Young** and **E. W. Dempsey**: Graafian follicle development throughout the reproductive cycle in the guinea pig with especial reference to changes during oestrus (sexual receptivity). Anat. Rec. **65**, 381—401 (1936).

**Nagel, W.**: Die weiblichen Geschlechtsorgane. In Bardelebens Handbuch der Anatomie des Menschen, Bd. 7, Teil 2. Jena: Gustav Fischer 1896. — **Navori, C. A., N. W. Fugo** and **M. E. Davis**: The effect of tubal ligation on ovarian function in the rat. Proc. Soc. Exper. Biol. a. Med. **81**, 649—652 (1952). — **Needham, J.**: Chemical Embryology. Cambridge Univ. Press 1931. — **Negri, L.**, e **R. Ferrante**: Dinamica folliculare e reazione del diastema ovarico dopo asportazione di un ovaio in coniglia adulta. Arch. „De Vecchi" (Firenze) **14**, 603—636 (1950). — **Nelsen, O. E.**, and **E. Swain**: The prepubertal origin of germ cells in the ovary of the opossum (Didelphys virginiana). J. Morph. a. Physiol. **71**, 335—358 (1942). — **Neumann, H. O.**: Nebennierenknötchen und Paraganglienzellen im Lig. lat. bzw. Hilus ovarii. Zbl. Gynäk. **1925**, 465—471. ~ Fremdartige Zellen im Eierstock. Virchows Arch. **263**, 274 (1927). ~ Beiträge zur Kenntnis seltener Blastome im Bereich der weiblichen Beckenorgane. Arch. Gynäk. **131**, 574—587 (1928). ~ Die Hiluszellen des Eierstockes. Die „sympathicotropen Zellen" L. Bergers. Virchows Arch. **273**, 511—523 (1929). ~ Was wissen wir über die Keimbahn des Menschen? Arch. Gynäk. **136**, 107—144 (1929). — **Niendorf, Fr.**: Sogenannte Hiluszellen im senilen Ovar. Arch. Gynäk. **182**, 351—358 (1952). — **Nihoul, J.**: Recherches sur l'appareil endocellulaire de Golgi dans les premières stades de developpement des mammifères. Cellule **37**, 23 (1926). — **Nordmeyer, K.**: Die Neuroregulation des Ovars. Zbl. Gynäk. **74**, 2—16 (1952). — **Novak, E.**: Clinical syndromes referable to failure of ovulation. With special references to certain cases of sterility and functional bleeding. Amer. J. Obstetr. **37**, 605 (1939). ~ Gynecologic and obstetric pathology. Philadelphia: W. B. Saunders Company 1953. — **Novak, J.**: Der heutige Stand der Zwischenzellenfrage. Ber. Gynäk. **17**, 769—832 (1930). ~ Die Häufigkeit der Mißgeburten in den Nachkriegsjahren 1945—1949. Zbl. Gynäk. **72**, 1313—1328 (1950). — **Nowakowski, H.**: Zur Auslösung der Ovulation durch elektrische Reizung des Hypothalamus beim Kaninchen und ihre Beeinflussung durch Rückenmarkdurchschneidung. Acta neurovegetativa (Wien) **1**, 13—39 (1950). — **Nürnberger, L.**: Morphologische Untersuchungen über die Entstehung der Follikelflüssigkeit. Arch. Gynäk. **163**, 316 (1936). — **Nunes, J. P.**: Rythme ovogénétique et rythme interstitiel (Lapine). C. r. Soc. Biol. Paris **111**, 598—599 (1932). ~ Sur l'origine de la glande interstitielle de l'ovaire. C. r. Soc. Biol. Paris **111**, 599—600 (1932). — **Nussbaum, M.**: Zur Differenzierung des Geschlechts im Tierreiche. Arch. mikrosk. Anat. **18** (1880).

**Ober, K. G.:** Die Behandlung der unzulänglichen Keimdrüsenfunktion. In Biologie und Pathologie des Weibes, Bd. II/2, S. 725. Berlin: Urban & Schwarzenberg 1952. — **Odeblad, E.:** Unfertilized rabbit ova in $P^{32}$-autoradiography. Exper. Cell Res. 2, 574—576 (1951). ~ Unfertilized rabbit ova in $S^{32}$ autoradiography. Exper. Cell Res. 3, 694—695 (1952a). ~ A biophysical study on the follicular fluid of the rabbit. Acta endocrinol. (Copenh.) 11, 269—274 (1952b). ~ Observation on the rabbit ovary with beta radiography. Acta endocrinol. (Copenh.) 11, 275—281 (1952c). ~ Contributions to the theory and technique of quantitative autoradiography with $P^{32}$ with special reference to the granulosa tissue of the Graafian-follicles in the rabbit. Acta radiol. (Stockh.) Suppl. 93 (1952d). — **Odeblad, E., and H. Boström:** A time-picture relation study with autoradiography on the uptake of labelled sulphate in the Graafian follicles of the rabbit. Acta radiol. (Stockh.) 39, 137—140 (1953). — **Odor, D. Louise, and R. J. Blandau:** Observations on the formation of the second polar body in the rat ovum. Anat. Rec. 110, 329—347 (1951). — **Oehler, J. E.:** Beitrag zur Kenntnis des Ovarialepithels und seiner Beziehung zur Oogenese. Untersuchungen an fetalen und kindlichen Ovarien. Acta anat. (Basel) 12, 1 (1951). — **Ogorek, M.:** Funktionierendes Ovarium bei nie menstruierter Frau. Zbl. Gynäk. 1911, 1236. — **Olivo, O. M.:** Connettivo, cellule della granulosa e uova prelevati da ovaio umano e coltivati „in vitro". Arch. ital. Anat. e Embriol. 33 (1934). — **Ortmann, R.:** Zur Darstellung der Gesamtlipoide an Pflügerschen Schläuchen und Oozyten im Hundeovar. Morph. Jb. 95, 142—150 (1955). **Overzier, Cl.:** Die Intersexualität. In Handbuch der medizinischen Sexualforschung. Stuttgart: Ferdinand Enke 1955.

**Paesi, F. J. A.:** The effect of small doses of oestrogen on the ovary of the immature rat. Acta endocrinol. (Copenh.) 11, 251—268 (1952). — **Paladino, G.:** Ulteriori ricerche sulla distruzione e rinnovamento continuo del parenchima ovarico nei mammiferi. Napoli: A. Morano 1887. Anat. Anz. 2, 835 (1887). ~ La rinnovazione del parenchimo ovarico nella donna. Monit. zool. ital. 5, 72, 140 (1894). ~ Sur le typé de structure de l'ovaire. Arch. di Biol. 29, 139—143 (1898). — **Palla, V.:** Richerche isotomiche sulla pseudomucina del „Liquor folliculi". Arch. ital. Anat. 52, 246—257 (1947). — **Palmer, R.:** Les tests de l'ovulation chez la femme. Extrait du 10e Congrès français de Gynécologie Lyon 1946. — **Palmer, L. S., and C. H. Eckles:** Carotin, the principal natural yellow pigment of milk fat. Part III. Research Bull. No 11, Missouri Agr. Exper. Sta. 391, 1914. — **Pankow, O.:** Gravidität, Menstruations- und Ovulationssklerose der Uterus- und Ovarialgefäße. Arch. Gynäk. 80, 271—283 (1906). — **Parhon-Stefanescu, C.:** L'action de la gynechormone sur la glande interstitielle de l'ovaire. Rev. franç. Endocrin. 12 (1934). — **Parkes, A. S.:** Androgenic activity of the ovary. Recent Progr. in Hormone Res. 5, 101—114 (1950). — **Parvis, V. P., e Fr. Rilke:** Evoluzione nel corso dell'età dei vasi e dei dispositivi di regolazione del circolo nell'ilo ovarico umano. Arch. ital. Anat. e Embriol. 57, 115—151 (1952). — **Patzelt, V.:** Der Bauplan des Eierstockes nach Befunden beim Dachs. Anat. Anz. 88 (Erg.h.), 301—303 (1939). ~ Das endokrine System und die Zwischenzellen. Wien: Springer 1947. ~ Über das Ovarium der Karnivoren und seine Zwischenzellen. Z. mikrosk.-anat. Forsch. 61, 309—359 (1955). ~ Hermaphroditismus und Intersexualität. Roux' Arch. 148, 195 bis 217 (1955). ~ Der Eierstock der Säugetiere und die Phylogenese. Erg. Anat. 35, 99—132 (1956). — **Pawlowski, E.:** Über die sogenannten Hiluszellen des Ovariums. Diss. Berlin 1929. — **Payne, R. W., and A. A. Hellbaum:** The effect of estrogenes on the ovary of the hypophysectomized rat. Endocrinology 57, 193—199 (1955). — **Pearson, O. P., and R. K. Enders:** Ovulation, maturation and fertilization in the fox. Anat. Rec. 85, 69—83 (1943). — **Pederson, E. St.:** Histogenesis of lutein tissue of the albino rat. Amer. J. Anat. 88, 397—427 (1951). — **Pederson, E. St., and J. S. Latta:** Luteinization of theca interna cells in the ovaries of albino rats. Anat. Rec. 97 (1947). — **Petrova, E. N., i O. K. Darzine:** Über das Rete ovarii des Weibes. Akuš. i Ginek. 2 (1938). — **Petry, G.:** Die Ursachen der Ovulation. Z. Geburtsh. 130, 236—243 (1949). ~ Die Konstruktion des Eierstockbindegewebes und dessen Bedeutung für den ovariellen Zyklus. Z. Zellforsch. 35, 1—32 (1950). — **Pfannenstiel:** Die Erkrankungen des Eierstockes und Nebeneierstockes. In Veits Handbuch der Gynäkologie, Bd. IV/1. Wiesbaden 1908. — **Pflüger, E. F. W.:** Über die Eierstöcke der Säugethiere und des Menschen. Leipzig: Wilhelm Engelmann 1863. — **Phail Mc., M. K., A. S. Parkes and W. E. White:** Ovulation after blood dilution and cross-circulation. J. of Physiol. 79, 180 (1933). — **Philipp, E.:** Die primäre Amenorrhoe. Arch. Gynäk. 183, 247—264 (1953). — **Philipp, E., u. H. Huber:** Die Sterilität der alternden Frau. Zbl. Gynäk. 1940, 49—66. — **Philipp, E., u. H. H. Stange:** Das polyzystische Ovarium. Dtsch. med. Wschr. 1954, 1519—1522. — **Pick, L.:** Über den wahren Hermaphroditismus des Menschen und der Säugetiere. Arch. mikrosk. Anat. 84, 119—242 (1914). — **Pincus, G.:** Observations on the living eggs of the rabbit. Proc. Roy. Soc. Lond., Ser. B 107, 132 (1930). ~ The eggs of mammals. New York: Macmillan & Co. 1936. — **Pincus, G., and N. Werthessen:** The continued injection of oestrin into young rats. Amer. J. Physiol. 103, 631—636 (1933). — **Pines, L., u. B. Schapiro:** Über die

Innervation des Eierstockes. Z. mikrosk.-anat. Forsch. **20**, 327—372 (1930). — **Piroli, G.:** Rapporti fra ipofisi e rete ovarica. Atti Soc. ital. Ostetr. **34** (1938). — **Plate, W. P.:** Hirsutism in ovarian hyperthecosis. Acta endocrinol. (Copenh.) **8**, 17—32 (1951). — **Pliske, E. C.:** Studies on the influence of the zona pellucida in atresia. J. of Morph. **67** (1940). — **Podleschka, K.,** u. **H. Dworzak:** Über Autotransplantationen von Ovarien in die vordere Augenkammer des Kaninchens. Zbl. Gynäk. **1933**, 2114. — **Polano, O.:** Beiträge zur Anatomie der Lymphbahnen im menschlichen Eierstock. Mschr. Geburtsh. **17**, 281—295, 466—496 (1903). — **Politzer, G.:** Die Keimbahn des Menschen. Z. Anat. **100**, 331—361 (1933). — **Ponse, K.:** La differentiation du sexe et l'intersexualité chez les vertébrés. Facteurs héréditaires et hormones. Lausanne: F. Rouge et Cie. 1949. — **Popoff, N.:** Testicular tubular adenoma of the ovary. Its etiologic relation to embryonic vestiges and spontaneous sex reversal of the female gonads. Report of a case. Arch. of Path. **9** (1930). ~ L'ovaire d'une ourse (Ursus arctos) de quatre ans. Bull. Assoc. Anatomistes **1934**, 471—484. — **Poulhès, J.,** et **J. Gaubert:** Les artères parenchymateuses de l'ovaire. (Variations avec l'age.) C. r. Assoc. Anat. Paris **82**, 880—884 (1954). — **Pratt, J. P.:** The human corpus luteum. Arch. of Path. **19**, 380 (1935). — **Priesel, A.:** In Henke-Lubarsch' Handbuch der pathologischen Anatomie, Bd. IV/3. Berlin: Springer 1931. — **Proctor, Fr. E., J. P. Greeley** and **Ph. K. Rathmell:** Malignant thecoma of the ovary. Amer. J. Obstetr. **62**, 185 (1951). — **Puga, J.:** Beitrag zum Problem des Vorhandenseins einer interstitiellen Drüse im Eierstock. Rev. españ. Obstetr. **16** (1931).

**Ramsay, A. J.,** and **J. F. McCahey:** The potential bisexual character of the ovary. A preliminary report. Amer. J. Obstetr. **36** (1938). — **Rander Mestre, J.:** Beiträge zur Kenntnis der Endokrinologie des Ovars. Rev. méd. Barcelona **15** (1931). — **Raynaud, A.:** Formations syncytiales observées dans les ovaires de jeunes rats. Ann. d'Endocrin. **8**, 141—164 (1947). — **Reagan, J. W.:** Ceroid pigment in the human ovary. Amer. J. Obstetr. **59**, 433—436 (1950). — **Reboul, J., H. Davis** and **H. B. Friedgood:** Electrical studies of ovulation in the rabbit. Amer. J. Physiol. **120**, 724 (1937). — **Reinberger, J. R.,** and **Cl. S. Simkins:** An analysis of a human ovotestis. Associated with a congenitally bisected uterus herniated into the inguinal canals. Amer. J. Obstetr. **36** (1938). — **Remouchamps, L.,** et **P. F. Ghijsbrecht:** Contribution à l'étude endicronologique des facteurs de virilisation chez la femme. Acta clin. belg. **8**, 348—362 (1953). — **Rennels, E. G.:** Some factors influencing the cholesterol content of the interstitial tissue of the immature rat ovary. Anat. Rec. **105** (1949). ~ Influence of hormones on the histochemistry of ovarian interstitial tissue in the immature rat. Amer. J. Anat. **88**, 63—107 (1951). — **Revoltella, G.:** Distruzione chimica del simpatico ovarico (isofenolizzazione) e resezione dell'ipogastrico superiore nelle disfunzioni genitali. Clin. ostetr. **32** (1930). ~ Ricerche sperimentali e primi rilievi chinici e anatomopatologici sulla distruzione chinica o interruzione del simpatico ovarico. Chin. ostetr. **33**, (1931). — **Reynolds, S. R. M.:** Adaptation of the spiral artery in the rabbit ovary to changes in organsize after stimulation by gonadotrophins; effect of ovulation and luteinization. Endocrinology **40**, 381—387 (1947). ~ Distortion of the spinal artery in the ovary associated with corpus hemorrhagicum cysts. Endocrinology **40**, 388—394 (1947). ~ Morphological determinants of the flow characteristics between an artery and its branch, with special reference to the ovarian spiral artery in the rabbit. Acta anat. (Basel) **5**, 1—16 (1948). ~ The vasculature of the ovary and ovarian function. Recent Progr. in Hormone Res. **5**, 65—100 (1950). — **Riquier, S. K.:** Der innere Netzapparat in den Zellen des Corpus luteum. Arch. mikrosk. Anat. **75**, 772 (1910). — **Robertson, Gordon G.:** Response of adult rat ovaries to stilbestrol. Anat. Rec. **103**, 555 (1949). — **Robinson, A.:** The formation, rupture and closure of ovarian follicles in ferrets and ferret-polecat hybrids and some associated phenomena. Trans. Roy. Soc. Edinburgh **52**, 302—362 (1918). — **Robinson, T. J.:** The production of coincident oestrus and ovulation in the anoestrous ewe with progesterone and pregnant mare serum. J. of Endocrin. **10**, 117—123 (1954). — **Rock, J.:** Physiology of human conception. New England J. Med. **240**, 804 (1949). — **Rockenschaub, A.:** Theca- und Stroma-Luteinzellen des Eierstockes als fluorescierende Körnchenzellen („Fluorocyten"). Geburtsh. u. Frauenheilk. **10**, 829—834 (1950). ~ Die Eigenfluoreszenz in Follikeln und Gelbkörper. Zur Frage der Lokalisation und Dauer der Hormonbildung während des Cyclus. Zbl. Gynäk. **1951**, 1206 bis 1212. — **Rodriguez-Soriano, J. A.:** La histofisiologia del ovario fetal e infantil. Arch. Pediatr. (Barcelona) **2**, 441—451 (1952). — **Rollhäuser, H.:** Superfetation in a mouse. Anat· Rec. **105**, 657—663 (1949). — **Romeis, B.:** Geschlechtszellen oder Zwischenzellen? Kritisches Referat über die Ergebnisse der einschlägigen Arbeiten des letzten Jahres. Klin. Wschr. **1922**, 960—967. ~ Über weitere Fälle von langjährigen Hodentransplantaten mit nachgewiesener inkretorischer Funktion. Anat. Anz. **94**, 401—416 (1943). — **Rottinghuis, H.:** L'hirsutisme dans le syndrome de Stein-Leventhal. Gynaecologia (Basel) **134**, 108—116 (1952). — **Ruge, C.:** Über Ovulation, Corpus luteum und Menstruation. Arch. Gynäk. **100**, 20 (1913). ~ Follikelsprung und Befruchtung. Arch. Gynäk. **109**, 302 (1918). ~ Über die Beziehungen zwischen Ovulation und Menstruation. Zbl. Gynäk. **1943**, 755. — **Runge, E.:**

Beitrag zur Anatomie der Ovarien Neugeborener und Kinder vor der Pubertätszeit. Arch. Gynäk. 80, 43—67 (1906). — **Runge, H.:** Beobachtungen über violente Ovulation beim Menschen. Zbl. Gynäk. 1942, 1858. — **Runner, M. N.,** and **A. J. Ladman:** The time of ovulation and its diurnal regulation in the post-parturitional mouse. Anat. Rec. 108, 343—361 (1950). — **Russo, A.:** Sui mutamenti che subiscono e mitochondri ed i materiali deutoplasmici dell oocite di coniglia in diversi periodi di inanizione. Arch. Zellforsch. 5, 173 (1910).

**Sachs, B. A.,** and **D. Spiro:** Leydig (sympathicotropic) cell tumor of the ovary: report of a case with virilism, including postmortem findings. J. Clin. Endocrin. 11, 878—889 (1951). — **Saintmont, G.:** Recherches relatives à l'organogénèse du testicle et l'ovaire chez le chat. Archives de Biol. 22, 71—161 (1906). — **Sakaguchi, Z.:** Histologische Beobachtungen über die nervöse Innervation des Eierstockes beim Menschen. J. of Orient. Med. 30, 795—826 (1939). — **Salazar, A. L.:** Notes de laboratoire. II. Sur l'origine du tissu interstitiel de l'ovaire. Fol. Anat. Univ. Conimbrigensis 7, 14—17 (1932). — **Salvi, F.:** Le Mastzellen dell'ovaio umano. Richerche istochimiche. I. Biol. Lat. (Milano) 5, 284—291 (1952). — **Sauramo, H.:** Histology, histopathology and function of the senile ovary. Ann. chir. et gynaec. fenn. 41, Suppl. 1, 66 (1952). ~ Histology and function of the ovary from the embryonic period to the fertile age. Acta obstetr. scand. (Stockh.) 33, Suppl. 2, 1—25 (1954a). ~ Development, occurrence, function and pathology of the rete ovarii. Acta obstetr. scand. (Stockh.) 33, Suppl. 2, 29—46 (1954b). ~ Development, occurrence and pathology of aberrant adrentocortical tissue in the region of the ovary. Acta obstetr. scand. (Stockh.) 33, Suppl. 2, 49—58 (1954c). ~ Occurrence, function and pathology of ovarian sympathicotropic cells, with special reference to their differentiation from interstitial or hilus cells. Acta obstetr. scand. (Stockh.) 33, Suppl. 2, 59—81 (1954d). ~ Some observations on ovarian function, with special reference to the thecal tissue, the so-called interstitial gland and the male part of the ovary. Acta obstetr. scand. (Stockh.) 33, Suppl. 2, 135—139 (1954e). ~ The anatomy, histology, histopathology and function of the ovarian vascular system. Acta obstetr. scand. (Stockh.) 33, Suppl. 2, 113—124 (1954f). — **Scaglione, S.:** Ormone follicolare e ovaio. Riv. ital. Ginec. 11 (1930). ~ Le cellule interstiziali ovariche nelle forme infiammatorie degli annessi. Riv. ital. Ginec. 12 (1931). — **Schaffer, J.:** Lehrbuch der Histologie, 3. Aufl. Wien u. Berlin: Urban & Schwarzenberg 1933. — **Schapiro, G.:** Zur Frage des Hermaphroditismus. Virchows Arch. 266, 392—406 (1927). — **Schmidt, J. G.,** and **Fr. G. Hoffman:** Proliferation and ovogenesis in germinal epithelium of the normal mature guinea pig ovary, as shown by the colchicine technic. Amer. J. Anat. 68, 263—272 (1941). — **Schrank, P.:** Zur Ätiologie der Schreckblutungen. Zbl. Gynäk. 1944, 280. ~ Die Knaussche Lehre und ihre Beziehung zur Notzuchtkonzeption. Zbl. Gynäk. 73, 952 (1951). — **Schrank, P.,** u. **K. H. Koch:** Untersuchungsergebnisse an 732 Vergewaltigungen. Z. Geburtsh. 130, 200 (1949). — **Schröder, R.:** Die weiblichen Genitalorgane. In Handbuch der mikroskopischen Anatomie des Menschen, Bd. VII/1. Berlin: Springer 1930. ~ Kritische Bemerkungen zum Thema „Menstruation und Ovulation". Zbl. Gynäk. 1943. ~ Die Klinik des normalen und gestörten mensuellen Cyclus. Arch. Gynäk. 183, 204—236 (1953). — **Schütz, H.:** Das Verhalten des Uterus und der Vagina des Igels (Erinaceus europaeus et romanus L.) während des Oestrus, Anoestrus, der Gestation und der Lactation. Z. mikrosk.-anat. Forsch. 59, 463—522 (1953). — **Schwarz, O. H.,** and **Cl. C. Young:** The structure and function of the cortex of the human ovary. Amer. J. Obstetr. 59, 820—830 (1950). — **Seiferle, E.:** Die sogenannten interstitiellen Zellen des Eierstockes und ihre Beziehungen zu Stroma und Ovarialzyklus, im besonderen beim Schwein. Z. Zellforsch. 25, 421—475 (1936). — **Seitz, L.:** Die Follikelatresie während der Schwangerschaft, insbesondere die Hypertrophie und Hyperplasie der Theca interna-Zellen und ihre Beziehungen zur Corpus luteum-Bildung. Arch. Gynäk. 77, 203 (1906). ~ Über Follikelsprung und Ovulation in der Schwangerschaft. Zbl. Gynäk. 1908, 332. ~ Die verschiedenen Formen ovarieller Unzulänglichkeit in ihrer Wirkung auf die uterine Blutausscheidung, die Bedeutung des Follikelsprungs und das Vorkommen eines anovulatorischen ein- und zweiphasigen unterschwelligen blutungsfreien Zyklus. Geburtsh. u. Frauenheilk. 3, 278 (1941). — **Seitz, L.,** u. **H. Wintz:** Über die Beziehungen des Corpus luteum zur Menstruation. Mschr. Geburtsh. 49, 1 (1919). — **Selye, H.:** Textbook of Endocrinology, 2. Aufl. Montreal 1947. — **Selye, H.,** and **J. B. Collip:** Production of exclusively thecal luteinization and continuous oestrus with anterior-pituitary-like hormon. Proc. Soc. Exper. Biol. a. Med. 30, 647—649 (1933). — **Selye, H., J. B. Collip** and **D. L. Thomson:** Studies on the effect of pregnancy on the ovary. Anat. Rec. 58 (1934). — **Shaw, W.:** The origin of lutein cells of the corpus luteum. Proc. Roy. Soc. Med. 19, 22 (1926). ~ Interstitial cells of the human ovary. J. Obstetr. 33, 183 (1926). ~ Ovulation and menstruation. Brit. Med. J. 1934 I, 7. — **Sheehan, H. L.:** L'ovaire dans l'insuffisance hypophysaire. Ann. d'Endocrin. 14, 700—702 (1953). — **Shettles, L. B.:** Observations on human follicular and tubal ova. Amer. J. Obstetr. 66, 235—247 (1953). ~ Further observations on living human oocytes and ova. Amer. J. Obstetr. 69, 365—371 (1955). — **Shippel, S.:** The ovarian theca cell. Part IV. The hyperthecosis syndrome. J. Obstetr., N. S. 62, 321—353

(1955). — **Siebke, H.:** Thelykinin und Androkinin, das weibliche und männliche Sexualhormon im Körper der Frau. Arch. Gynäk. **146,** 417—462 (1931). ~ Welche Mengen von Follikelhormon und Androkinin finden sich in den Exkreten während des normalen mensuellen Zyklus und nach Follikelhormonzufuhr? Arch. Gynäk. **156,** 317—329 (1933). — **Siegler, S. L.:** Fertility in women. Philadelphia: J. B. Lippincott Company 1944. — **Siegler, S. L.,** and **M. J. Fein:** Studies in artificial ovulation with the hormone of pregnant mares' serum. Amer. J. Obstetr. **38** (1939). — **Siegmund, H.:** Über den Einfluß des Hypophysenvorderlappens auf den Ablauf der Sexualfunktion. Zbl. Gynäk. **1928,** 1189—1196. ~ Über die Ursachen der Periodik des Zyklus. Arch. Gynäk. **139,** 521 (1930). ~ Ein Vergleich morphologischer und biologischer Funktionsforschung auf dem Gebiete des Corpus luteum. Arch. Gynäk. **145,** 512 (1931). ~ Zum Problem der neurohormonalen Steuerung der die Art erhaltenden Funktionen des Weibes. Acta neurovegetativa (Wien) **1,** 294—316, 565—589 (1950). — **Simkins, Cl. S.:** Origin of the sex cells in man. Amer. J. Anat. **41,** 249—293 (1928). ~ Development of the human ovary from birth to sexual maturity. Amer. J. Anat. **51,** 465—505 (1932). — **Simonnet, H., L. Thiéblot** et **T. Melik:** Influence de l'épiphyse sur l'ovaire du jeune rat. Ann. d'Endocrin. **12,** 202—205 (1951). — **Škreb, N.:** Experimentelle Untersuchungen über die äußeren Ovulationsfaktoren bei der Fledermaus Nyctalus noctula. Naturwiss. **41,** 484 (1954). — **Slater, D. W.,** and **E. J. Dornfeld:** Quantitative aspects of growth and oocyte production in the early prepubertal rat ovary. Amer. J. Anat. **76,** 253 (1945). — **Slavjansky, Kr.:** Zur normalen und pathologischen Histologie des Graafschen Bläschens beim Menschen. Virchows Arch. **51,** 470—495 (1870). — **Slonaker, J. R.:** Superfetation in the albino rat. Amer. J. Physiol. **108,** 322—323 (1934). — **Sluiter, J. W.:** Experimentelle Untersuchungen über die Funktion des Interstitiums der Gonade. Z. Zellforsch. **33,** 311—335 (1945). ~ Sexual maturity in bats of the genus Myotis. II. Females of M. mystacinus and supplementary data on female M. myotis and M. emarginatus. Proc. Kon. Ned. Akad. Wetensch. C **57,** 696—700 (1954). — **Sluiter, J. W.,** u. **L. Bels:** Follicular growth and spontaneous ovulation in captive bats during the hibernation period. Proc. Kon. Ned. Akad. Wetensch. C **54,** 585—593 (1951). — **Smith, A. D.** and **A. R. Buchanan:** A case of superfetation in the pig. J. of Anat. **61,** 329—332 (1927). ~ Further cases of superfetation in pigs and sheeps. J. of Anat. **62,** 100—104 (1927). — **Smith, J. T.:** Some observations on the rupture of the graafian follicles in rabbits. Amer. J. Obstetr. **27** (1934). ~ Rupture of graafian follicles. Amer. J. Obstetr. **33** (1937). — **Smith, J. T.,** and **R. C. Ketteringham:** Rupture of the graafian follicles. II. Amer. J. Obstetr. **36** (1938). — **Sneider, M. E.:** Rhytmus of ovogenesis before sexual maturity in the rat and cat. Amer. J. Anat. **67,** 471—499 (1940). — **Sobotta, J.:** Die Befruchtung und Furchung des Eies der Maus. Arch. mikrosk. Anat. **45,** 15—42 (1895). ~ Über die Bildung des Corpus luteum bei der Maus. Arch. mikrosk. Anat. u. Entw.mechan. **47** (1896). ~ Über die Bildung des Corpus luteum beim Kaninchen. Anat. H. **8,** 469 (1897). ~ Die Bildung der Richtungskörper bei der Maus. Anat. H. **35,** 49 (1907). — **Sobotta, J.,** u. **G. Burckhard:** Reifung und Befruchtung des Eies der weißen Ratte. Anat. H. **42,** 433—497 (1910). — **Sodano, A.:** Corpo atresico e corpo albicante nella ciclica funzionalita ovarica. Arch. Ostetr. **42** (1935). — **Sohma:** Über die Histologie der Ovarialgefäße in den verschiedenen Lebensaltern, mit besonderer Berücksichtigung der Menstruations- und Ovulationssklerose. Arch. Gynäk. **84,** 377—420 (1908). — **Solomons, B.,** and **J. W. B. Gatenby:** Notes on the formation, structure and physiology of the corpus luteum of man, the pig and the duck-billed platypus. J. Obstetr. **31,** 580 (1924). — **Sommers, Sh. C.:** Ovarian rete cysts. Amer. J. Path. **29,** 853—859 (1953). — **Spanner, R.:** Präparate peripherer Blutstromregulationsmechanismen. Verh. Anat. Ges. Leipzig 1938. Anat. Anz. **98** (Erg.h.), 203. — **Spatz, H.:** Das Hypophysen-Hypothalamus-System in seiner Bedeutung für die Fortpflanzung. Anat. Anz. **100** (Erg.h.), 46—86 (1954). — **Stafford, W. T.,** and **H. W. Mossman:** Ovarian interstital gland tissue and its relation to pregnancy cycle in guinea pig. Anat. Rec. **93,** 97—107 (1945). — **Stein, K.,** and **D. Foreman:** Effect of thyroid substances in the ovarian capsule upon mitosis in the germinal epithelium. Anat. Rec. **105,** 643—655 (1949). — **Steinach, E.:** Pubertätsbildung und Zwitterbildung. Arch. Entw.mechan. **42** (1916). — **Steinach, E.,** u. **G. Holzknecht:** Erhöhte Wirkungen der inneren Sekretion bei Hypertrophie der Pubertätsdrüsen. Roux' Arch. mikrosk. Anat. u. Entw.mechan. **42,** 490 bis 507 (1917). — **Steinach, E., H. Kun** u. **W. Hohlweg:** Reaktivierung des senilen Ovars und des Gesamtorganismus auf hormonalem Wege. Arch. ges. Physiol. **219,** 325 (1928). — **Steinforth, Th.:** Fettbefunde im Corpus luteum bei Extrauteringravidität im Vergleich mit denen bei normaler intrauteriner Gravidität. Zur Frage der Rückbildung des Corpus luteum in früher Zeit der Schwangerschaft. Z. Geburtsh. **92,** 71—93 (1927). — **Sternberg, W. H.:** The morphology, androgenic function, hyperplasia and tumors of the human ovarian hilus cells. Amer. J. Path. **25,** 493—521 (1949). — **Sternberg, W. H.,** and **C. J. Gaskill:** Theca-cell tumors. With a report of twelve new cases and observations on the possible etiologic role of ovarian stromal hyperplasia. Amer. J. Obstetr. **59,** 575—587 (1950). — **Sternberg, W. H., A. Segaloff** and **C. J. Gaskill:** Influence of chorionic gonadotropin on human ovarian hilus cells (Leydig-like cells). J. Clin. Endocrin. a. Metabolism **13**, 139—153 (1953). — **Stieve, H.:** Die inkretorische Tätigkeit der Keimdrüse und ihr Einfluß auf die Gestaltung des Körpers. Naturwiss. **46**, 805—903 (1920). ~ Untersuchungen über die Beziehungen zwischen Gesamtkörper und Keimdrüsen. V. Weitere Untersuchungen an männlichen und weiblichen Gänsen sowie an Haushähnen. Ein Beitrag zum Einfluß der Domestikation auf die Geschlechtstätigkeit und die Vermehrung der Arten nebst weiteren Beobachtungen über das Zwischengewebe. Z. mikrosk.-anat. Forsch. **5**, 464—624 (1926). ~ Die regelmäßigen Veränderungen der Muskulatur und des Bindegewebes der menschlichen Gebärmutter in ihrer Abhängigkeit von der Follikelreife und der Ausbildung eines gelben Körpers nebst Beschreibung eines menschlichen Eies im Zustand der ersten Reifeteilung. Z. mikrosk.-anat. Forsch. **6**, 351—397 (1926). ~ Untersuchungen über die Wechselbeziehungen zwischen Gesamtkörper und Keimdrüsen. VI. Der Einfluß des Koffeins auf die Fortpflanzung des Russenkaninchens. Z. mikrosk.-anat. Forsch. **15**, 599—652 (1928). ~ Beobachtungen an menschlichen Eierstöcken. Z. mikrosk.-anat. Forsch. **22**, 591—659 (1930). ~ Untersuchungen über die Wechselbeziehungen zwischen Gesamtkörper und Keimdrüsen. VIII. Durch Kaffeegenuß bewirkte Schädigung der Eierstöcke und der Fruchtbarkeit. Z. mikrosk.-anat. Forsch. **33**, 329—372 (1933). ~ Die Beziehungen zwischen Follikelsprung und Brunst beim Hausschaf. Z. mikrosk.-anat. Forsch. **36**, 481—487 (1934). ~ Anatomische Bemerkungen zu der Frage: Wann wird das Ei aus dem Eierstock ausgestoßen? Zbl. Gynäk. **66**, 997—989 (1942). ~ Der Einfluß von Angst und psychischer Erregung auf Bau und Funktion der weiblichen Geschlechtsorgane. Zbl. Gynäk. **66**, 1456 (1942). — Der Einfluß des Nervensystems auf Bau und Leistung der weiblichen Geschlechtsorgane des Menschen. Leipzig: Akademische Verlagsgesellschaft 1942. ~ Weitere Tatsachen zur Klärung der Frage: Wann wird das Ei aus dem Eierstock ausgestoßen? Zbl. Gynäk. **67**, 58—77 (1943). ~ Über Menstruation und Ovulation. Geburtsh. u. Frauenheilk. **5**, 74—83 (1943). ~ Über Follikelreifung, Gelbkörperbildung und den Zeitpunkt der Befruchtung beim Menschen. Z. mikrosk.-anat. Forsch. **53**, 467—582 (1943). ~ Paracyclische Ovulationen. (Anatomische Tatsachen, welche die klinischen Beobachtungen erklären, daß bei der gesunden, geschlechtstüchtigen Frau keine physiologisch unfruchtbare Zeit besteht.) Zbl. Gynäk. **68**, 258 (1945). ~ Ovulationen ohne Corpus luteum-Bildung beim Menschen. Med. Klin. **1946**, Nr 20. ~ Über physiologische und pathologische Veränderungen der Nebenniere des Menschen und ihre Abhängigkeit von der Tätigkeit der Keimdrüsen. Z. Geburtsh. **127**, 209—231 (1947). ~ Anatomisch nachweisbare Vorgänge im Eierstock des Menschen und ihre umweltbedingte Steuerung. Geburtsh. u. Frauenheilk. **9**, 639 (1949). ~ Der Ovarialcyclus vom Standpunkt der vergleichenden Anatomie. Naturwiss. **37**, 8—13, 33—38 (1950). ~ Anatomisch-biologische Untersuchungen über die Fortpflanzungstätigkeit des europäischen Rehes (Capreolus capreolus L.). Z. mikrosk.-anat. Forsch. **55**, 427—530 (1950). ~ Die heutige Auffassung über den Ablauf des Zyklus und seine Anomalien. Zbl. Gynäk. **72**, 897—907 (1950). ~ Die Oocytenschwäche der alternden Frau. Zbl. Gynäk. **73**, 637—643 (1951). ~ Die Geschlechtsorgane der alternden Frau und die Bedeutung der Altersveränderungen für die Entstehung von Mißbildungen. Verh. anat. Ges. **1951**, 23—48. ~ Angeblich sterile Zeiten im Leben geschlechtstüchtiger Frauen. Z. Geburtsh. **136**, 117—136 (1952). ~ Der Einfluß des Nervensystems auf Bau und Tätigkeit der Geschlechtsorgane des Menschen. Stuttgart: Georg Thieme 1952. ~ Cyclus, Physiologie und Pathologie (Anatomie). Arch. Gynäk. **183**, 178—203 (1953). — **Stieve-Miegel, Br.:** Über Superfetation bei der Bisamratte (Ondatra zibethica L.). Z. mikrosk.-anat. Forsch. **61**, 82—92 (1954). — **Stöckl, E.:** Über ein mikroskopisches Bild des Vorderlappens der Hypophyse bei einer sekundären Amenorrhoe. Zbl. Gynäk. **1948**, 1220—1226. ~ Sellabefunde bei primärer Amenorrhoe. Zbl. Gynäk. **1950**, 908—915. — **Stöhr jr., Ph.:** Das periphere Nervensystem. In Handbuch der mikroskopischen Anatomie des Menschen, Bd. IV/1. Berlin: Springer 1928. ~ Zusammenfassende Ergebnisse über die Endigungsweise des vegetativen Nervensystems. Acta neurovegetativa (Wien) **10**, 21—109 (1954). — **Strassmann, E.:** Eizelle und Follikel bei vitaler Färbung. Z. Geburtsh. **105** (1933). ~ Theca interna-Keil als Wegbahner des Follikels. Arch. Gynäk. **158**, 628—638 (1934). ~ Mehrkernige Eizellen, mehreiige Follikel und Doppelfollikel bei vitaler Färbung. Arch. Gynäk. **160**, 550—570 (1936). — **Strauss, F.:** Die Befruchtung und der Vorgang der Ovulation bei Ericulus aus der Familie der Centetiden. Internat. Z. Morph. u. Biol. **1**, 281 (1938). — **Streeter, G. L.:** Development horizons in human embryos. Carnegie Instn. Washington Publ. 541. Contrib. to Embryol. **30**, 211 (1942). — **Stricht, O. van der:** Sur le processus de l'excrétion des glandes endocrines: le corps jaune et la glande interstielle de l'ovaire. Archives de Biol. **27**, 585 (1912). ~ Étude comparée des ovules des mammifères aux différentes périodes de l'ovogenèse d'après les travaux de Laboratoire d'Histologie et d'Embryologie de l'Université de Gand. Archives de Biol. **33**, 229 (1923). — **Sturgis, S. H.:** Rate and significance of atresia of the ovarian follicle of the rhesus monkey. Contrib. to Embryol. **33**, 67—80 (1949). ~ The mechanism and control of primat ovulation. Fertility a. Sterility **1**, 40—52 (1950). — **Sturgis, S. H.,** and **J. K. Meigs:** Endometrial cycle and mechanism of normal menstruation. Amer. J. Surg. **33**, 396 (1936). — **Swezy, O.:** Ovogenesis and its relation to the hypophysis. Lancaster Science: Press 1933. ~ The changing concept of ovarian rhythms. Quart. Rev. Biol. 8, 423—433 (1933). — **Swezy, O.**, and **H. M. Evans:** Ovogenesis in the mammalia. Proc. Soc. Exper. Biol. a. Med. 27, 11 (1929). ~ The human ovarian germ cells. J. Morph. a. Physiol. 49 (1930). — **Szinay, G.**, u. **H. Jellinek:** Die Sklerose der Gefäße des Myometrium und der Ovarien. Acta morph. (Budapest) 1, 333—345 (1951).

**Taliaferro, J., E. J. Walls, S. Kay** and **R. H. Hoge:** Ovarian hilus cell (Leydig cell) hyperplasia associated with masculinization. Obstetr. Gynecol. Survey 8, 873 (1953). — **Tanaka, K.:** Atypical mitosis in the lutein cells of guinea-pigs. Kyushu Mem. Med. Sci. 3, 115—120 (1952). — **Tanioka, T.:** The effect of the hypertension and hypotension of maternal hypophysis to the genital gland of the female fetus. Jap. J. Obstetr. 19 (1936). — **Teoh, T. B.:** The structure and development of Walthard nests. J. of Path. 66, 433—439 (1953). — **Terni, T.:** Il corpo ultimobranchiale degli uccelli. Arch. ital. Anat. 24 (1927). — **Testa, M.:** Su una delle probabili funzioni biologiche del liquor folliculi e della secrezione luteinica. Arch. Ostetr. 36, 671—682 (1929). — **Thiele, W. H.:** Beobachtungen bei Einwirkung von Ultraschallwellen auf das Hypophysen-Zwischenhirnsystem schwangerer Versuchstiere. Arch. Gnnäk. 181, 210—216 (1952). — **Thomopoulou, H.**, u. **Ch. H. Li:** Histological effect of pituitary gonadotrophins on the ovaries of immature Swiss white mice. Acta endocrinol. (Copenh.) 15, 97—100 (1954). — **Thomson, A. P. D.**, and **S. Zuckerman:** Functional relations of the adenohypophysis and hypothalamus. Nature (Lond.) 171, 970 (1953). — **Thorek, M.:** The practicability of ovarian (auto-, homo- and hetero-) transplantation (with histologic proof). Endocrinology 14 (1930). — **Tietze, K.:** Vergleichende Studien zur Ovarialfunktion an Meerschweinchen und Katzen. Arch. Gynäk. 167, 253 (1938). ~ Zur Genese und Prognose der Notstandamenorrhoe. Zbl. Gynäk. 1948, 377—393. ~ In Biologie und Pathologie des Weibes. In Handbuch von Seitz-Amreich, Bd. II, S. 624. Berlin 1952. ~ Ergebnisse vergleichender Untersuchungen über den weiblichen Fortpflanzungs- und Entwicklungsrhythmus. Arch. Gynäk. 183, 289—294 (1953). — **Tietze, K.**, u. **R. Wegener:** Follikelwachstum und -atresie während der Schwangerschaft. Zbl. Gynäk. 1935, 1097. — **Tinklepaugh, O. L.:** The nature of periods of sex-desire in women and their relation to ovulation. Amer. J. Obstetr. 26, 335 (1933). — **Tommaselli, A.:** Su d'un particolare comportamento del tessuto elastico nelle varie fasi evolutive del corpo luteo. Ginecologia (Torino) 2 (1936). — **Torchiana, F.:** Ricerche istologiche nell'ovaia postchimaterica. Fcl. gynaec. (Genova) 30 (1933). — **Tourneux, F.:** L'organe de Rosenmüller (Epoophore) et le parovarium (Paroophore) chez les mammifères. J. Anat. et Physiol. Paris 1888, 169. ~ Hermaphroditisme de la glande génitale chez la Taupe femelle adulte et localisation des cellules interstitielle dans le segment spermatique. C. r. Assoc. Anatomistes, VI. sess. Bibliographie anat. Suppl. 1904. — **Treutler, K.:** Über das wahre Alter junger menschlicher Embryonen. Anat. Anz. 71, 245 (1930/31). — **Triepel, H.:** Betrachtungen über Ovulationstermin und Brunst. Anat. Anz. 52, 225 (1919). — **Tscherne, F.**, u. **K. Rak:** Zur Frage des Follikelsprungs beim verkürzten Zyklus. Z. Geburtsh. 132, 41—57 (1950). — **Turner, C. D.:** A spontaneous abnormality of the rats ovary accompanied by masculinization of the genitalia. Endocrinology 28, 729—739 (1941).

**Uffenorde, H.:** Zur Frage der Eineubildung im Eierstock der geschlechtsreifen Frau. Zbl. Gynäk. 1934, 1442. — **Umbaugh, R. E.:** Superovulation and ovum transfer in cattle. Amer. J. Vet. Res. 10 (1949). — **Unbehaun, G.:** Untersuchungen über die Einwirkung des Nicotins auf das Ovarium der weißen Maus. Arch. Gynäk. 147, 371—383 (1931).

**Velloso de Pinho, A.:** Sur une forme particulière de transformation folliculaire caractéristique de l'ovaire du lérot (Eliomys quercinos L.): faux corps jaunes métaplastiques. Anat. Rec. 30, 211 (1925). — **Villemin, F.:** Le corps jaune considéré comme glande à sécrétion interne de l'ovaire. Thèse Lyon 1908. — **Vincent, W. S.**, and **E. J. Dornfeld:** Localization and role of nucleic acids in the developing rat ovary. Amer. J. Anat. 83, 437—469 (1948). — **Vollmann, R.:** Variationsstatistische Analyse der Phasen des Genitalzyklus der Frau durch Auswertung des Intermenstrualschmerzes als Indikator für den Ovulationstermin. Mschr. Geburtsh. 110, 117 (1940). — **Vollmann, U.:** Untersuchungen über die Körpertemperatur der Frau in Korrelation zu den Phasen ihres Genitalzyklus. Mschr. Geburtsh. 111, 41 (1940).

**Wagner, G. A.:** Corpus luteum und Amenorrhoe (Corpus luteum persistens cysticum. Multiple Luteincysten). Zbl. Gynäk. 1928, 10. — **Waidl. E.:** Zur Frage eines Sexualzentrums im Zwischenhirn. Arch. Gynäk. 176, 811—822 (1949). ~ Das Verhalten des Eierstocks im Pfortadergebiet. Arch. Gynäk. 183, 312 (1953). — **Waldeyer, L.:** Zur Frage der Reaktivierung von senilen menschlichen Ovarien. Zbl. Gynäk. 1934, 2882. — **Waldeyer, W.:** Eierstock und Ei. Leipzig 1870. ~ Die Geschlechtszellen. In O. Hertwigs Handbuch der vergleichenden und experimentellen Entwicklungslehre der Wirbeltiere, Bd. 1. Jena: Gustav Fischer 1906. — **Wallart, J.:** Untersuchungen über die interstitielle Eierstockdrüse beim Menschen. Arch. Gynäk. 81, 271—339 (1907). ~ Über Frühstadien und Abortivformen der Corpus luteum-Bildung. Arch. Gynäk. 103, 544—563 (1914). ~ Über das paraganglionäre Gewebe des Eierstockes während der Schwangerschaft und bei Myom des Uterus. Arch. Gynäk. 138, 564—584 (1929). ~ Entfaltung und Rückbildung der paraganglionären Zellen im menschlichen Eierstock. Arch. Gynäk. **143**, 176—187 (1930). ~ Contribution à l'étude du rete ovarii. Archives de Biol. **40**, 1—17 (1930). ~ Weiterer Beitrag zur Frage des paraganglionären Gewebes im Eierstock. Arch. Gynäk. **154**, 205—214 (1933). ~ La rete et la disposition segmentaire de l'ovaire. Gynéc. et Obstétr. **30** (1934). ~ Zur Frage der interstitiellen Eierstockdrüse des Menschen. Z. Zellforsch. A **29**, 100—114 (1939). ~ Glande interstitielle ou glande thècale de l'ovaire chez la femme. Bull. Hist. appl. **18** (1941). — **Wallart, J.,** u. **S. Scheidegger:** Untersuchung von Ovarien und verwandten Organen im Alter. Arch. Gynäk. **165**, 188—238 (1937). — **Walthard, M.:** Die Beziehungen des Nervensystems zu den normalen Betriebsabläufen und zu den funktionellen Störungen im weiblichen Genitale. In Handbuch der Gynäkologie von Veit-Stoeckel, Bd. 11. München: J. F. Bergmann 1937. — **Walton, A.,** and **J. Hammond:** Observations on ovulation in the rabbit. J. of Exper. Biol. **6**, 190 (1928). — **Watrin, M.:** Étude histochimique et biologique du corps jaune de la femme. Arch. internat. Méd. expér. **1**, 97 (1924). — **Watzka, M.:** Vergleichende Untersuchungen über die ultimobranchialen Körper. Z. mikrosk.-anat. Forsch. **34**, 485—533 (1933). ~ Über Gefäßsperren und arteriovenöse Anastomosen. Z. mikrosk.-anat. Forsch. **39**, 521—544 (1936). ~ Über hypernephroide Gewebsbildungen in den Keimdrüsen der Säugetiere. Z. mikrosk.-anat. Forsch. **43**, 235—244 (1938). ~ Mikroskopisch-anatomische Untersuchungen über die Ranzzeit und Tragdauer des Hermelins (Putorius ermineus). Z. mikrosk.-anat. Forsch. **48**, 359—374 (1940). ~ Paraganglien. In Handbuch der mikroskopischen Anatomie des Menschen. Berlin: Springer 1943. ~ Über die Beziehung zwischen Corpus luteum und verlängerter Tragzeit. Z. Anat. **114**, 366—374 (1949). ~ Zur Frage des Vorkommens der Superfetatio. Morph. Jb. **91**, 253—265 (1952). ~ Wodurch wird die Temperaturerhöhung nach der Ovulation verursacht? Dtsch. med. Wschr. **1950**, 1231. ~ The anatomical basis of ovulation. J. Ind. Med. Prof. **1**, 470—474 (1955). — **Watzka, M.,** u. **J. Eschler:** Extraglanduläre Zwischenzellen im Eierstockhilus des Schweines. Z. mikrosk.-anat. Forsch. **34**, 238—248 (1933). — **Watzka, M.,** u. **G. Haselhorst:** Superfetatio. Geburtsh. u. Frauenheilk. **10**, 578—588 (1950). — **Wehefritz, E.,** u. **E. Gierhake:** Die Wirkung heterogener Sexualhormone auf die Ausbildung der Keimdrüse im Embryo. I. Arch. Gynäk. **142**, 602—617 (1930). — **Weishaupt, E.:** Über die pathologischen Veränderungen des Rete und der Markschläuche im Ovarium der *Meerschweinchen* mit einem Abriß der vergleichenden Entwicklung und Anatomie dieser Organteile. In Mayer-Schwalbe, Pathologie der Entwicklung, Bd. II. 1920. ~ Lipoide im menschlichen Ovarium. Mschr. Geburtsh. **56** (1921). — **Weisschedel, E.,** u. **H. Spatz:** Über die gonadotrope Wirksamkeit des Tuber cinereum bei Ratten. Ein Beitrag zur Lehre der endokrinen Tätigkeit des Gehirns („Neurosekretionslehre"). Dtsch. med. Wschr. **1942**, 1221. — **Westman, A.:** Über das Primat der Eizelle. Acta obstetr. scand. (Stockh.) **7**, 166 (1928). ~ Über die hormonale Funktion des unbefruchteten Eies. Arch. Gynäk. **156**, 550 (1934). ~ Untersuchungen über die Abhängigkeit der Funktion des Corpus luteum von den Ovarialfollikeln und über die Bildungsstätte der Hormone im Ovarium. Arch. Gynäk. **158**, 476—504 (1934). ~ Reaktivierung von senilen menschlichen Ovarien. Zbl. Gynäk. **1934**, 1090. ~ Untersuchungen über die endokrine Funktion der verschiedenen Eierstockzellen. Nord. med. Tidskr. **1935**. ~ Der Einfluß des Hypophysenzwischenhirnsystems auf die Sexualfunktionen. Schweiz. med. Wschr. **1942**, 113. ~ Unterschwellige Hormonproduktion normal entwickelter Ovarien. Mschr. Geburtsh. **114**, 199 (1942). ~ Die übergeordnete Regulation des Cyclus. Arch. Gynäk. **183**, 129—145 (1953). ~ The histological structure of the ovary in cases of virilism. Acta obstetr. scand. (Stockh.) **34**, 92—104 (1955). — **Westman, A.,** u. **D. Jacobsohn:** Experimentelle Untersuchungen über die Bedeutung des Hypophysen-Zwischenhirnsystems für die Produktion gonadotroper Hormone des Hypophysenvorderlappens. Acta obstetr. scand. (Stockh.) **17**, 235—265 (1937). ~ Endokrinologische Untersuchungen von Ratten mit durchtrenntem Hypophysenstiel. 1. Mitt. Hypophysenveränderungen und Kastration und Oestrinbehandlung. Acta obstetr. scand. (Stockh.) **18**, 99—108 (1938). ~ 2. Mitt. Reaktion der Ovarien auf Prolanzufuhr. Acta obstetr. scand. (Stockh.) **18**, 190—114 (1938). ~ 3. Mitt. Über die luteinisierende Wirkung des Follikelhormons. Acta obstetr. scand. (Stockh.) **18**, 115—123 (1938). ~ Endokrinologische Untersuchungen an Kaninchen mit durchtrenntem Hypophysenstiel. Acta obstetr. scand. (Stockh.) **20**, 392—433 (1940). ~ Die Wirkung transorbital an das Tuber cinereum injizierten Novocains auf die Ovulation. Acta obstetr. scand. (Stockh.) **22**, 24 (1942). — **Westman, A., D. Jacobsohn** u. **N. Å. Hillarp:** Über die Bedeutung des Hypophysenzwischenhirnsystems für die Bedeutung gonadotroper Hormone. Mschr. Geburtsh. **116**, 225—250 (1943). — **Westphal, U.:** Über das Hormon des Corpus luteum. Erg. Physiol. **37**, 273 (1935). ~ Über die reduktive Umwandlung des Desoxycorticosterons zu Pregnandiol im Organismus des Kaninchens. Hoppe-Seylers Z. **273**, 13 (1942). — **Wiesel, J.:** Beiträge zur Anatomie und Entwicklung der menschlichen Nebenniere. Anat. H. **19**, H. 63 (1902). — **Wieser, C.:** Über die Hiluszellen der Keimdrüse, insbesondere im Vergleich mit den Leydigschen Zwischenzellen. Endokrinol. **8** (1931). ~ Über das Vorkommen von „Hiluszellen" in den Keimdrüsen von Säugetieren. Endokrinol. **13** (1933). — **Wilbrand, U., J. H. Napp**

u. **J. Plotz:** Die Ovarialfunktion während und nach der Laktation. Dtsch. med. Wschr. 1956, 66—69. — **Willier, B. H.:** On the origin and differentiation of the sexual gland. Amer. Naturalist 47 (1933). — **Willig, H.:** Untersuchungen über die Neuroregulation des Ovars bei hormonalen Störungen. Zbl. Gynäk. 1953, 1366—1369. — **Wilson, E. B.:** The cell in development and heredity. New York: Macmillan & Co. 1937. — **Wilson, R. B., L. M. Randall** and **A. E. Osterberg:** Studies on pregnandiol. Amer. J. Obstetr. 37, 59 (1939). — **Wimsatt, W. S.:** Growth of the ovarian follicle and ovulation in Myotis lucifugus. Amer. J. Anat. 74, 129—173 (1944). ~ Glycogen, polysaccharide complexes and alkaline phosphatase in the ovary of the bat during hibernation and pregnancy. Anat. Rec. 103, 148—149 (1949). — **Winiwarter, H. de:** Recherches sur l'ovogenèse et l'organogenèse de l'ovaire des mammifères (lapin et homme). Archives de Biol. 17, 33—199 (1901). ~ Das interstitielle Gewebe der menschlichen Ovarien. Anat. Anz. 33, 1—9 (1908). ~ Nouvelles recherches sur l'ovogenèse et l'organogenèse de l'ovaire des mammifères (chat). Archives de Biol. 24, 1—142 (1909). ~ Les débuts de l'atrésie folliculaire. C. r. Soc. Biol. Paris 89, Nr 31 (1923). ~ L'appareil phéochrome de l'ovaire des mammifères . Bull. Histol. appl. 1 (1924). ~ Ya-t-il néoformation d'ovules dans l'ovaire des mammifères adultes? Archives de Biol. 53, 259—280 (1942). — **Winiwarter, H. de, et G. Saintmont:** Nouvelles recherches sur l'ovogenèse et l'organogenèse de l'ovaire des mammifères. Archives de Biol. 24, 1—142, 165—275 (1908). — **Winterhalter, E. H.:** Ein sympathisches Ganglion im menschlichen Ovarium. Arch. Gynäk. 51, 49 (1896). — **Wintz, H.:** Gibt es eine echte Menstruation nach Eintritt der Schwangerschaft? Mschr. Geburtsh. 69, 301 (1925). — **Wislocki, G. B.,** and **E. W. Dempsey:** Remarks on the lymphatics of the reproductive tract of the female rhesus monkey (Macaca mulatta). Anat. Rec. 75 (1939). — **Wissmer, B.:** Syndrome hypophyso-ovarien et hirsutisme. Praxis (Bern) 1952, 131—132. — **Witschi, E.:** Migration of the germ cells of human embryos from the Yolk sac to the primitive gonadal folds. Contrib. to Embryol. 32, 69—80 (1948). ~ Zur biologischen Charakterisierung der gonadotropen Hormone. Naturwiss. 37, 81—85 (1950). ~ Overripeness of the egg as a cause of twinning and teratogenesis: a review. Cancer Res. 12, 763—786 (1952). — **Wolf, W.:** Dürfen Frauen während einer Schwangerschaft rauchen? Dtsch. med. Wschr. 1954, 489. — **Wolfe, J. M.:** Observations on a cyclic variation in the capacity of the anterior hypophysis to induce ovulation in the rabbit. Amer. J. Anat. 48, 391—419 (1931). — **Woll, E., A. T. Hertig, G. S. Smith** and **L. C. Johnson:** The ovary in endometrial carcinoma. With notes on the morphological history of the aging ovary. Amer. J. Obstetr. 56, 617—633 (1948). — **Woltke:** Beiträge zur Kenntnis des elastischen Gewebes in der Gebärmutter und im Eierstock. Beitr. path. Anat. 27 (1900). — **Wolz, E.:** Untersuchungen zur Morphologie der interstitiellen Eierstockdrüse des Menschen. Arch. Gynäk. 97, 131—157 (1912). — **Wotton, R. M.,** and **P. A. Village:** The transfer function of certain cells in the wall of the Graafian follicle as revealed by their reaction to previously stained fat in the cat. Anat. Rec. 110, 121—127 (1951). — **Wurmbach, H.:** Geschlechtsumkehr bei Weibchen von Lebistes reticulatus bei Befall mit Ichthyophonus Hoferi Plehn-Mulsow. Roux' Arch. 145 (1951).

**Young, A.:** Transuterine („internal") migration of fertilised ova in the albino rat. Proc. Roy. Soc. Edinburgh, Sect. B 65, 106—116 (1953). — **Young, W. C.,** and **R. J. Blandau:** Ovum age and the course of gestation in the guinea pig. Science (Lancaster, Pa.) 84, 270 (1936).

**Zander, J.:** Progesterone in human blood and tissues. Nature (Lond.) 174, 406 (1954). — **Zawadowsky, M.,** u. **E. Zubina:** Hahnenfedrige Fasanenweibchen im Lichte der Embryogenese der Geschlechtsdrüsen. Arch. Entw.mechan. 115, 52 (1929). — **Zimmermann, G.:** Hermaphroditismus als Ergebnis eines intersexuellen Umwandlungsprozesses. Arch. Tierheilk. 79, 320—327 (1944). — **Zondek, B.:** Zur hormonalen Regulierung der Ovarialfunktion. Wien. med. Wschr. 1934, 599. ~ Die Hormone des Ovariums und des Hypophysenvorderlappens. Wien: Springer 1935. — **Zondek, B.,** u. **S. Aschheim:** Zur Funktion des Ovariums. I. Die Lokalisation des Hormons im menschlichen Ovarium. II. Die funktionelle Bedeutung der interstitiellen Zellen. III. Die Entstehung des Follikelsaftes. Klin. Wschr. 1926, 400. ~ Hypophysenvorderlappen und Ovarium; Beziehungen der endokrinen Drüsen zur Ovarialfunktion. Arch. Gynäk. 130, 1 (1927). ~ Ovulation in der Gravidität — ausgelöst durch Hypophysenvorderlappenhormon. Endokrinol. 1, 11—22 (1928). — **Zuckerman, S.:** The menstrual cycle of the primates. XII. Proc. Roy. Soc. Lond. 124, 150—162 (1937). ~ The number of oocytes in the mature ovary. Recent Progr. in Hormone Res. 6, 63—109 (1951). ~ Hypothalamic-anterior pituitary relations. Pubbl. Staz. zool. Napoli 24, Suppl., 21—23 (1954). — **Zuckerman, S.,** and **A. S. Parkes:** The menstrual cycle of the primates. I. Proc. Zool. Soc. Lond. Ser. B. 139 (1932).

# Namenverzeichnis.

Die *kursiv* gedruckten Zahlen weisen auf das Literaturverzeichnis hin.


Akesson, S. s. Dahlberg, G. *143*
Alden, R. H. 19, 90, *139*
Aldman, B., L. Claesson, N. Å. Hillarp u. E. Odeblad 114, *139*
Alexander, W. S., u. O. D. Beresford 131, *139*
Allen, E. 12, 14, 28, 98, 131, *139*
— J. P. Pratt, Ch. V. Newell u. L. J. Bland 23, 45, 52, 58, 59, 130, *139*
— s. Hill, R. T. 56, 126, *148*
— W. s. Corner, G. W. *143*
Altmann, F. 16, *139*
Amoroso, E. G., J. L. Hancock u. L. W. Rowlands *139*
d'Amour, F. E. s. Dumont, C. 57, *144*
Amsbough, A. E. s. Corner, G. W. *143*
Ancel, P., u. P. Bouin *139*
— s. Bouin, P. 107, *141*
Andersen, D. H. 127, *139*
Antoine, T. 61, *140*
Arai, H. *140*
Argonz, J. s. Castillo, E. B. del 139, *142*
Arnold, Ll. 31, *140*
Aron, Cl., Ch. Marx u. J. Marescaux 128, 138, *140*
— s. Aron, M. 108, 130, *140*
— M., u. Cl. Aron 108, 130, *140*
— — u. J. Marescaux *140*
Aschheim, S. 64, *140*
— u. B. Zondek 49, 63, *140*
— s. Zondek, B. 112, 130, *160*
Aschner, B. 109, *140*
Aschoff, L. 16, 129, *140*
Asdell, A. S. 136, *140*
— u. J. Hammond 135, *140*
Athias, M. 27, 42, *140*
Attramadal, A. s. Bøe, F. 139, *141*
Augustin, E. 61, *140*
Austin, C. R., u. A. W. H. Braden 25, *140*

Bachmann, R. 22, 50, 60, 64, 68, 69, 73, 78, 82, 83, 93, 127, 134, *140*
Baer, C. E. v. *140*
Bahr, J. 135, *140*

Baier, W., O. Haeger u. W. Leidl 83, *140*
Ballin, L. 85, *140*
Balze, F. A. de la s. Castillo, E. B. del 139, *142*
Bargmann, W. 82, 134, *140*
— u. A. Scheffler 100, *140*
Barker, W. L. 73, *140*
Barraclough, Ch. A., u. Ch. H. Sawyer *140*
Bartelmez, G. W. s. Corner, G. W. 67, 72, 75, *143*
Bartolomei, G. 120, *140*
Barton, E. P. 11, 16, *140*
Bass 135
Bassett, D. L. 85, *140*
— s. Dempsey, E. W. *144*
Beaufays, J. s. Goecke, H. 128, 129, *146*
Becker, Kl. 136, *140*
Bejdl, W. 7, *140*
— s. Grünberger, V. 137, *146*
Bellman, S., E. Block u. E. Odeblad *140*
Bels, L. s. Sluiter, J. W. 49, *156*
Benninghoff, A. 46, *140*
Benoit, J. 14, 108, *140*
— u. L. Ott 136, *141*
Benthin, W. *141*
Beresford, O. D. s. Alexander, W. S. 131, *139*
Bereskina, L. s. Dantschakoff, W. *143*
Berger, L. 116, 119, 129, *141*
— u. P. Masson *141*
Bernardo-Comel, M. C. 109, *141*
Berrian, J. H., u. E. J. Dornfeld *141*
— s. Dornfeld, E. J. *144*
Berutti, E. 127. *141*
Besold, F. 59, 76, *141*
Bialet Laprida, Z. 138, *141*
Bickenbach, W. 60, *141*
Biskind, G. R., B. Kordan u. M. S. Biskind 138, *141*
— M. S. s. Biskind, G. R. 138, *141*
Bland, L. J. s. Allen, E. 23, 45, 52, 58, 59, 130, *139*
Blandau, R. J. 41, *141*
— u. W. C. Young 59, *141*
— s. Boling, J. L. *141*

Blandau s. Odor, D. Louise *153*
— s. Young, W. C. *160*
Block, E. 16, 30, 91, *141*
— G. Magnusson u. E. Odeblad 95, *141*
— s. Bellman, S. *140*
Blotevogel, W. 106, 129, *141*
Bøe, F., O. Torgersen u. A. Attramadal 139, *141*
Börner, R., u. Fr. Klink 79, *141*
Bogen, W. 103, *141*
Boling, J. L., R. J. Blandau, A. L. Soderwall u. W. C. Young *141*
Bondi, J. *141*
Bookhout, C. G. 11, *141*
Born, L. 108, *141*
Borrel 133
Boström, H., u. E. Odeblad *141*
— s. Odeblad, E. 38, *153*
Botella-Llusiá, J. 134, *141*
Bouin, P. 107, 112
— u. P. Ancel 107, *141*
— s. Ancel, P. *139*
Bourus, G. H. s. Hoch-Ligeti, C. 38, *148*
Bovin 123
Bradbury, J. T. 139, *141*
— W. E. Brown u. L. A. Gray 130, *141*
Braden, A. W. H. s. Austin, C. R. 25, *140*
Braga, A. s. Moricard, R. *152*
Brambell, F. W. Rogers u. A. S. Parkes 57, *141*
Brandenburg, W. 27, *141*
Brannan, D. 116, *141*
Bretschneider, L. H. *141*
Breward, N., u. S. Zuckerman 17, *141*
Brewer, J. J. 74, 76, *142*
— u. H. O. Jones *142*
— — u. H. Culver 7, *142*
Brown, W. E. s. Bradbury, J. T. 130, *141*
Buchanan, A. R. s. Smith, A. D. 63, *156*
Bucura, C. 116, 129, *142*
Bujard, E. 91, 100, *142*
Burckhard, G. s. Sobotta, J. *156*
Burdick, H. O. 139, *142*

Burger, K., u. Dubrauszky 44,
131, *142*
Burkhardt, J. *142*
Burkl, W. 11, 15, 16, 23, *142*
— u. G. Kellner 15, 63, 108,
112, 114, 130, 131, 132, *142*
— — u. A. Lindner 139, *142*
— — u. K. Springer 15,
*142*
Burnes, J. s. Hamilton, W. J.
*147*
Burns jr., R. K. *142*
Burr jr., J. H., u. J. I. Davies
40, 56, 127, 128, *142*
Burrill, M. W., u. R. R. Greene
131, *142*
Burruano, C. 123, *142*
Bustamante, M., H. Spatz u.
E. Weisschedel 133, *142*
Butcher, E. O. 11, 19, *142*
Buto, T. 19, 21, *142*

Caffier, P. 60, *142*
Call, E., u. S. Exner 39, 40, 45,
*142*
Cardini, A. 23, 49, 56, *142*
Casida, L. E. *142*
Castillo, E. B. del, F. A. de la
Balze u. J. Argonz 139, *142*
Catchpole, H. R., J. Gersh u.
S. C. Pan *142*
— u. W. R. Lyons *142*
Cattaneo, D. 42, *142*
Cell, P. A. s. Foraker, A. G. 73,
136, *145*
Chaudhry, H. S. 34, *142*
Chvatov, B. 49, *142*
Chydenius, J. J. 37, 64, 71, 108,
*142*
Claesson, L. 21, 56, *143*
— u. N. Å. Hillarp 114, *143*
— — B. Högberg u. B. Hök-
felt 114, *143*
— s. Aldman, B. 114, *139*
Clark 56
Clauberg, C. 56, 58, 138, *143*
Cole, H. H. 63, *143*
— u. G. H. Hart *143*
Collip, J. B. s. Selye, H. 132,
*155*
Comel, M. C. B. *143*
Corner, G. W. 22, 23, 24, 25,
29, 42, 49, 64, 71, 72, 73,
76, 78, 82, 87, 88, 135, *143*
— u. W. Allen *143*
— u. A. E. Amsbough *143*
— W. Bartelmez u. C. G. Hart-
man *143*
— C. G. Hartman u. G. W.
Bartelmez 67, 72, 75, *143*
— s. Hartman, C. G. 59, 90,
*147*
Coste 28
Celestino da Costa, A. 83, *143*

Cowperthwaite, M. C. *143*
Crouse 15
Culver, H. s. Brewer, J. J. 7,
*142*

Dabelow, A. 19, 123, 125, *143*
Dahlberg, G., u. S. Akesson
*143*
Dalcq, A. *143*
Dantschakoff, W. 2, 14, *143*
— W. Dantschakoff jr. u. L.
Bereskina *143*
— jr., W. s. Dantschakoff, W.
*143*
Darzine, O. K. s. Petrova,
E. N. *153*
Davies, J. I. s. Burr jr., J. H.
40, 56, 127, 128, *142*
Davis 90
— H. s. Reboul, J. *154*
— M. E. s. Navori, C. A. 19,
*152*
Dawson, A. B. 27, 31, 36, 59,
85, *143*
— u. H. B. Friedgood 38, *143*
— u. Marcia McCabe 11, 108,
*143*
— s. King, C. T. G. 85, *149*
Deane, H. W. 27, 39, 95, 115,
*144*
— u. D. W. Fawcett 108, *144*
Deanesly, R. 17, *144*
Debeyre u. Riche 129, *144*
Delson, B., S. Lubin u. S. R. M.
Reynolds 125, *144*
Dempsey, E. W. *152*
— u. D. L. Bassett *144*
— u. G. B. Wislocki 87, *144*
— s. Wislocki, G. B. 56, 127,
*160*
Denham, S. W. s. Foraker, A.G.
73, 136, *145*
Desaive, P. 17, 31, *144*
— u. R. Ghys 133, *144*
Desclin, L. *144*
Destro, F. 56, *144*
Devraigne, L., u. J. Seguy *144*
Dey, F. L. 133, *144*
Dhom, G. 119, 120, *144*
Dietel, H. s. Ferner, H. 20, 21,
33, *145*
Dodds, G. H. s. Hamilton, W. J.
*147*
Döderlein 59
Döring, G. K. 59, 60, 61, *144*
O'Donoghue, C. H. 87, *144*
Dornfeld, E. J., u. J. H. Berrian *144*
— s. Berrian, J. H. *141*
— s. Slater, D. W. 11, 15,
*156*
— s. Vincent, W. S. 11, 27,
*158*
Driggs, M., u. H. Spatz *144*

Dubrauszky s. Burger, K. 44,
131, *142*
Dubreuil, G. 35, 63, 82, 85,
108, 110, 112, 114, 130,
131, *144*
Dübner, R. 34, 45, 47, 82,
*144*
Duke, K. L. 15, 21, 88, *144*
Dumont, C., F. E. d'Amour u.
R. G. Gustavson 57, *144*
Dupont, R. 129, *144*
Duryee, W. R. 23, 29, 41, *144*
Duyvené de Wit, J. J. 76, *144*
Dworzak, H., u. K. Pod-
leschka 57, *144*
— s. Podleschka, K. *154*

Ebner, V. v. 47, *144*
Eckles, C. H. s. Palmer, L. S.
*153*
Elder 55
— J. H. *144*
— s. Jerkes, R. M. *148*
Enders, R. K. s. Pearson, O. P.
*153*
Engle, E. T. *144*
Engstrom, W. W., u. Bl. Mar-
kardt 134, *144*
Eschbach, W. 76, *145*
Eschler, J. s. Watzka, M. 116,
*159*
Evans, H. M. 11, 12, 15, 16
— R. McLean u. O. Swezy *145*
— s. Long, J. A. 72, *150*
— s. Swezy, O. *158*
Everett, J. W. 11, 13, 14, 15,
58, 133, *145*
— u. Ch. H. Sawyer *145*
— s. Markee, J. E. 133, *151*
— N. B. *145*
Exner, S. s. Call, E. 39, 40, 45,
*142*

Falkiner, N. Mc' 68, 69, *145*
Farris, E. J. *145*
Fassbender, H. G. 139, *145*
Fauvet, E. 89, *145*
Fawcett, D. W. s. Deane, H. W.
108, *144*
Fee, A. R., u. A. S. Parkes 56,
*145*
Fein, M. J. s. Siegler, S. L. *156*
Fekete, E. 130, 138, *145*
Felix 9
Feremutsch, K., u. Fr. Strauss
87, *145*
Ferner, H., u. H. Dietel 20, 21,
33, *145*
Ferrante, R. s. Negri, L. 138,
*152*
Ferri, E. s. Ferroni, C. *145*
Ferroni, C. 126
— u. E. Ferri *145*

Fetzer, S., J. Hillebrecht u. H. E. Muschke 130, 132, *145*
— — — u. E. Tonutti *145*
Fevold, H. L. *145*
— u. F. L. Hisaw *145*
Finocchio, D. s. Motta, G. 22, *152*
Fischel, A. 7, 8, 9, 10, 11, 12, 13, 35, 59, 108, 109, *145*
Fleischmann 139
Flemming, W. 28, *145*
Flerkó, B. 133, *145*
Fluhmann, C. F. 91, 130, *145*
— s. Laqueur, G. L. 139, *150*
Föderl, V. 62, *145*
Foraker, A. G., P. A. Cell u. S. W. Denham 73, 136, *145*
— S. W. Denham u. M. H. Johnston 136, *145*
Foreman, D. s. Stein, K. *156*
Fraenkel, L. 86, *145*
Frankl, O. 100, *145*
Fried, P. H., u. A. E. Rakoff 90, *145*
— R., u. L. Wüst 131, *145*
Friedgood, H. B. s. Dawson, A. B. 38, *143*
— s. Reboul, J. *154*
Friedman, M. H. 58, *145*
Fugo, N. W. s. Navori, C. A. 19, *152*
Furuhjelm 91

Gaehtgens, G. 52, *145*
Gaillard, P. J. *145*
Gardner, W. S. *145*
— W. U. s. Li, M. H. 139, *150*
Garufi, G. 44, *145*
Gaskill, C. J. 120
— s. Sternberg, W. H. 114, *156*
Gatenby, J. W. B. 37, *156*
— J. B., u. J. P. Hill 23, *145*
Gatta, R., u. A. Greco 121, *145*
Gaubert, J. s. Poulhès, J. 123, 124, 125, *154*
Geller, Fr. Chr. 108, *146*
Genesi, M. 73, *146*
Gersh, J. s. Catchpole, H. R. *142*
Ghijsbrecht, P. F. s. Remouchamps, L. 131, *154*
Ghys, R. s. Desaive, P. 133, *144*
Gianelli, L. 7, *146*
Gierhake, E. s. Wehefritz, E. *159*
Gillman, J. 7, 13, 14, 130, *146*
— u. H. B. Stein *146*
— s. Horst, C. J. van der *148*
Girardin, R. 73, *146*
Goecke, H. 76, 128, 129, *146*
— u. J. Beaufays 128, 129, *146*

Goldblatt, M. H. s. Lichton, I. J. 131, *150*
Goldschmidt, R. 11, *146*
Goldsmith, J. B. *146*
de Graaf, Regnerus *146*
Gray, L. A. s. Bradbury, J. T. 130, *141*
Greco, A. s. Gatta, R. 121, *145*
Greeley, J. P. s. Proctor, Fr. E. 114, *154*
Green, S. H., u. S. Zuckerman 15, *146*
— W. W., u. L. M. Winters 59, *146*
Greene, R. R. s. Burrill, M. W. 131, *142*
Greer, M. A. 133, *146*
Greulich, W. W. *146*
Grohe, F. 22, 99, *146*
Grosser, O. 7, 8, 12, 23, 59, 60, 75, *146*
Grossi, G. *146*
Grünberger, V., H. Holkup u. W. Bejdl 137, *146*
Grünthal, E. 133, *146*
Grünwald, P. 7, 8, 9, 11, *146*
Guggisberg, H. *146*
Gustavson 91
— R. G. s. Dumont, C. 57, *144*
Guthrie, M. J., u. K. R. Jeffers 59, *146*
— — u. E. W. Smith 135, *146*
Guttmacher, A. F. s. Guttmacher, M. S. 22, 56, *146*
— M. S., u. A. F. Guttmacher 22, 56, *146*

Haeger, O. s. Baier, W. 83, *140*
Häggqvist, G. 45, *146*
Häggström, P. 30, 99, 100, *146*
Halban, J., u. R. Köhler *146*
Hall, O. 87, *146*
Hamblen, E. C. *147*
Hamilton, W. J. *147*
— J. Burnes u. G. H. Dodds *147*
Hammond, J. 18, 59, *147*
— u. F. H. A. Marshall *147*
— s. Asdell, A. S. 135, *140*
— s. Walton, A. 38, 49, *159*
Hamperl, H. 73
Hancock, J. L. s. Amoroso, E. G. *139*
Hansson, A. 62, *147*
Hargitt, G. T. 11, 14, 15, *147*
Harman, M. T., u. H. D. Kirgis *147*
Harms, W. 115, *147*
Harris, G. W. 133, *147*
Harrison, R. J. 31, 32, 73, 83, *147*
Hart, G. H. s. Cole, H. H. *143*
Harter, B. T. *147*

Hartig 76
Hartman, C. G. 17, 23, 45, 55, 56, 59, 60, *147*
— u. G. W. Corner 59, 90, *147*
— s. Corner, G. W. 67, 72, 75, *143*
— s. League, B. *150*
— M. 2, *147*
Haselhorst, G. s. Watzka, M. 62, *159*
Heape 56
Heberer, H. *147*
Hechter, O., A. Zaffaroni, R. P. Jacobson, H. Levy, R. W. Jeanloz, B. Schenker u. G. Pinkus 130, *147*
Heckmann, M., u. E. Neter *147*
Hedberg, E. 27, *147*
Hediger, H. 63, *147*
Hegnauer, H. s. Klebanow, D. 103, *149*
Heim, K. 100, *147*
Hellbaum, A. A. s. Payne, R. W. *153*
Hermstein, A. 73, *147*
Hertig, A. T., u. J. Rock *147*
— s. Woll, E. 19, 21, 87, *160*
Hertl, M. 133, *147*
Hess, G. s. Hess, M. 133, *148*
— M., u. G. Hess 133, *148*
Hett, J. *148*
Higuchi, K. 7, 8, *148*
Hill, J. P. s. Gatenby, J. B. *23*, *145*
— M., u. A. S. Parkes 57, 65, *148*
— u. W. E. White 93, *148*
— R. T. 57, 131, *148*
— E. Allen u. T. C. Kramer 56, 126, *148*
Hillarp, N. Å. 133, *148*
— s. Aldman, B. 114, *139*
— s. Claesson, L. 114, *143*
— s. Westman, A. 133, *159*
Hillebrecht, J. s. Fetzer, S. 130, 132, *145*
Hinselmann, H. 98, *148*
Hinsey, J. C., u. J. E. Markee 57, *148*
— s. Markee, J. E. 62, *151*
Hintzsche, E. 45, 82, *148*
His, W. 22, 108, *148*
Hisaw, F. L. s. Fevold, H. L. *145*
— s. King, C. T. G. 85, *149*
— s. Leonhard, S. L. *150*
— Fr. *148*
Hoch-Ligeti, C., u. G. H. Bourus 38, *148*
Hodgkinson, C. P. 126, *148*
Höflinger, H. 11, 31, 83, *148*
Högberg, B. s. Claesson, L. 114, *143*
Höhn, E. O., u. J. M. Robson 132, *148*

Hökfelt, B. s. Claesson, L. 114, *143*
Hoepke, H. 115, *148*
Hörman, C. 20, *148*
Hoffman, Fr. G. s. Schmidt, J. G. 15, *155*
Hoffmann, Fr. 130, *148*
— u. L. v. Lám *148*
Hoge, R. H. s. Taliaferro, J. 120, *158*
Hohlweg, W. 139, *148*
— s. Steinach, E. *156*
Holkup, H. s. Grünberger, V. 137, *146*
Holzknecht, G. s. Steinach, E. 112, 114, *156*
Horrenberger, R. 71, *148*
Horst, C. J. van der, u. J. Gillman *148*
Hortega, P. del Rio 42, *148*
Hosemann, H. *148*
Huber, H. 112, *148*
— s. Philipp, E. *153*
Hughes, W. *148*
Husslein, H. 15, 120, 138, *148*
— u. H. Tulzer 15, *148*

Ikeda, K. 71, *148*
Ingram, D. L. 16, *148*
Inohara, Sh. 127, *148*
Isono, T. 126, 127, *148*
Israel, S. L., A. Rubenstone u. D. R. Meranze 18, 22, *148*

Jacobi, M. s. Kershner, D. *149*
Jacobsohn, D. s. Westman, A. 57, 133, *159*
Jacobson, R. P. s. Hechter, O. 130, *147*
Jaffé, R. 71, *148*
Jaime Pujiula, P. *148*
Jeanloz, R. W. s. Hechter, O. 130, *147*
Jeffers, K. R. s. Guthrie, M. J. 59, 135, *146*
Jellinek, H. s. Szinay, G. 126, *158*
Jerkes, R. M., u. J. H. Elder *148*
Joachimovits, R. 116, 129, *149*
Johnson, L. C. s. Woll, E. 19, 21, 87, *160*
Johnston, M. H. s. Foraker, A. G. 136, *145*
Jonckherre, F. 11, 31, *149*
Jones, H. O. s. Brewer, J. J. 7, *142*
— McClung, R. 17, *149*
Judas, J. s. Mossmann, H. W. 87, *152*

Kar, A. B., J. N. Karkun u. S. K. Roy 134, *149*
Karkun, J. N. s. Kar, A. B. 134, *149*
Kaufmann, C. 40, 130, 133, *149*
— u. K. Raeth 73, *149*
Kay, S. s. Taliaferro, J. 120, *158*
Kehrer, E. 135, *149*
Keller, L. 20, 23, 36, 56, 107, 125, 126, *149*
Kellner, G. s. Burkl, W. 15, 63, 108, 112, 114, 130, 131, 132, 139, *142*
Kellogg, M. P. 19, *149*
Kershner, D., M. Jacobi u. L. N. Kessler *149*
Kessler, L. N. s. Kershner, D. *149*
Ketteringham, R. C. s. Smith, J. T. 39, *156*
King, C. T. G., M. Macanlay, F. L. Hisaw u. A. B. Dawson 85, *149*
Kingsbury, B. F. 108, 110, 112, 115, 130, *149*
Kirgis, H. D. s. Harman, M. T. *147*
Kitahara, Y. 115, 121, 122, *149*
Kitajima, H. 19, 32, *149*
Kladetzky, J. 129, *149*
Klar, E. 131, *149*
Klebanow, D. 135, *149*
— u. H. Hegnauer 103, *149*
Klein, M. 139, *149*
Klink, Fr. s. Börner, R. 79, *141*
Knaus, H. 15, 16, 60, 61, 74, 75, 76, 129, *149*
— s. Mühlbock, O. 114, *152*
Knoche, H. 129, *149*
Koch, K. H. s. Schrank, P. *155*
— T. 11, 16, *149*
Köhler, R. s. Halban, J. *146*
Koelliker, A. v. *149*
Koets, P. 131, *149*
Kohn, A. 2, 3, 4, 6, 7, 8, 9, 11, 12, 83, 89, 105, 108, 109, 112, 115, 116, 119, 120, 121, 122, 130, *149*
Kohno, S. *149*
Kolmer 115
Koppen, K. 15, 128, 129, 131, *149*, *150*
Kordan, B. s. Biskind, G. R. 138, *141*
Kramer, T. C. s. Hill. R. T. 56, 126, *148*
Krantz, H. *150*
Krediet, G. 4, 11, 121, *150*
Krogner, K. 138, *150*
Küpfer, M. 58, 83, *150*
Kun, E. s. Steinach, E. *156*
Kuschnir, M. s. Malinowsky, M. 71, *151*
Kyank, H. 130, *150*

Labate, J. S., u. S. R. M. Reynolds 128, *150*
Ladman, A. J. s. Runner, M. N. 136, *155*
Laffargue, P., R. Luscan u. P. Lavernhe 130, *150*
Lám, L. v. s. Hoffmann, Fr. *148*
Landau 56
Lane, Ch. E. *150*
Laqueur, G. L., u. C. F. Fluhmann 139, *150*
Latta, J. S., u. E. St. Pederson 15, *150*
— s. Pederson, E. St. *153*
Lauterwein, C. *150*
Lavernhe, P. s. Laffargue, P. 130, *150*
League, B., u. C. G. Hartman *150*
Le Gros Clark, W. E., F. R. S. T. McKeown u. S. Zuckerman 136, *150*
Lehr, H. 135, *150*
Leidl, W. s. Baier, W. 83, *140*
Leonhard, S. L., R. K. Meyer u. F. L. Hisaw *150*
Levi, G. 24, 25, 37, 42, 71, *150*
Levine, W. T., u. E. Witschi 16, *150*
Levy, H. s. Hechter, O. 130, *147*
Li, Ch. H. 107, 132, *158*
— M. H., u. W. U. Gardner 139, *150*
Lichton, I. J., M. H. Goldblatt u. S. G. Stolpe 131, *150*
Limon, M. 112, *150*
Lindner, A. s. Burkl, W. 15, 139, *142*
Linzenmeier, G. 60, *150*
Lipschütz, A. 107, 139, *150*
Livrea, G. 128, *150*
Loeb, L. 100, *150*
Long, J. A., u. H. M. Evans 72, *150*
— u. E. J. Mark 25, 59, *150*
— J. H. 15, *150*
Lopez, R. 56, *150*
Lubin, S. s. Delson, B. 125, *144*
Lucien, M. 80, *150*
Ludwig, Fr., u. J. v. Ries *150*
Lüdike-Spannenkrebs, R. 30, *150*
Luscan, R. s. Laffargue, P. 130, *150*
Lustig, B., u. E. Mandler 73, *150*
Lyons 75
— W. R. s. Catchpole, H. R. *142*

Maak, H. 100, 136, *150*
Macanlay, M. s. King, C. T. G. 85, *149*

Macchiarulo, O. 40, 132, *150*
Magnusson, G. s. Block, E. 95, *141*
Mainland, D. *150, 151*
Malinowsky, M., M. Kuschnir u. E. Petrowa 71, *151*
Malpighi 72
Mandl, A. M. u. S. Zuckerman 17, 30, *151*
— — u. H. D. Patterson *151*
Mandler, E. s. Lustig, B. 73, *150*
Manulkin, A. E. 60, *151*
Marescaux, J. s. Aron, Cl. 128, 138, *140*
— s. Aron, M. *140*
Mark, E. J. s. Long, J. A. 25, 59, *150*
Markardt, Bl. s. Engstrom, W. W. 134, *144*
Markee, J. E. *151*
— J. W. Everett u. Ch. H. Sawyer 133, *151*
— u. J. C. Hinsey 62, *151*
— s. Hinsey, J. C. 57, *148*
Marshall, A. J. 19, 90, 136, *151*
— F. H. A., u. E. B. Verney 57, *151*
— s. Hammond, J. *147*
Martella, N. A. 22, *151*
Martius, H. 135, *151*
Marvin, H. N. 133, *151*
Marx, Ch. s. Aron, Cl. 128, 138, *140*
— L. 15, *151*
Marza, V. D. 40, *151*
Massazza, M. 40, *151*
Masson, P. s. Berger, L. *141*
Mathis, J. 95, 100, *151*
Matteace, Fr. 129, *151*
McCabe, Marcia s. Dawson, A. B. 11, 108, *143*
McCahey, J. F. s. Ramsay, A. J. 2, *154*
McGinty 75
McKenzie u. Terrill 41
McKeown, F. R. S. T. s. Le Gros Clark, W. E. 136, *150*
McLean, R. s. Evans, H. M. *145*
McManus 83
McPhail, M. K., A. S. Parkes u. W. E. White 57, *151*
Meigs, J. K. s. Sturgis, S. H. 74, *157*
Melik, T. s. Simonnet, H. 134, *156*
Menkin, M. F., u. J. Rock *151*
Meranze, D. R. s. Israel, S. L. 18, 22, *148*
Meyer, R. 44, 54, 63, 64, 67, 73, 75, 123, *151*
— R. K. s. Leonhard, S. L. *150*
Miegel, Br. 15, 62, *151*
Migliavacca 116

Miller, A. G. 75, *151*
— J. W. 18, 71, 123, *151*
Miraglia, F. 48, *151*
Mishell, D. R., u. L. Motyloff 135, *151*
Mitchell, G. A. G. 128, *151*
Miyao, S. s. Mori, Sh. *152*
Möllendorff, E. v. 48, *151*
Mohr, H., u. A. Reiter 137, *151*
Momigliano, E. 64, *151*
Monterosso, B. 27, *152*
Moore, C. 2, *152*
— u. H. Wang 15, 17, *152*
Morgan, Ch. 11, *152*
Mori 73, 108
— Sh., K. Shiraki, N. Muhohara, A. Sano u. S. Miyao *152*
Moricard, R. 29, 41, 44, 58, *152*
— u. A. Braga *152*
Moss, S., T. R. Wrenn u. J. F. Sykes 27, 37, 39, *152*
Mossmann, H. W., u. J. Judas 87, *152*
— s. Stafford, W. T. *156*
Moszkowicz, J. *152*
Motta, G. 22, 23, *152*
— u. D. Finocchio 22, *152*
Motyloff, L. s. Mishell, D. R. 135, *151*
Moulonguet, P. 71, *152*
Mühlbock, O. 40, 130, *152*
— H. Knaus u. E. Tscherne 114, *152*
Muhohara, N. s. Mori, Sh. *152*
Mulon, P. *152*
Muschke, H. E. s. Fetzer, S. 130, 132, *145*
Muth, H. 138, *152*
Myers, H. J., W. C. Young u. E. W. Dempsey *152*

Nagel, W. 28, *152*
Napp, J. H. s. Wilbrand, U. *159*
Navori, C. A., N. W. Fugo u. M. E. Davis 19, *152*
Needham, J. 25, *152*
Negri, L., u. R. Ferrante 138, *152*
Nelsen, O. E., u. E. Swain 11, *152*
Neter, E. s. Heckmann, M. *147*
Neumann, H. O. 14, 116, 119, 123, 129, *152*
Newell, Ch. U. s. Allen, E. 23, 45, 52, 58, 59, 130, *139*
Niendorf, Fr. 119, 120, *152*
Nihoul, J. 24, 25, *152*
Nochimovski 135
Nordmeyer, K. 129, *152*
Novak, E. 7, 11, 22, 28, 50, 56, 63, 69, 75, 82, 87, 131, *152*
— J. 90, 108, 115, 116, *152*

Nowakowski, H. 57, 128, 133, *152*
Nürnberger, L. 40, *152*
Nunes, J. P. *152*
Nussbaum, M. 108, *152*

Ober, K. G. 132, *153*
Odeblad, E. 38, 39, *153*
— u. H. Boström 38, *153*
— s. Aldman, B. 114, *139*
— s. Bellman, S. *140*
— s. Block, E. 95, *141*
— s. Boström, H. *141*
Odor, D. Louise, u. R. J. Blandau *153*
Oehler, J. E. 11, 12, 15, 16, *153*
Ogorek, M. *153*
Olivo, O. M. 131, *153*
Ortmann, R. 25, 27, *153*
Osterberg, A. E. s. Wilson, R. B. *160*
Ott, L. s. Benoit, J. 136, *141*
Overzier, Cl. 7, *153*

Paesi, F. J. A. 139, *153*
Paladino, G. 15, *153*
Palla, V. *153*
Palmer, L. S., u. C. H. Eckles *153*
— R. 76, *153*
Pan, S. C. s. Catchpole, H. R. *142*
Pankow, O. 126, *153*
Parhon-Stefanescu, C. *153*
Parkes, A. S. 131, *153*
— s. Brambell, F. W. Rogers 57, *141*
— s. Fee, A. R. 56, *145*
— s. Hill, M. 57, 65, *148*
— s. McPhail, M. K. 57, *151*
— s. Zuckerman, S. *160*
Parvis, V. P., u. Fr. Rilke 22, 125, 126, *153*
Patterson, H. D. s. Mandl, A. A. *151*
Patzelt, V. 2, 4, 8, 11, 15, 16, 17, 18, 107, 111, 112, 113, 121, *153*
Pawlowski, E. 116, *153*
Payne, R. W., u. A. A. Hellbaum *153*
Pearson 56
— O. P., u. R. K. Enders *153*
Pederson, E. St. 85, 87, *153*
— u. J. S. Latta *153*
— s. Latta, J. S. 15, *150*
Petrova, E. N. 121
— u. O. K. Darzine *153*
Petrowa, E. s. Malinowsky, M. 71, *151*
Petry, G. 19, 20, 21, 22, 33, 48, 54, 56, 95, 99, 107, 124, *153*

Pfannenstiel *153*
Pfeiffer 58
Pflüger, E. F. W. 8, *153*
Philipp, E. 20, 42, 43, *153*
— u. H. Huber *153*
— u. H. H. Stange 42, 131, *153*
Pick, L. 6, *153*
Pincus, G. 59, *153*
— u. N. Werthessen 138, *153*
— s. Hechter, O. 130, *147*
Pines, L. 129
— u. B. Schapiro 128, 129, *153*
Piroli, G. 121, *154*
Plate, W. P. 131, *154*
Plenk 33
Pliske, E. C. 107, *154*
Plotz, J. s. Wilbrand, U. *159*
Podlescka, K., u. H. Dworzak *154*
— s. Dworzak, H. 57, *144*
Polano, O. 82, 127, *154*
Politzer, G. 7, 11, 13, 14, 108, *154*
Ponse, K. 2, 115, *154*
Popoff, N. 7, *154*
Poulhès, J., u. J. Gaubert 123, 124, 125, *154*
Pratt, J. P. *154*
— s. Allen, E. 23, 45, 52, 58, 59, 130, *139*
Priesel, A. 116, *154*
Proctor, Fr. E., J. P. Greeley u. Ph. K. Rathmell 114, *154*
Puga, J. 112, *154*
Pujiula 35
Purkinje 28

Raeth, K. s. Kaufmann, C. 73, *149*
Rak, K. s. Tscherne, E. *158*
Rakoff, A. E. s. Fried, P. H. 90, *145*
Ramsay, A. J., u. J. F. McCahey 2, *154*
Randall, L. M. s. Wilson, R. B. *160*
Rander Mestre, J. 112, 131, *154*
Rathmell, Ph. K. s. Proctor, Fr. E. 114, *154*
Raynaud, A. 16, *154*
Reagan, J. W. 72, 81, *154*
Reboul, J., H. Davis u. H. B. Friedgood *154*
Reinberger, J. R., u. Cl. S. Simkins 4, *154*
Reiter, A. s. Mohr, H. 137, *151*
Remouchamps, L., u. P. F. Ghijsbrecht 131, *154*
Rennels, E. G. *154*
Revoltella, G. 114, 129, *154*

Reynolds, S. R. M. 56, 125, *154*
— s. Delson, B. 125, *144*
— s. Labate, J. S. 128, *150*
Riche, s. Debeyre 129 *144*
Ries, J. v. s. Ludwig, Fr. *150*
— L. 2
Rilke, Fr. s. Parvis, V. P. 22, 125, 126, *153*
Riquier, S. K. 71, *154*
Robertson, G. G. 138, *154*
Robinson, A. 40, *154*
— T. J. 58
Robson, J. M. s. Höhn, E. O. 132, *148*
Rock 76
— J. *154*
— s. Hertig, A. T. *147*
— s. Menkin, M. F. *151*
Rockenschaub, A. 72, 75, 112, 114, 130, *154*
Rodriguez-Soriano, J. A. 90, *154*
Rollhäuser, H. 62, *154*
Romeis, B. 108, *154*
Rottinghuis, H. 131, *154*
Rowlands, L. W. s. Amoroso, E. G. *139*
Roy, S. K. s. Kar, A. B. 134, *149*
Rubaschkin 9
Rubenstone, A. s. Israel, S. L. 18, 22, *148*
Ruge, C. 75, *154*
Runge 68
— E. *154*
— H. 60, *155*
Runner, M. N., u. A. J. Ladman 136, *155*
Russo, A. 25, 26, *155*

Sachs, B. A., u. D. Spiro 120, *155*
Saglik 100
Saintmont, G. *155*
— s. Winiwarter, H. de 7, *160*
Sakaguchi, Z. 128, *155*
Salazar, A. L. 108, *155*
Salvi, F. 21, *155*
Sano, A. s. Mori, Sh. *152*
Sauramo, H. 19, 21, 32, 35, 119, 121, 123, 127, 131, *155*
Sawyer, Ch. H. s. Barraclough, Ch. A. *140*
— s. Everett, J. W. *145*
— s. Markee, J. E. 133, *151*
Scaglione, S. 115, *155*
Schaffer, J. 26, 27, 28, *155*
Schapiro, B. s. Pines, L. 128, 129, *153*
— G. 7, *155*

Scheffler, A. s. Bargmann, W. 100, *140*
Scheidegger, S. s. Wallart, J. 91, *159*
Schenker, B. s. Hechter, O. 130, *147*
Schmidt, J. G., u. Fr. G. Hoffman 15, *155*
Schochet 56
Schrank, P. *155*
— u. K. H. Koch *155*
Schröder, R. 1, 11, 21, 61, 63, 68, 69, 74, 82, 90, *155*
Schütz, H. 62, *155*
Schwarz, O. H. 15
— u. Cl. C. Young 15, 21, 22, 49, *155*
Segaloff, A. 120
— s. Sternberg, W. H. *156*
Seguy, J. s. Devraigne, L. *144*
Seiferle, E. 108, *155*
Seitz, L. 90, 100, 108, *155*
— u. H. Wintz *155*
Selye, H. 112, 114, 129, *155*
— u. J. B. Collip *155*
— — u. D. L. Thomson 132, *155*
Sfameni 22
Shaw, W. 47, *155*
Sheehan, H. L. 132, *155*
Shettles, L. B. 26, 27, 28, 59, *155*
Shippel, S. *155*
Shiraki, K. s. Mori, Sh. *152*
Siebke, H. 130, *156*
Siegler, S. L. *156*
— u. M. J. Fein *156*
Siegmund, H. 73, *156*
Simkins, Cl. S. 9, 12, 14, 15, 30, *156*
— s. Reinberger, J. R. 4, *154*
Simonnet, H., L. Thiéblot u. T. Melik 134, *156*
Sjövall 26
Skreb, N. 136, *156*
Slater, D. W., u. E. J. Dornfeld 11, 15, *156*
Slavjansky, Kr. 99, *156*
Slonaker, J. R. 63, *156*
Sluiter, J. W. 49, 59, 112, *156*
— u. L. Bels 49, *156*
Smith 57
— A. D., u. A. R. Buchanan 63, *156*
— E. W. s. Guthrie, M. J. 135, *146*
— G. S. s. Woll, E. 19, 21, 87, *160*
— J. T. 49, 56, *156*
— u. R. C. Ketteringham 39, *156*
Sneider, M. E. 15, *156*
Sobotta, J. 63, 75, 85, *156*
— u. G. Burckhard *156*

Sodano, A. 49, *156*
Soderwall, A. L. s. Boling, J. L. *141*
Sohma 126, *156*
Solomons, B., u. J. W. B. Gatenby 37, *156*
Solvey 134
Sommers, Sh. C. 121, *156*
Spanner, R. 125, 126, *156*
Spatz, H. 57, 133, *156*
— s. Bustamante, M. 133, *142*
— s. Driggs, M. *144*
— s. Weisschedel, E. *159*
Spiro, D. s. Sachs, B. A. 120, *155*
Springer, K. s. Burkl, W. 15, *142*
Stafford, W. T., u. H. W. Mossman *156*
Stange, H. H. s. Philipp, E. 42, 131, *153*
Stefanelli 100
Stein, H. B. s. Gillman, J. *146*
— K., u. D. Foreman *156*
Steinach 107
— E. *156*
— u. G. Holzknecht 112, 114, *156*
— H. Kun u. W. Hohlweg *156*
Steinforth, Th. 71, *156*
Sternberg, W. H. 116, 120, 123, *156*
— u. C. J. Gaskill 114, *156*
— A. Segaloff u. C. J. Gaskill *156*
Stieve, H. 1, 12, 13, 14, 16, 23, 27, 28, 29, 30, 31, 33, 34, 35, 36, 42, 43, 44, 45, 46, 47, 49, 50, 51, 52, 53, 54, 55, 58, 60, 61, 62, 63, 64, 65, 66, 67, 69, 70, 74, 76, 77, 78, 84, 85, 87, 91, 92, 93, 94, 95, 97, 98, 100, 101, 102, 103, 104, 106, 107, 108, 112, 115, 116, 126, 129, 130, 134, 135, 136, 138, *156*
Stieve-Miegel, Br. 62, *157*
Stöckl, E. 135, *157*
Stöhr jr., Ph. 128, *157*
Stolpe, S. G. s. Lichton, I. J. 131, *150*
Strassmann, E. 28, 31, 38, 47, 48, 52, 93, *157*
Strauss, F. 59, *157*
— Fr. s. Feremutsch, K. 87, *145*
Streeter, G. L. *157*
Stricht, O. van der 24, 25, 26, 28, *157*
Sturgis, S. H. 139, *157*
— u. J. K. Meigs 74, *157*
Swain, E. s. Nelsen, O. E. 11, *152*

Swezy, O. 11, 12, 15, 16, *157*, *158*
— u. H. M. Evans *158*
— s. Evans, H. M. *145*
Sykes, J. F. s. Moss, S. 27, 37, 39, *152*
Szinay, G., u. H. Jellinek 126, *158*

Taliaferro, J., E. J. Walls, S. Kay u. R. H. Hoge 120, *158*
Tanaka, K. 64, *158*
Tanioka, T. 132, *158*
Teoh, T. B. 105, *158*
Terni, T. 119, *158*
Testa, M. 108, 115, *158*
Thiéblot, L. s. Simonnet, H. 134, *156*
Thiele, W. H. 133, *158*
Thomopoulou, H., u. Ch. H. Li 107, 132, *158*
Thomson 90
— A. P. D., u. S. Zuckerman 133, *158*
— D. L. s. Selye, H. 132, *155*
Thorek, M. *158*
Tietze, K. 135, *158*
— u. R. Wegener 91, *158*
Tinklepaugh, O. L. *158*
Tommaselli, A. 21, *158*
Tonutti, E. s. Fetzer, S. *145*
Torchiana, F. 16, *158*
Torgersen, O. s. Bøe, F. 139, *141*
Tourneux, F. 108, *158*
Treutler, K. *158*
Triepel, H. *158*
Tscherne, E., u. K. Rak *158*
— s. Mühlbock, O. 114, *152*
Tulzer, H. s. Husslein, H. 15, *148*
Turner, C. D. 131, *158*

Uffenorde, H. 16, *158*
Umbaugh, R. E. 41, *158*
Unbehaun, G. 135, *158*

Velloso de Pinho, A. 100, *158*
Verney, E. B. s. Marshall, F. H. A. 57, *151*
Village, P. A. s. Wotton, R. M. 27, 29, 41, *160*
Villemin, F. *158*
Vincent, W. S., u. E. J. Dornfeld 11, 27, *158*
Vollman, U. 60, *158*
Vollmann, R. 60, *158*

Wagner, G. A. 28, *158*
Waidl, E. 132, *158*
Waldeyer, L. *156*

Waldeyer, W. 17, 20, 28, *158*
Wallart, J. 7, 35, 63, 90, 112, 115, 116, 117, 120, 121, 129, 130, *158*, *159*
— u. S. Scheidegger 91, *159*
Walls, E. J. s. Taliaferro, J. 120, *158*
Walthard, M. 58, 105, *159*
Walton, A., u. J. Hammond 38, 49, *159*
Wang, H. s. Moore, C. 15, 17, *152*
Watrin, M. 71, 75, *159*
Watzka, M. 11, 88, 119, 122, 123, 124, 125, 129, 134, *159*
— u. J. Eschler 116, *159*
— u. G. Haselhorst 62, *159*
Wegener, R. s. Tietze, K. 91, *158*
Wehefritz, E., u. E. Gierhake *159*
Weishaupt, E. 71, 121, *159*
Wiesschedel, E., u. H. Spatz *159*
— s. Bustamante, M. 133, *142*
Werthessen, N. s. Pincus, G. 138, *153*
Westman, A. 57, 59, 63, 75, 90, 91, 101, 129, 130, 131, 133, *159*
— u. D. Jacobsohn 57, 133, *159*
— — u. N. Å. Hillarp 133, *159*
Westphal, U. *159*
White 57
— W. E. s. Hill, M. 93, *148*
— s. McPhail, M. K. 57, *151*
Wiesel, J. 129, *159*
Wieser, C. 116, *159*
Wilbrand, U., J. H. Napp u. J. Plotz *159*
Wilkins 139
Willier, B. H. 14, *160*
Willig, H. *160*
Wilson, E. B. 26, *160*
— R. B., L. M. Randall u. A. E. Osterberg *160*
Wimsatt, W. S. 37, 38, 49, *160*
Winiwarter, H. de 11, 12, 16, 22, 109, 116, 129, *160*
— u. G. Saintmont 7, *160*
Winterhalter, E. H. *160*
Winters, L. M. s. Green, W. W. 59, *146*
Wintz, H. 62, *160*
— s. Seitz, L. *155*
Wislocki, G. B., u. E. W. Dempsey 56, 127, *160*
— s. Dempsey, E. W. 87, *144*
Wissmer, B. 131, *160*
Witschi, E. 13, 14, 63, 103. *160*
— s. Levine, W. T. 16. *150*

Wolf, W. 135, *160*
Wolfe, J. M. 68, *160*
Woll, E., A. T. Hertig, G. S.
    Smith u. L. C. Johnson 19,
    21, 87, *160*
Woltke *160*
Wolz, E. 108, *160*
Wotton, R. M., u. P. A. Village
    27, 29, 41, *160*
Wüst, L. s. Fried, R. 131, *145*
Wurmbach, H. *160*
Wrenn, T. R. s. Moss, S. 27, 37,
    39, *152*

Yerkes 55
Young, A. 19, 90, *160*
— Cl. C. 15

Young, Cl. s. Schwarz, O. H.
    15, 21, 22, 49, *155*
— W. C., u. R. J. Blandau
    *160*
— s. Blandau, R. J. 59,
    *141*
— s. Boling, J. L. *141*
— s. Myers, H. J. *152*


Zaffaroni, A. s. Hechter, O.
    130, *147*
Zander, J. 40, 85, *160*
Zawadowsky, M., u. E. Zubina
    *160*
Zimmermann, G. *160*
Zondek, B. *160*

Zondek, B. u. S. Aschheim
    112, 130, *160*
— s. Aschheim, S. 49, 63,
    *140*
Zubina, E. s. Zawadowsky, M.
    *160*
Zuckerman, S. 16, 17, 55, 135,
    136, *160*
— u. A. S. Parkes *160*
— s. Breward, N. 17, *141*
— s. Green, S. H. 15, *146*
— s. Le Gros Clark, W. E. 136,
    *150*
— s. Mandl, A. M. 17, 30,
    *151*
— s. Thomson, A. P. D. 133,
    *158*

# Sachverzeichnis.


ACTH 134
Adenohypophyse 136
—, Phosphatstoffwechsel der 132
Adrenalin-ähnlicher Stoff 40
Affe 15
—, Corpus luteum 76
—, — —, Funktionsdauer 76
—, — — menstruationis 82
—, Eizelle 25, 27, 59
—, Macacus mulattus 17
—, — rhesus 15, 23, 27
—, Nervenfasern 129
—, Saimiri sciurea 31, 32
Akzessorische Corpora lutea beim Stachelschwein 87
— — — — bei Stuten 87
— — — — bei der wilden norwegischen Ratte 87
— Nebennierenknötchen 123
Alkalische Phosphatase 27
— — des Corpus luteum 73
— — der Follikel 73
— — bei Follikelatresie 95
— — der Theca 73
Alkohol 135
Alter des Corpus luteum 60
Alternde Ovarien 102
Altersbestimmung des Gelbkörpers 70
Androgenproduktion 131
Anisotrope Lipoide der Thecazellen 42
Anlage der indifferenten Keimdrüse 7
Anovuläre Follikel 11, 31, 103
Anzahl der Follikel 30, 31
Arrhenoblastome 131
A. ovarica 123, 124, 127
A. uterina 123, 124
Arterien 123 f.
—, Intimahypertrophie 127
—, Mediahypertrophie 127
—, regressive Veränderungen 126
Arteriovenöse Anastomosen 124, 125
ASCHHEIM-ZONDEK-Reaktion 49
Ascorbinsäure bei Follikelatresie 95
Ascorbinsäuregehalt interstitieller Zellen 114

Ascorbinsäuregranula 38
Atresie der Primärfollikel 107
— der reifen Follikel 107
— der Tertiärfollikel 107
Atretische Follikel 22, 37, 46
— —, Kernwerte für Thecazellen 47
— —, PAS-positive Membranen 99
— GRAAFsche Follikel 39
Atrophie der Ovarien 133

Bär, Markstränge 121
—, Thecaluteinzellen 111
BALBIANIscher Dotterkern 26
Basalmembran des Keimepithels 18
— des Oberflächenepithels 21
— des sprungreifen Follikels 49
— des Tertiärfollikels 38
— der Theca 46
— untergehender Primärfollikel 91
Basaltemperatur 59, 60, 61
Basische Proteine der Dottersubstanz 25
Bauplan der weiblichen Keimdrüse 1
Befruchtungsfähigkeit der Kaninchenzelle 59
— der menschlichen Eizelle 59
Befruchtungsoptimum 59
Beginn der Gelbkörperbildung 63
BIDDERsches Organ 114, 115
Bildung der Eiballen 11
Bindegewebsfasern 78
— im Corpus luteum 78
— der Tunica externa geplatzter Follikel 54
Bindegewebszellen im Corpus luteum 65
Bisamratte 15
—, Superfetation 62
Bläschenfollikel 10, 30, 37, 42
— älterer Frauen 101
—, Resistenz der 136
—, Untergang der 92
Blütestadium des Corpus luteum 69
Blutaustritt ins Gelbkörperinnere 69

Blutdruckregulation, lokale, im Ovar 56
Blutgefäße 123
— im Eihügel 45
— bei Follikelatresie 107
— des sprungbereiten Follikels 50
— der Tunica externa thecae 42
— im Vascularisationsstadium der Granulosa 65
Blutpigment 74
— in Luteinzellen 77
Blutungen in die Follikelhöhle 67, 68
— im Gelbkörper 81
Borstenigel 87
Bursa ovarica 19
— —, Fischotter 19
— —, Maulwurf 19
— —, Maus 19
— —, Ratte 19
— —, Spitzmaus 19
— —, Wal 19
— —, Wolf 19
Bürstensaum 18

CALL-EXNERsche Körperchen 39, 45
Caniden, Thecaluteinzellen der 111
Capillaren in der Granulosa geplatzter Follikel 54
— der Theca 47
— zur Zeit der Ovulation 124
Capillarnetz 124
Carotin 72
Centriol der Granulosa 37
— in Thecazellen sprungreifer Follikel 50
Cephalin des Rindergelbkörpers 73
Cerebroside der Theca interna 72
Chiroptera, interstitielle Zellen der 107
Cholesterin des Corpus luteum 73
Cholesterinester der Theca interna 72
Chondriosomen der Granulosa 37
Chorda uteroovarica 19
Chorionepithel 82

Chromaffine Zellen der Hilus-
gegend 129
Chromaffines Paraganglion der
Katze 129
Circumfollikuläre lipoidreiche
Thecazellen 122
Cölomepithel 13
Coffein 135
Corona radiata 26, 32, 34, 41,
45
— —, Fett 41
— — bei fortgeschrittener
Follikelatresie 96
— —, Golgi-Körper 41
— —, Kaninchen 41
— —, Katze 41
Corpora aberrantia des Rhesus-
affen 88
— albicantia 82
— —, Zahl der 92
— atretica 123, 136
— thecalia 111
Corpus atreticum thecale 105
— fibrosum albicans 74, 79
— — nigricans 80
— luteum 37, 63
— —, akzessorisches 87
— —, alkalische Phosphatase
73
— —, Alter des 60
— — im alternden Ovar 103
— —, Altersbestimmung 70,
77
— —, Blütestadium 69, 71
— —, Borstenigel 87
— —, Cholesterin 73
— — -Cyste 82
— —, Degeneration 136, 139
— —, Dehydrogenase 73
— —, Entstehung bei der
Maus 63
— —, — bei der Ratte 63
— —, Entwicklung 64
— — falsum 105
— —, fettartige Substanzen 71
— —, Fettphanerose 72
— —, Fettsäuren 72, 73
— —, Gitterfasern 69
— — graviditatis 62, 82
— — —, Funktion des 89
— — —, Hormonbildung im
82
— — —, kolloidale Ein-
schlüsse 83
— — —, Luteinzellschicht 82
— — —, nutritive Tätigkeit
90
— — —, Rückbildung 85
— — — der Ziege 83
— —, Größe 74
— —, Hämatom 69
— —, hemmender Einfluß 61
— —, Hermelin 88
— —, Hormonsynthese 73
— —, innere Deckschicht 68

Corpus luteum, Lebensdauer
135
— —, Lecithin 73
— —, lipochromhaltige Li-
poide 72
— —, Lymphgefäße 82, 127
— —, Makrophagen 72
— — menstruationis 63, 74
— — —, Funktionsdauer 75,
76
— — —, Mechanismus 63
— — metoestrum des Kanin-
chens 76
— —, Nervenfasern im 129
— —, Neutralfette im 72, 73
— —, Organisation 69
— —, Oxydasen 73
— — persistens 83
— —, Phosphatide 73
— — puerperale 72
— —, Rind 72
— —, Rückbildung 75, 82
— —, Schwein 73
— —, Seifen 72
— —, Verfettung 75
— rubrum 67
Corticale Keimplatte 2
Couche vittelogène 26
Cumulus oophorus 32
— oviger 30, 45
Cyclusschwankungen 60
Cystische Gelbkörper 67
— Follikelatresie 96

Dachs 4, 16, 18
—, Markstränge 121
—, Rete ovarii 121
—, Thecaluteinzellen 111
Dégénérescence métamor-
photique 80
Degeneration der Gefäßwand
126
Dehydrogenase im Corpus lu-
teum 73
Diencephalon 135
—, Sexualzentrum im 133
Diplosom der Eizelle 25
— — bei Fledermaus 25
— — bei Hund 25
— — bei Katze 25
— — bei Maus 25
— — bei Meerschweinchen
25
—, Granulosa 37
— der Thecazellen sprung-
reifer Follikel 50
Dotter 23
—, chemische Natur des 25
Dottergehalt der Eizelle 25
— —, Affe 25
— —, Hausschwein 25
— —, Hund 25
— —, Kaninchen 25
— —, Katze 25

Dottergehalt der Eizelle, Maus
25
— —, Meerschweinchen 25
— —, Ratte 25
Dotterkörnchen 32, 45
Dotterorgan 89
Dritte Gonade 134
Drosselvenen 126
Druckerhöhung beim Follikel-
sprung 56
Durchblutung 138
—, Störungen der 135

Eiballen 8, 10
—, Bildung der 11
Eierstock älterer Frauen 101
—, Bindegewebe im 48
—, heterosexuelle Bildungen
im 116
Eihügel 37, 47
— bei beginnender Follikelrückbildung 94
— bei fortgeschrittener Follikelatresie 96
—, Lage 52
Einfluß der Gelbkörper auf die
Theca reifender Follikel 73
Eiweißschicht der Eizelle 59
— — beim Affen 59
— — beim Kaninchen 59
— — beim Opossum 59
— — beim Vogel 59
Eizelle 24 f., 52, 59
—, Befruchtungsfähigkeit der,
beim Kaninchen 59
— bei beginnender Rück-
bildung 93
—, Chromosomen der 59
— bei cystischer Follikelatresie 97
—, Diplosom der 25
—, Dottergehalt der 25
—, erste Teilung der 59
— beim Follikelsprung 59
— bei fortgeschrittener Atresie
95
—, Golgi-Apparat der 25
—, Größe der 34
—, hormonale Wirkung der 131
—, Kernkörperchen 34
—, Kernspindel der zweiten
Reifeteilung der 59
—, Lebensdauer der unbe-
fruchteten 59
—, — —, beim Schaf 59
— der Marsupialer 23
—, mehrkernig 32
—, Metaphasestadium der 59
—, Mitochondrien der 24
— der Monotremata 23
—, Nervenfasern der 129
—, Neubildung der 12, 15
— des Ornithorhynchus
paradoxus 23

Eizelle, P$^{32}$ 39
—, parthenogenetische Furchungen der unbefruchteten 100
—, Reifeteilung der, bei der Fledermaus 59
—, —, der, bei der Ratte 59
—, —, erste 30, 52
—, —, zweite 59
— der Reptilien 23
—, sensible Periode 104
—, Strahlenempfindlichkeit der 136
— der Vögel 23
—, Zellkern der 27, 34
—, —, spezifisches Gewicht 47
Elastische Fasern 21, 22
— — im Kaninchenovar 21
Elefant, Gelbkörper 86
Endometrium 135
Endothelzellen des Corpus luteum 38
— — —, Phosphatase der 38
Enten, Lichteinfluß bei 137
Entodermale Wanderzellen 14
Entwicklung der Bindegewebsfasern 21
— — im Kaninchenovar 21
— —, Theca interna 42
— —, — — beim Hausschwein 42
— GRAAFscher Follikel 109
— interstitieller Zellen 109
— des Rete ovarii 120
Eosinophile Zellen 21
Epiphyse 134
Epithelkern 7
Epoophoron 2
Erdhörnchen, Follikelatresie 107
Esterase bei Follikelatresie 95
Extraglanduläre Zwischenzellen 116f.
— — des Hundes 116
— — der Katze 116
— — und Lipochrom 117
— — des Schweines 116
— — des Wolfes 116

Feldhase 58, 63
—, Befruchtung des 63
—, provozierte Ovulation beim 58
Feldmaus 38
Fetalzeit, Follikelatresie in der 90
Fett 41
— des Bläschenfollikels 41
— der Corona radiata 41
— des GRAAFschen Follikels 41
— der Luteinzellen 73
Fettartige Substanzen im Corpus luteum 71

Fettige Degeneration 78
Fettphanerose des Corpus luteum 72
Fettsäuren des Corpus luteum 72
Fibringerinnsel im Corpus luteum 67
Fibrocyten der Tunica externa thecae 42
— — interna thecae 42
Fischotter 19
Fledermaus 25
—, Follikelwachstum bei der 49
— bei Hunger 135
—, Reifeteilung bei der 59
—, Thecaluteinzellen der 111
Fluorescenz der Zwischenzellen 114
Fluorocyten 72
Follikel 11, 29f.
—, anovulatorische 11, 31, 103
—, Anzahl 30, 31
—, beginnende Rückbildung 93
—, geplatzt 52
— des Kaninchens 22
—, nach dem Klimakterium 101
— der Kuh 22
— der Maus 106
— des Meerschweinchens 22
—, mehreiige 31
—, —, vom Hermelin 31
—, —, vom Hund 31
—, —, vom Kaninchen 31
—, —, der Katze 31
—, —, der Ratte 31
—, —, vom Opossum 31
—, —, von Saimiri sciura 31
— der Nager 11
—, Oberflächenannäherung des reifen 47
—, — —, der Katze 47
—, — —, des Menschen 37
— des Pavian 106
— des Schweins 22
—, regressive Veränderungen bei Hunger 135
—, reifende 44
—, sprungreife 49
Follikelaktivität in der Sekretionsphase 91
Follikelapparat Neugeborener 90
— von Kindern 90
Follikelatresie 90f., 107, 115, 139
—, Abweichungen vom Verlauf der 99
—, alkalische Phosphatase bei 95
— nach Alkohol 136
—, Ascorbinsäure bei 95
—, Beginn der 93

Follikelatresie, Bindegewebsstrukturen bei 99
—, Blutgefäße bei 107
—, Esterase bei 95
—, fortgeschrittene 95
—, Glykogen bei 95
— der Haselmaus 100
— und vegetatives Nervensystem 107
— während der Schwangerschaft 105
Follikelatrophie 135
Follikelcyste 96
Follikeldegeneration 15
Follikelepithel 35, 36
—, alkalische Phosphatase im 37
— und Follikelhormonbildung 130, 131
—, Progesteronbildung im 40
— untergehender Primärfollikel 91
Follikelflüssigkeit 38, 40
—, Follikelhormon in der 40
—, Herkunft der 40
— der Kuh 41
—, P$^{32}$ in der 39
—, S$^{35}$ in der 38
Follikelhöhle 37
— bei cystischer Follikelatresie 97, 99
Follikelhormon 40, 56, 114, 115
—, Produktion des 130
— und Schilddrüsenhormon 134
—, Verabreichung von 138
Follikelinhalt 39
—, adrenalinähnlicher Stoff im 40
—, Glykogen im 39
—, Mucoid im 40
— bei der Ratte 39
— beim Rind 39
Follikelneubildung bei hypophysektomierten Ratten 16
Follikelreifung 61
Follikelreifungshormon bei Kastration 139
— und Ovulation 57
Follikelruptur 41
Follikelsprung 39, 60
— bei Hemicentetes 56
—, Mechanismus 56
Follikelstimulierungshormon 132
Follikelwachstum 49
— bei der Fledermaus 49
— beim Kaninchen 49
— beim Schwein 49
Follikelzellen 32, 34
—, Bildung des Liquor folliculi durch 114
—, Entstehung der 11
—, S$^{35}$ in 38

172 Sachverzeichnis.

Follikelzellen, Strahlen-
empfindlichkeit der 136
Follikulärer Cyclus 15
Follikulin, Produktion des 114
Form der Eizelle 23
— — beim Hund 23
— — beim Wiesel 23
— der Keimepithelzellen 18
Frettchen, Hypophysenent-
fernung 57
—, Hypophysenstieldurch-
trennung 133, 136
—, Lichteinfluß 136
—, provozierte Ovulation beim
58
Fruchtbarkeit der Frau, periodische 63
FSH 132
Fuchs 15, 16, 18
—, interstitielle Zellen 108,
112, 113
—, Thecaluteinzellen 111
Funktion der Hiluszellen 119
— interstitieller Zellen 112
— des Schwangerschafts-
gelbkörpers 89

Ganglienzellen 129
Gefäße des Corpus luteum 67
—, sklerotische Veränderung
der 126
Gefäßverteilung im Ovar 123
Gelbkörper 63f.
— des Affen 86
—, Altersbestimmung des 70
—, Elefant 86
— und Epiphyse 134
—, Farbwechsel des 76
—, Höckerwal 87
—, Hund 87
—, Känguruh 86
—, Luchs 88
—, Macacu 86
—, Rückbildung des 78
—, Rothalskänguruh 86
—, Seehund 86
—, Seelöwe 86
—, Walfisch 86
Gelbkörperhormon, Bildung
des 75
Genußgifte 135
Geschlechtshormone, Bildung
der 115
Gewicht der Ovarien 138
Gibbon, parthenogenetische
Furchungen 100
Gitterfaserhaut im reifenden
Follikel 45
Gitterfasern 20, 21, 22, 33, 124
— im Corpus luteum 69, 78
Gitterfasernetz in der Theca
interna 45
Glandula interstitialis 107
Glashaut 95

Glashaut bei cystischer Follikelatresie 99
Glatte Muskelzellen 21, 22
— — in der Follikelwand 22
— — — des Kaninchens 22
— — — der Kuh 22
— — — des Meerschwein-
chens 22
— — — des Schweins 22
Glattes graues Ovar 20
Glykogen 27, 37, 39
— bei Follikelatresie 95
— in Granulosazellen 38
GOLGI-Apparat der Eizelle 25
—, Granulosazellen 37
—, Granulosaluteinzellen
71
GOLGI-Körper in der Corona
radiata 41
GOLGI-Netz der Thecazellen 42
Gonadoblasten 9
Gonadotrope Hormone 132f.
— —, Ausschüttung 133
GRAAFsche Follikel 15, 30, 32,
34, 35f., 90
— — beim Borstenigel 87
— —, CALL-EXNERsche
Körperchen 39
— — beim Kind 109
— —, Phosphorstoffwechsel
des 95
Granulosa 37, 45, 87
— bei beginnender Follikelrückbildung 94
— bei fortgeschrittener Follikelatresie 96
— bei geplatztem Follikel 53
— reifender Follikel 44
—, Vascularisationsstadium
der 65
Granulosaluteinzellen 64, 87,
130
— der Corpora lutea periodica
82
—, GOLGI-Apparat der 71
—, mehrkernige Riesenzellen
71
—, mitotische Kernteilungen
in 71
—, Nervenfasern 129
—, polyploide Riesenkerne in
71
—, regressive Veränderungen
in 71
— der Schwangerschafts-
gelbkörper 82
—, sudanophile Substanzen
der 71
Granulosaprolaps 87
Granulosawachstum, Hypo-
physenvorderlappenhormon
und 44
Granulosazellen 35
—, Ascorbinsäuregranula der
38

Granulosazellen atretischer
Follikel, Steroidbildung
in 95
—, Bildung der weiblichen Geschlechtshormone in 115
—, Centriol der 5
—, Chondriosomen der 37
—, Diplosomen der 37
—, Glykogen der 38
—, GOLGI-Apparat der 37
—, Mitochondrien der 37
—, $P^{32}$ in 39
— der Ratte 38
— im ruhenden Bläschen-
follikel 45
—, $S^{35}$ in 38
— des sprungreifen Follikels
49
— während der Reifezeit des
Follikels 45
Graues Ovar 17
Gravidität 22
—, Follikeluntergang während
der 90
—, hypernephroide Gewebs-
inseln in der 122
Greisin, Hiluszellen der 119
Größe der Eizelle 23
— der Ovarien 138
— der Primärfollikel 31
— der reifen Follikel 45
GROHE-SLAVJANSKYsche Mem-
bran 99
Großes, graues Ovar 42
Grundumsatzsteigerung nach
der Ovulation 134

Hämatogenes Pigment in
Luteinzellen 68
Hämatoidinsubstanzen 80
Hämosiderinsubstanzen 80
Haselmaus, Follikelatresie bei
der 100
Hauskaninchen, Zahl der Ei-
zellen 30
Hauskatze, Thecaluteinzellen
der 111
Hausschwein, Entwicklung der
Theca interna 42
Helle Zellen 38
Hemicentetes, Follikelsprung
bei 56
Hermaphroditismus 7
Hermelin, Corpus luteum des
88
—, Follikelvorkommen beim
17, 18
—, glatte Muskelzellen im
Mesovar des 22
—, Implantation der Keim-
linge des 88
—, jahreszeitlicher Dimorphis-
mus des 18
—, Markstrangfollikel des 4

Hermelin, zweiige Follikel
    beim 31
Heterosexuelle Bildungen des
    Eierstocks 116
Hilus 22
—, Drosselvenen im 126
Hiluszellen 118 f.
—, funktionelle Bedeutung der
    119
Hiluszwischenzellen 116 f., 131
Histiocyten 21
— im Corpus luteum 65
— der Tunica interna thecae
    42
Histochemie der fettartigen
    Substanzen im Corpus lu-
    teum 71
Höckerwal, Gelbkörper des 87
Hohlraum im Gelbkörper 66
Hormonbildung im Corpus lu-
    teum graviditatis 82
Hormondepot 130
Hormonsynthese im Corpus lu-
    teum 73
Hühnchen 14
Hühnerei 2
Hühnerembryonen 14
Huftiere, interstitielle Zellen
    107
Hund, alkalische Phosphatase
    in Theca und Corpus lu-
    teum 73
—, Eizelldurchmesser 25
—, Eizellipoide 27
—, Eizellneubildung 15
—, extraglanduläre Zwischen-
    zellen 116
—, Follikelneubildung 16
—, Gelbkörper 87
—, hypernephroide Gewebs-
    inseln 122
—, Keimepithel 11
—, Markstrangfollikel 4
—, Muskelzellen im Ovar 23
—, Nervenversorgung des
    Ovars 128
—, Ovulation 58
—, zweieiige Follikel 31
Hunger 135
Hyaluronsäure 28
Hyperämie beim Follikelsprung
    56
Hypernephroide Gewebsinseln
    122
— Hiluszelltumoren 131
— Luteinzelltumoren 131
Hypernephrom 123
Hyperplasie 22
— der Theca interna 105
Hypertrophie der Muskulatur
    22
— der Theca interna 105
Hypophyse 61, 132
— bei Kastration 139
— und Nebenniere 134

Hypophyse und Ovulation 58
Hypophysektomie 132
Hypophysenstieldurch-
    trennung 133
Hypophysenunterfunktion 132
Hypophysenvorderlappen 135
Hypophysenvorderlappen-
    hormon 42, 63
— und Granulosawachstum 44
— und Ovulation 56, 57
— und Reifungsprozeß der Ei-
    zelle 44
Hypothalamus 133
—, Lichteinfluß auf den 136,
    137
—, Reizung des 133

Igel, hypernephroide Gewebs-
    inseln beim 122
—, Superfetation beim 62
Implantation der Keimlinge
    beim Hermelin 88
— von Ovarien 138
Imprägnation 59
Infantiles Ovar 21
Innersekretorische Funktion
    des Ovars 129 f.
Innervation, sympathische 57
Insectivoren, interstitielle
    Zellen der 107
Interfollikuläre Arterien 124
Intersexe 2
Interstitielle Eierstocksdrüse
    112
— Zellen 107 f.
— —, Abstammung der 108
— — alter Mäuse 108
— —, Ascorbinsäuregehalt
    114
— — der Chiroptera 107
— —, entgiftende Tätigkeit
    der 115
— —, Entwicklung der 109
— — und Follikelhormon-
    bildung 130
— — des Fuchses 108
— —, Funktion der 112
— —, Hormonspeicherung in
    115
— — der Huftiere 107
— —, Hypertrophie der 135
— — der Insectivoren 107
— —, Isophenolwirkung auf
    114
— — der Katzen 107
— —, Kernteilung in 108
— —, Kernvolumina der 132
— — der Marder 107
— —, Mitochondrien der 108
— — der Nagetiere 107
— — der Primaten 107
— —, Röntgenbestrahlung
    der 112
— —, Zellkerne der 108

Interstitielle Zellhaufen,
    Nervenfasern 129
Intimaverdickung 127
Isophenol 114, 115

Jahreszeitlicher Dimorphismus
    beim Dachs 18
— — beim Fuchs 18
— — beim Hermelin 18
— — beim Pferd 18

Känguruh, Gelbkörper des 86
Kalb 11
Kalkablagerungen im Gelb-
    körper 85
Kaninchen, alkalische Phos-
    phatase 73
—, Arterien 125
—, Ascorbinsäuregehalt der
    interstitiellen Zellen 114
—, Befruchtungsfähigkeit 59
—, Coffeinwirkung 135
—, Corona radiata 41
—, einseitige Ovarektomie 138
—, Eiweißschicht der Eizelle 59
—, Eizellneubildung 17
—, elastische Fasern 21
—, Follikelwachstum 49
—, Funktionsdauer des Corpus
    luteum metoestrum 76
—, Gelbkörper 85
—, Hypophysenstieldurch-
    trennung 57, 133
—, Hypophysenunterfunktion
    132
—, Hypothalamusreizung 133
—, Innervation des Ovars 57
—, Lebensdauer reifer Follikel
    93
—, Lymphgefäße 127
—, mehreiige Follikel 31
—, Muskelfasern 22
—, Nervenendigungen 128
—, Oberfläche des Ovars 19
—, Phosphatstoffwechsel in
    der Adenohypophyse
    132
—, — im atretischen GRAAF-
    schen Follikel 95
—, — im Tuber cinereum 132
—, Polzelle 88
—, provozierte Ovulation 56, 58
—, Rückbildung des Corpus
    luteum 95
—, Rückenmarkdurchschnei-
    dung 57
—, $S^{35}$ 39
—, Scheinschwangerschaft 132
—, spinales Sexualzentrum 128
—, Strahlenempfindlichkeit
    136
—, stromale Schleimsubstan-
    zen 56

Kaninchen, Trypanblau 40
—, Uterusexstirpation 135
Kastration 139
Katze, chromaffines Para-
ganglion 129
—, Corona radiata 41
—, Dotterkügelchen 25
—, Eizelldurchmesser 23
—, Eizellneubildung 15, 16
—, extraglanduläre Zwischen-
zellen 116
—, hypernephroide Gewebs-
inseln 122
—, interstitielle Zellen 107
—, mehreiige Follikel 31
—, Oberflächenannäherung des
reifen Follikels 47
—, Oocytenzahl 17
—, provozierte Ovulation 58
—, Rückbildung der Follikel
93
—, sensible Nervenfasern 128
—, Superfetation 62
—, Thecaluteinzellen 111
Keimbahn 13
Keimbläschen 28
Keimdrüse, Anlage der indifferenten 7
Keimdrüsenschädigungen 136
Keimepithel 7, 11, 12, 16, 18,
34, 36
— des Hundes 11
Keimfleck 28
Kernmembran 28
—, Lipoproteine der 28
Kernvolumina der Granulosa-
luteinzellen 45, 82
— der Granulosazellen 45
— der Luteinzellen 82
— der Thecazellen 47, 82
17-Ketosteroide 44, 134
Ketosteroide der Hiluszellen
120
Kind, GRAAFsche Follikel 109
Klimakterium 82
Körnerschicht 38
Kollagene Fasern im Stroma 21
— — der Theca interna 45
— Fibrillen 124
— — der Tunica externa
thecae 42
— — — interna thecae 42
Kollagenes Bindegewebe 22
Kolloidale Einschlüsse im Cor-
pus luteum graviditatis 83
Kolloidales Magna 79
Kompensatorische Hyper-
trophie 138
Konzeptionstermine 60
Kornzellen 108
Kristallinische Einschlüsse in
Eizellen 27
— — — des Affen 27
— — — des Mauswiesels 27
— — — des Rehs 27

Kröte, BIDDERsches Organ 114,
115
Kuh, Corpus luteum menstru-
ationis und graviditatis
83
—, Follikelflüssigkeit 41
—, Follikelwand 22
—, kolloidale Einschlüsse im
Corpus luteum gravidi-
tatis 83
—, Pigmentation 72
—, Ovarialkontraktion 23
—, Ovulation 58

Lactationsgelbkörper der
Muriden 89
Lage des Eihügels 52
— des Rete ovarii 121
Lebensdauer reifer Follikel 93
LEYDIGsche Zwischenzellen
114, 116, 118
Licht, Einfluß auf den Zeit-
punkt der Ovulation 136
Lipochrom extraglandulärer
Zwischenzellen 117
Lipoide älterer Hundeeizellen
27
— der Dottersubstanz 25
— extraglandulärer Zwischen-
zellen 116
— der Thecazellen 74
— — sprungreifer Follikel 50
Lipoideinlagerungen in hyper-
nephroide Gewebsinseln 122
Lipoproteine der Kernmem-
bran 28
Liquorbildung im Corpus lu-
teum 65
Liquor folliculi 33
Luchs, Gelbkörper 88
Lutein 72
Luteinisierung der Gelbkörper
67
— — beim Rhesus 67
— und Nebenniere 134
Luteinisierungshormon 132
Luteinismus 131
Luteinzellen 64, 78
—, Auflösung der 81
—, Blutpigmente der 77
—, Fett in 73
—, hämatogenes Pigment in 68
—, Kernvolumina der 82
—, Mitochondrien der 71
—, Mitosen der 77
—, Pigmentkörnchen in 72
— der Ratte 87
— der Ziege 73
Luteinzellschicht 81
Luteinzellzahl der Ratte 85
Luteotropin 90, 132
Lymphcapillaren der Corpora
lutea 127
Lymphgefäße 56, 127

Lymphgefäße des Corpus
luteum 82
—, Funktion der 128
— des sprungreifen Follikels
50
— der Theca externa 127

Macacus, Gelbkörper 86
—, marklose Nervenfasern 129
Macula germinativa 28
Makrophagen 72
Mangelzellen 132
MARCHANDsche Nebennieren
123
Marder, interstitielle Zelle 107
—, Markstränge 121
—, Thecaluteinzellen 111
Markschläuche 121
Markstränge 2, 121
Markstrangfollikel 4
—, Dachs 4
—, Hermelin 4
—, Hund 4
—, Pferd 4
—, Schwein 4
Marksubstanz des Ovars 116
Markzellen 121
Marsupialier 23
Masculine Tumoren 131
Mastzellen 21
Maulwurf 4, 5, 7
—, Bursa ovarica 19
—, Eizellneubildung 16
—, Keimepithel 11
—, Markstränge 5
Maus, Androgenproduktion im
Ovar 131
—, Bursa ovarica 19
—, chromaffine Zellen der
Hilusgegend 129
—, Corpus luteum-Entstehung
63
—, Dottergehalt der Eizelle 25
—, Eizelle bei fortgeschrittener
Atresie 95
—, Eizellgröße 23
—, Eizellneubildung 15
—, Follikelatresie 106
—, Granulozellzerfall 40
—, interstitielle Zellen 108
—, Keimepithel 11
—, Lichteinfluß 136
—, Lichtreizung 137
—, Membrana granulosa 36
—, Nervenfasern im Ovar 129
—, Nicotinwirkung 135
—, Ovarialgröße und Hormon-
bildung 138
—, Ovulation 63
—, parthenogenetische Fur-
chungen 100
—, Rete ovarii 121
—, sekundäre Keimstränge 9
—, Superfetation 62

Maus, Urgeschlechtszellen 14
—, Wirkung von Progesterongaben 139
Mauswiesel 27
Medulläre Sexualstränge 2
Meerschweinchen, einseitige
    Ovarektomie 138
—, Eizelle 25
—, Eizelldurchmesser 23
—, Eizellneubildung 15, 16
—, Eizellzahl 17
—, Follikelwand 22
—, Keimepithel 11
—, Mitochondrien in den
    Luteinzellen 71
—, Mitosen im Corpus luteum
    64
—, oestrogener Cyclus in der
    Gravidität 91
—, parthenogenetische Furchungen 100
—, Röntgenbestrahlung 112
—, Rückenmarksdurchtrennung 128
—, Ultraschall 137
—, Wirkung von Alkohol 136
Mehrgebärende, Hiluszellen 119
Membrana granulosa 23, 33,
    34, 38
— — der Maus 36
Menarche, Rete ovarii während
    der 121
Menopause, Follikelatresie in
    der 90
—, Gefäßverhalten in der 127
Menstruationsgelbkörper 72
Menstruationssklerose 126
Mesenchymkern 7
Mesoovarium 19, 22, 23
—, glatte Muskelzellen im 22
— des Hundes 23
—, Kontraktion der Muskelzellen im 23
— der Kuh 23
— der Stute 23
Mißbildungen 103
Mittelschmerz 23, 60
Mitochondrien der Eizelle 24
— der Granulosa 37
— der interstitiellen Zellen 108
— der Luteinzellen 71
— der Thecazellen 42
— der Thecazellen des sprungreifen Follikels 50
Mitosen im Eihügel 47
— im geplatzten Follikel 64
— der Hiluszellen 120
— in Luteinzellen 77
— der Markzellen 122
— reifender Follikel 44
— der Thecazellen des sprungreifen Follikels 50
Monophasischer Cyclus 103
Monotremen 23
Morphium, Wirkung von 135

Mucoid 40, 56
Mucopolysaccharide 56
Mucoproteine 56
Muriden, Lactationsgelbkörper
    89
M. adductor seu tensor ovarii
    22
Muskelbündel der Plica lata 22
Muskelfasern der Marksubstanz
    22
Muskelzellen 49

Nagetiere 11
—, interstitielle Zellen der 107
—, Thecaluteinzellen der 111
Narbe nach Follikelatresie 99
Nebenniere 134
—, Nebennierenknötchen 123
Nebennierenrinde und Progesteronbildung 130
Nebennierenrindengewebe im
    Ovar 122
Neogene Zone 9
Nervenfasern innerhalb des
    Ovars 58, 120, 121, 128
—, sensible, der Katze 128
Nervengeflechte 128
Nervennetz der Rindenzone
    129
Nervenverlauf 128
Nervöser Reiz und Ovulation
    57
Nerz, provozierte Ovulation
    beim 58
—, Superfetation beim 62
Neugeborene, Follikelapparat
    90
—, Hiluszellen 119
—, Thecaluteinzellen 109
Neurofibrillen 128
Neurokrine 119
Neurotrope Zellen 116
Neurotropismus 129
Neurovasculäre Veränderungen
    138
Neurovegetative Einflüsse 135
Neutralfette des Corpus luteum
    72
— der Thecazellen 42
Nicotin 135
Nucleinsäuren der Dottersubstanz 25
Nucleolus der Eizelle 28
Nulliparae, Hiluszellen bei
    119

Oberflächenepithel 18
—, Cysten des 19
Oestradialgaben 139
Oestrininjektionen 138
Oestrogenbehandlung 139
Oestrogene Substanzen der
    Zwischenzellen 114

Oestrogener Cyclus in der
    Gravidität 91
Oestrogenes Hormon 130
Oocyten 15
— 1. Ordnung 23, 36
Oogenese 17
— des Fuchses 15
— des Hundes 15
—, postnatale 11, 12, 15
—, postpupertale 17
— der Ratte 15
Oogonien 11, 12, 14, 15, 23, 36
Oolemm 28, 34
— bei fortgeschrittener Follikelatresie 96
Opossum, Eiweißschicht der
    Eizelle 59
—, Keimepithel 11
—, mehreiige Follikel 31
—, Oocytenzahl 17
Organisation des Corpus luteum 69
Ornithorhynchus paradoxus 23
Ovar, alternd 102
—, Beziehungen des 132
—, Bindegewebe 19
—, Blutgefäße 123
—, Gewicht 138
—, Größe 138
—, innersekretorische Funktion 129
—, Lymphgefäße 127
—, Nervenversorgung 128
—, neurovegetative Einflüsse
    135
—, Psyche und Umwelt 135
—, senil 104
—, sympathische Innervation
    57
Ovarialgröße und Hormonbildung 138
Ovarialhilus, arteriovenöse
    Anastomosen 125
Ovarialtransplantation 139
Ovariektomie, einseitige 138
Ovogenetischer Cyclus 16
Ovotestis 4, 5, 7
— beim Schwein 4
Ovulation 15, 25, 37, 38, 138
— des Hundes 58
— der Kuh 58
— und Licht 136
— des Rhesus 55
— des Rothalskänguruhs 87
— des Schimpansen 55
— des Schweines 58
— der Stute 58
—, Verfrühung der 61
—, Zeitpunkt der 55
Ovulationsgrube 48
— beim Pferd 48
Ovulationssklerose 126
Ovulationstermin 60
Oxydasen des Corpus luteum 73
— der Zwischenzellen 108

P³² 39
Paracyclische Ovulationen 61
Paraganglionäre Zellen 116
Parenchymarterien 1. Ordnung 124
Pars tuberalis, Bedeutung der 133
Parthenogenetische Entwicklungen 136
— Furchungen der unbefruchteten Eizelle 100
PAS-positive Substanzen 37
— Membranen atretischer Follikel 99
Pavian, Follikel des 106
Perifollikuläre Gefäße 124
Periodische Fruchtbarkeit der Frau 63
Perivitelliner Spaltraum 28
Pferd, embryonaler Eierstock 6
—, interstitielle Zellen 108
—, jahreszeitlicher Dimorphismus 18
—, Keimepithel 11
—, Markstränge 121
—, Markstrangfollikel 4
—, Markzellen 121f.
—, Ovulationsgrube 48
—, reifer Eierstock 7
—, Rete ovarii 120
—, sekundäre Keimstränge 9
PFLÜGERsche Schläuche 8
Phosphatase, alkalische 37, 38
Phosphatide des Corpus luteum 73
— der Theca interna 72
Phosphatstoffwechsel der Adenohypophyse 132
— im atretischen GRAAFschen Follikel 95
— im Ovar 133
— des Tuber cinereum 132
Pigment der extraglandulären Zwischenzellen 117
— der interstitiellen Zellen alter Mäuse 108
— — — des Fuchses 108
— — — der Makrophagen der Gelbkörper 81
— — — der Stromazellen 81
Pigmentation des Corpus luteum 72
Pithecus fascicularis mordax 116
Placenta, Progesteronbildung in der 130
Placentarhormon 63
Plexus coeliacus 128
— hypogastricus 128
— ovaricus 128
— renalis 128
— uterovaginalis 128
Plica suspensoria ovarii 19
Pluriglanduläre Störungen 135

Polkörperchen 58, 59
Polycystisches Ovar 42
Polyploide Riesenkerne der Granulosaluteinzellen 71
Polzelle des Kaninchens 58
Portale Gefäßsklerose 126
Postnatale Ovogenese 11, 12
— — des Affen 15
— — des Hundes 15
— — der Katze 15
— — der Maus 15
— — des Meerschweinchens 15
— — der Ratte 15
Postpubertale Oogenese 17
Präkollagene Fibrillen der Tunica interna thecae 42
Primäre Keimstränge 8, 10
Primärfollikel 10, 15, 26, 29, 30ff., 107
—, Capillarnetz im 124
—, Menge der 91
—, Nervenendigungen im 128
—, Nervenfasern im 129
—, Oolemm im 34
—, Resistenz des 136
—, Zahl der 33
Primaten, interstitielle Zellen der 107
Primordialfollikel 30
Produktion des Follikulins 114
Prooestrus, Nebenniere im 134
Progesteron 40, 85, 130, 138
Progesterongehalt menschlicher Gelbkörper 76
Proteinasen beim Follikelsprung 56
Proteinfraktion der Eizelle 27
Provozierte Ovulation 56, 58, 61
— — beim Feldhasen 58
— — beim Frettchen 58, 61
— — beim Kaninchen 56, 58, 61
— — bei der Katze 51, 58
— — beim Nerz 58, 61
— — beim Streifenwiesel 58
— — beim Wiesel 58
Psyche und Umwelt 135
Pubertät 42
—, regressive Veränderungen der Arterien in der 126
Pubertätsdrüse 107

Radioaktiver Phosphor 39
— — im atretischen GRAAFschen Follikel 39
— — in der Eizelle 39
— — in der Follikelflüssigkeit 39
— — in der Granulosa 39
— — in der Theca 39
— Schwefel 38
— — im Kaninchenovar 39

Ratte, ACTH 134
—, alkalische Phosphatase 73
—, Androgenproduktion 131
—, Bursa ovarica 19
—, Corpus luteum-Entstehung 63
—, Eiimplantation 25
—, Eizelldurchmesser 23
—, Eizellneubildung 15
—, Epiphyseneinfluß 134
—, Esterase während der Follikelatresie 95
—, Fluorescenz der Zwischenzellen 114
—, Follikeldegeneration 15
—, Follikelflüssigkeit 39
—, Follikelhormongaben 138
—, Follikelneubildungen 16
—, Gelbkörper 85
—, — der wilden norwegischen 87
—, glatte Muskelzellen im Mesovar 22
—, Glykogen bei Follikelatresie 95
—, gonadotrope Hormone 133
—, Hypophysektomie 132
—, Hypophysenstieldurchtrennung 133
—, interstitielle Zellen der 108
—, Keimepithelwucherungen 11
—, Keimstränge 10
—, Luteinzellen 87
—, Luteinzellzahl 85
—, Oestradiolgaben 139
—, Oestrininjektionen 138
—, Oocytenzahl 17
—, Ovarektomie 138
—, Ovarialimplantation 138
—, Phosphatstoffwechsel im Ovar 133
—, Reifeteilung der Eizelle 59
—, sekundäre Keimstränge 9
—, Superfetation 62
—, Thiouracilbehandlung 135
—, Ultraschalleinfluß 137
—, Uterusentfernung 135
—, Verfettung der Luteinzellen 72
—, Zwischenzellatrophie 114
—, Zwischenzellhypertrophie 133
Ramus ovaricus 123
Rauchen 135
Realisationsfaktor 2
Regressive Veränderungen der Arterie 126
Reh 27
—, arteriovenöse Anastomosen 124, 125
Reife (GRAAFsche) Follikel 45, 107
Reifeperiode 30
Reifeteilung, erste 30, 52

Reifungsprozeß der Eizelle 44
REINKEsche Kristalle 117
Reptilien 23
Resistenz der Primärfollikel 136
— der Bläschenfollikel 136
Rete ovarii 12, 117, 120ff.
— —, Entwicklung des 120
— —, Lage des 121
Reticulinfasern 21
Rhesusaffe, Corpora aberrantia 88
—, Lipoide der Gelbkörper 72
—, Luteinisierung der Gelbkörper 67
—, Luteinzellenbildung 64
—, Lymphgefäße 127
—, Schwangerschaftsgelbkörper 90
—, Zeitpunkt der Ovulation 55
Ribonucleinsäure der Eizelle 27
Rind 39
—, Corpus luteum persistens 83
—, fettartige Substanzen im Corpus luteum 73
Rinderfet 11
Röntgenbestrahlung, Wirkung der 16, 112
Röntgenkastration 115
Rothalskänguruh, Gelbkörper des 87
—, Ovulation beim 87
Rückbildung des Corpus luteum 77, 78
— — graviditatis 85
— der Eizelle 93
— der Follikel 93
— der Lymphgefäße des Bläschenfollikels 93
— der Thecazellen 111
Rückenmarksdurchschneidung 57, 128
Ruheperioden des Ovars 30

S³⁵ 38
Schaf, Lebensdauer der unbefruchteten Eizelle beim 59
—, Superfetation beim 63
Schilddrüse und Ovar 134
Schimpanse, Zeitpunkt der Ovulation 55
Schlummerzustände der Corpora lutea 89
Schwangerschaft 22
—, Follikelatresie in der 105
—, Genußgifte während der 136
—, Hiluszellen in der 119
—, Rete ovarii in der 121
—, Venenmuskulatur in der 126
—, Wucherung der Thecaluteinzellen in der 109

Schwangerschaftsgelbkörper 72, 82
— nach Hypophysektomie 132
— beim Rhesusaffen 90
Schwein, Alkaliphosphatase 73
—, Dotterkügelchen der Eizelle 25
—, Eizelldurchmesser 23
—, extraglanduläre Zwischenzellen 116
—, Follikelinnendruck 49
—, Follikelwachstum 49
—, Follikelwand 22
—, Keimepithelproliferation 11
—, Lipoide im Ovarium 73
—, Markstränge 121
—, Markstrangfollikel 4
—, Neutralfette des Corpus luteum 72
—, Ovulation 58
—, Phosphatide des Corpus luteum 72
—, Rückbildung des Gelbkörpers 78
—, sekundäre Keimstränge 9, 10
—, Superfetation 63
—, Thecazellen im Corpus luteum 73
—, uteruskontrahierender Stoff 131
—, Verfettung der Luteinzellen 72
Schwellgewebe 126
Seehund, Gelbkörper des 86
Seelöwe, Gelbkörper des 86
Seifen des Corpus luteum 72
Sekretionsphase, Follikelaktivität in der 91
Sekundäre Keimstränge 8, 10
— — bei der Maus 9
— — beim Pferd 9
— — bei der Ratte 9, 10
— — beim Schwein 9, 10
Sekundärfollikel 30, 33
—, Oolemm im 34
Senile Ovarien 104
Senium, Rete ovarii im 121
Sensible Nervenfasern 128
— Periode der Eizelle 104
Sexualzentrum 57, 133
—, spinales 128
Silberfuchs, Nebenniere 134
Sklerose der Gefäße 93
Speicherungsvermögen von Vitalfarbstoffen 37
Sperrarterien 125
Sperrvenen 125
Spezifisches Gewicht des Zellkerns reifer Eizellen 47
Spiralarterien 56, 125
Spitzmaus 19
Sprungreife Follikel 30
Stachelschwein, akzessorischer Gelbkörper beim 87

Steroide 73
—, Bildung der 95
Steroidhormonproduktion 73
Sterol 114
Stigma folliculi 44, 45
Strahlenempfindlichkeit 136
Stratum granulosum 33
Streifenwiesel, provozierte Ovulation beim 58
Stroma ovarii 20
Stromale Schleimsubstanzen 56
Stromazellen 21, 35, 87
— im Alter 21
—, deciduale Umwandlung der 22
—, Strahlenempfindlichkeit der 136
Strukturen im Oolemma 29
Stute 23
—, Ovulation 58
—, Ovulationstermin 63
Subovarielle Arkade 123
Sudanophile Tropfen in Granulosazellen geplatzter Follikel 54
— — in Luteinzellen 77
— Substanzen der Granulosaluteinzellen 71
Superfetation 62, 63
Sympathicotrope Hilusdrüse 116
Sympathicus 128

Theca 11, 32, 73, 42
—, Alkaliphosphatase der 73
—, Capillaren der 47, 54, 124
—, Differenzierung und Vascularisierung der 46
—, Hypertrophie der 43
—, P³² 39
— reifender Follikel, Mitosen in der 44
Thecaadenom 110
Thecacysten 101
Theca externa 21
— —, Capillarnetz der 124
— —, Gefäßsklerose in der 126
— —, Lymphcapillaren in der 127
— interna 105
— —, Capillarnetz in der 124
— —, Cerebroside der 72
— —, Cholesterinester der 72
— —, Nervenversorgung der 128
— —, Phosphatide der 72
Thecakeil 48
Thecakörper 61
Thecaluteinzellen 108, 110, 111
— beim Neugeborenen 109
—, Wucherung in der Schwangerschaft 109
—, Zahl der 83

Thecamantel des sprungreifen
  Follikels 50
Thecazellen 73, 78
—, Androgenproduktion der
  131
—, anisotrope Lipoide in 42
—, circumfollikuläre lipoid-
  reiche 122
—, Follikelhormonvorkommen
  in 114
— bei fortgeschrittener Fol-
  likelatresie 96
— des Gelbkörpers 69
—, Golgi-Netz der 42
—, Grünfluorescenz der 114
—, Hypertrophie der 115
—, Kernvolumina der 47
—, 17-Ketosteroide in 44
—, Lipoide der 50, 74, 115
—, Mitochondrien der 42
—, Nährfunktion der 115
—, Neutralfette in 42
—, Phosphatase in 38
—, Rückbildung der 111
— sprungreifer Follikel 49
— — —, Centriol in 50
— — —, Diplosomen der 50
— — —, Lipoide der 50
— — —, Mitochondrien der
  50
— — —, Mitosen in 50
— — —, Vermehrung der
  110
— — —, Volumina der 82
— — —, Wucherung der 93
Thecazelltumoren 114
Temperaturanstieg nach der
  Ovulation 134
Terminalreticulum 128
Tertiärfollikel 33, 34, 107
Testoid 3, 121
— beim Maulwurf 4, 5
Testosteronpropionat 16
Testosteronverabreichung 138
Thiouracilbehandlung von
  Ratten 135
Thymonucleinsäure in der Ei-
  zelle 27
Trypanblau 40
— im Kaninchenovar 40
Tuber cinereum 57, 128
— —, Phosphatstoffwechsel
  des 132
Tumorerzeugendes Agens 139

Tunica albuginea 12, 19, 43, 49
— —, kongenitale Fibrosis der
  44
— —, Lymphgefäße der 127
Tunica externa thecae 42, 49
— interna thecae 42
— — — des sprungreifen Follikels 49

Überalterung der Eizelle 103
Ultraschall, Wirkung von 137
Ultraviolettbestrahlung, Wir-
  kung der 136
Untergang der Bläschenfollikel
  92
— der Primärfollikel 91
Unfruchtbare Zeit 60
Unfruchtbarkeit 103
Urgeschlechtszellen 7, 9, 12
Urogenitalverbindungen 2
Uterusexstirpation, Wirkung
  der 135
Uteruskontrahierender Stoff
  131

Vacuolen in Luteinzellen 76
Vagus 128
Vascularisationsstadium der
  Granulosa 65
Vegetatives Nervensystem 137
— — und Follikelatresie 107
V. ovarica 127
Venen der Follikelwand 125
— —, Muskulatur der, in der
  Schwangerschaft 126
— —, Wucherung elastischen
  Gewebes der 127
Vesicula germinativa 28
Vesperugo noctula 23
Violente Ovulation 58, 61
Virilismus 131
Vitamin A 72, 81
— C 133
Vögel, Eiweißschicht der Ei-
  zellen 59

Walfisch 19
—, Gelbkörper 86
Walthardsche Nester 105
Wanderzellen 82
Weibliche Zwischenzellen 107

Wiesel 23
—, provozierte Ovulation 58
Wildkaninchen 30
Wildkatze, Thecaluteinzellen
  der 111
Wolf 19
—, extraglanduläre Zwischenzellen beim 116
Wucherung der Thecazellen 93

Zahl der Corpora albicantia 92
— der Lymphgefäße 127
— der Thecaluteinzellen 83
Zellkerne der Eizelle 27
— der Granulosa geplatzter
  Follikel 54
Ziege, Corpus luteum graviditatis 83
—, Durchmesser des Corpus
  luteum periodicum 83
—, Luteinzellen der 73
Zona parenchymatosa 20
— —, Gitterfasern der 22
— pellucida 23, 26, 28, 32, 34
— — bei cystischer Follikel-
  atresie 97
— —, PAS-positive Sub-
  stanzen der 37
— vasculosa 22
Zwischendrüse 107
Zwischenhirn 61, 130
— -Hypophysensystem 133,
  134
— und Ovulation 57
Zwischenzellatrophie nach
  Hypophysektomie 114
Zwischenzellen 108f.
—, Abstammung der 108
—, Durchmesser der 108
—, Fluorescenzerscheinungen
  in 114
—, Funktionsdimorphismus
  der 113
—, Histochemie der 114
— und Hypophyse 114
—, Lipoidvacuolen der 108
—, oestrogene Substanzen in
  114
—, Oxydasen in 108
—, polarisationsoptisches Ver-
  halten der 114
—, Zelleib 108
—, Zellgrenzen der 108